轻松心血管疾病护理（第2版）

Cardiovascular Care Made Incredibly Easy

注 意

本书提供了药物的准确的适应证、副作用和疗程计量，但有可能发生改变。读者须阅读药商提供的外包装上的用药信息。作者、编辑、出版者或发行者对因使用本书信息所造成的错误、疏忽或任何后果不承担责任，对出版物的内容不做明示的或隐含的保证。作者、编辑、出版者或发行者对由本书引起的任何人身损伤或财产损害不承担任何责任。

出版者

轻松心血管疾病护理

Cardiovascular Care Made Incredibly Easy

（第 2 版）

主　　编　Springhouse 工作室

主　　译　杨晓利　张晓军　刘瑞芳

副 主 译　闫小芳　刘文辉　邢爱君

主　　审　吴寿岭

译校人员　（按姓氏拼音排序）

白新明　曹术东　陈　超　高　峰　高云华

关利民　李　云　李　臻　李艳军　林黎明

刘爱华　刘瑞芳　刘文辉　刘晓鹏　王剑利

王庆芮　王艳秀　吴寿岭　吴云涛　邢爱君

许继波　闫小芳　杨小星　杨晓利　于秀清

张晓军　赵海燕　郑斯玉

北 京 大 学 医 学 出 版 社

Peking University Medical Press

图书在版编目（CIP）数据

轻松心血管疾病护理：第2版/美国Springhouse工作室编著；杨晓利，张晓军，刘瑞芳译. —北京：北京大学医学出版社，2010.6

书名原文：Cardiovascular Care Made Incredibly Easy

ISBN 978-7-81116-931-7

Ⅰ. ①轻…　Ⅱ. ①美…　②杨…　③张…　④刘…　Ⅲ. ①心脏血管疾病-护理　Ⅳ. ①R473.5

中国版本图书馆CIP数据核字（2010）第079165号

轻松心血管疾病护理（第2版）

主　　译：杨晓利　张晓军　刘瑞芳
出版发行：北京大学医学出版社（电话：010-82802230）
地　　址：（100191）北京市海淀区学院路38号 北京大学医学部院内
网　　址：http://www.pumpress.com.cn
E - mail：booksale@bjmu.edu.cn
印　　刷：北京佳信达欣艺术印刷有限公司
经　　销：新华书店
责任编辑：罗德刚　　**责任校对**：王怀玲　　**责任印制**：郭桂兰
开　　本：787mm × 1092mm　1/16　**印张**：22.5　**字数**：359千字
版　　次：2010年6月第2版　2010年6月第1次印刷
书　　号：ISBN 978-7-81116-931-7
定　　价：88.80元

原著者名单

Helen Christina Ballestas, RN, MSN, CRRN
Nursing Faculty
New York Institute of Technology
Old Westbury

Margaret T. Bowers, RN, MSN, APRN-BC
Assistant Clinical Professor and Nurse Practitioner
Duke University School of Nursing
Durham, N.C.

Sara L. Clutter, RN, MSN
Assistant Professor of Nursing
Waynesburg (Pa.) College

Shelley Yerger Hawkins, APRN-BC, DSN, FNP, GNP, FAANP
Post Doctoral Fellow
University of North Carolina
Chapel Hill

Fiona Johnson, RN, MSN, CCRN
Clinical Education Specialist
Memorial Health University Medical Center
Savannah, Ga.

Gary R. Jones, FNP-C, MSN
Family Nurse Practitioner
St. Johns Heart Center
Joplin, Mo.

Colleen Lad, BSN
Clinical Educator
Saint Luke's Mid America Heart Institute
Kansas City, Mo.

Theresa M. Leonard, RN, BSN, CCRN
Unit Educator, Invasive Cardiology
Stony Brook (N.Y.) University Medical Center

Susan Sample, RN, MSN, CRNP
Director of Nursing
Lancaster (Pa.) General Hospital

Cindy R. Schuch, RN, BSN, MS
RN Administrator
Sanford Health Network
Sioux Falls, S.D.

Rita M. Wick, RN, BSN
Education Specialist
Berkshire Health Systems
Pittsfield, Mass.

译者前言

作为从事心血管专业的医生，经常有护理人员向我请教有关心脏病学护理方面的知识，经询问得知目前有关心脏病学护理方面的书籍奇缺，特别是有关一些新技术在临床应用后对护理人员提出了更高的要求，传统的三查七对固然重要，但针对专业的护理知识、技能更不可少。

《轻松心血管疾病护理》中文版已出版 3 年，我有幸再次阅读本书的英文版第 2 版。第 2 版延续了第 1 版化繁为简、生动有趣的风格，让读者容易理解、记忆和掌握。而且第 2 版也将视角转向了心血管疾病预防、评估，使全书内容更加全面、连贯，特别是就心血管专业的许多新技术进行了详述，并且讲述了这些新技术对护理工作的要求。对于从事心血管疾病护理的专业人员和刚接触心血管专业的住院医师和实习医师来说无疑是一本非常难得的好书。它能让你在轻松自如的氛围中将复杂的知识学到手。

由于本书的作者运用了很多日常的习语和生动的日常生活事例来阐述复杂的心脏专业问题，所以在理解和翻译过程中难免有误，虽然译者在翻译的过程中已竭尽全力，但各种错误和不妥之处很难避免，恳请各位同仁给予指正。而本书中所介绍和采用的方法及措施对于中国人来说是否合适也恳请专业人员根据我国实际情况来具体分析。但不管怎样，如果读者在阅读完本书后得到一些收获，我们将感到莫大的欣慰。我相信一定会的。

本书承蒙华北煤炭医学院附属开滦医院吴寿岭教授在百忙之中对全书耐心、仔细的审校，给予我们非常多的指导和帮助。在这里表示真诚的感谢。

杨晓利

2009 年 12 月

著者前言

如果您和我一样，忙得没有时间阅读辞藻华丽而冗长的前言，那我就直说了！此书优点在于：

- 本书教会您有关心血管疾病护理方面你应该掌握的所有重要知识（摒弃所有浪费您时间的错误知识）。
- 本书有助于您对所学知识进行记忆。
- 本书使您的知识和技术得以提高，是您的良师益友。

不相信吗？尝试了解这些反复出现的标识：

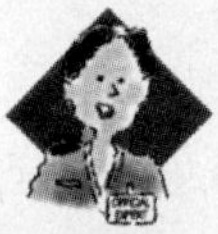

专家建议：来自其他心血管疾病护理专家关于如何最佳地实施心血管疾病护理的建议和技巧。

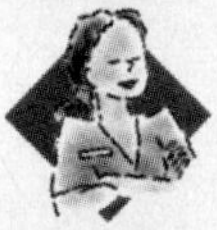

关键技术：用简洁明了的语言解释了实施心血管疾病处理的最佳方法。

我掌握了：对心血管系统的复杂问题作了简明的解释。

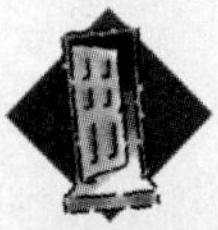

家庭护理：用于家庭环境护理的关键信息。

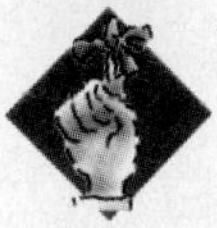

轻松记忆：用首字母缩略词和其他方法帮助记住重要内容。

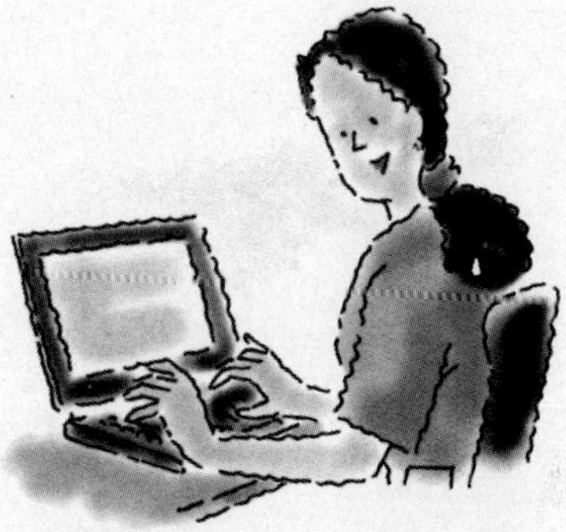

这些内容将对关键章节作出解释、提供护理提示和保证。我们还加入了一些幽默页面给本书增加情趣，使您能够学会并从中体会快乐，这是其他书籍无法比拟的。

希望本书能给您帮助。祝您的职业生涯一帆风顺！

（邢爱君 译　吴寿岭 校）

目　录

1

第一章　解剖和生理

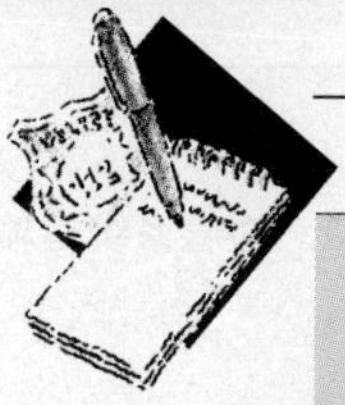

要点

在本章中，你将学习：

- ◆ 心脏的组成
- ◆ 心脏的收缩方式
- ◆ 心脏对血流的作用

心血管系统概述

心血管系统（有时称循环系统）由心脏、血管和淋巴管组成。这个网络结构将维持生命的氧和营养物质运送到全身各个细胞，运走代谢产物，并将激素从身体的一个部位运送到另一个部位。

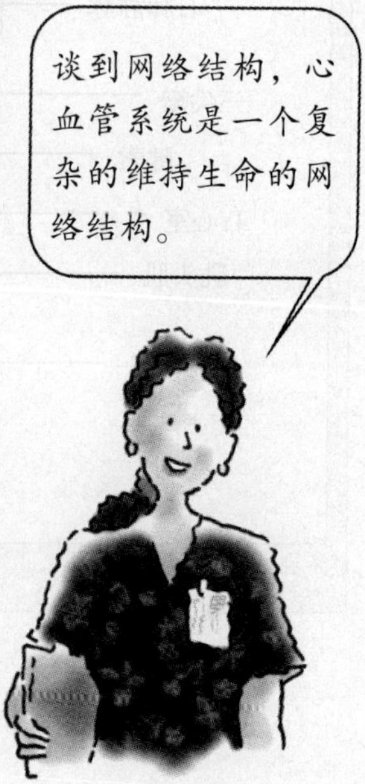
谈到网络结构，心血管系统是一个复杂的维持生命的网络结构。

右心到肺脏，左心到全身

心脏由两个分开的泵组成：右心将血液泵向肺脏，而左心将血液泵向身体的其他部位。

心脏的位置

心脏大小近似于握紧的拳头，位于胸骨后方的纵隔（两肺之间的腔隙）之内，在第 2 和第 6 肋骨之间。大部分人心脏呈倾斜位，右心位置靠下且总位于左心的前面。因为心脏的倾斜角度，其宽阔部分（心底）位于右上方，而其尖部（心尖）位于左下方。心尖是心脏搏动最明显的部位，在此心音最响亮。

心脏的结构

包裹心脏的囊称为心包，心室壁由三层组成：心肌层、心

内膜和心外膜。心脏有4个腔（2个心房和2个心室）和4个瓣膜（2个房室瓣和2个半月瓣）。（见图：心脏内部结构）

心脏内部结构

心脏有4个腔（2个心房和2个心室）和4个瓣膜（2个房室瓣和2个半月瓣）。血管系统运输出入心脏的血液，如下图。

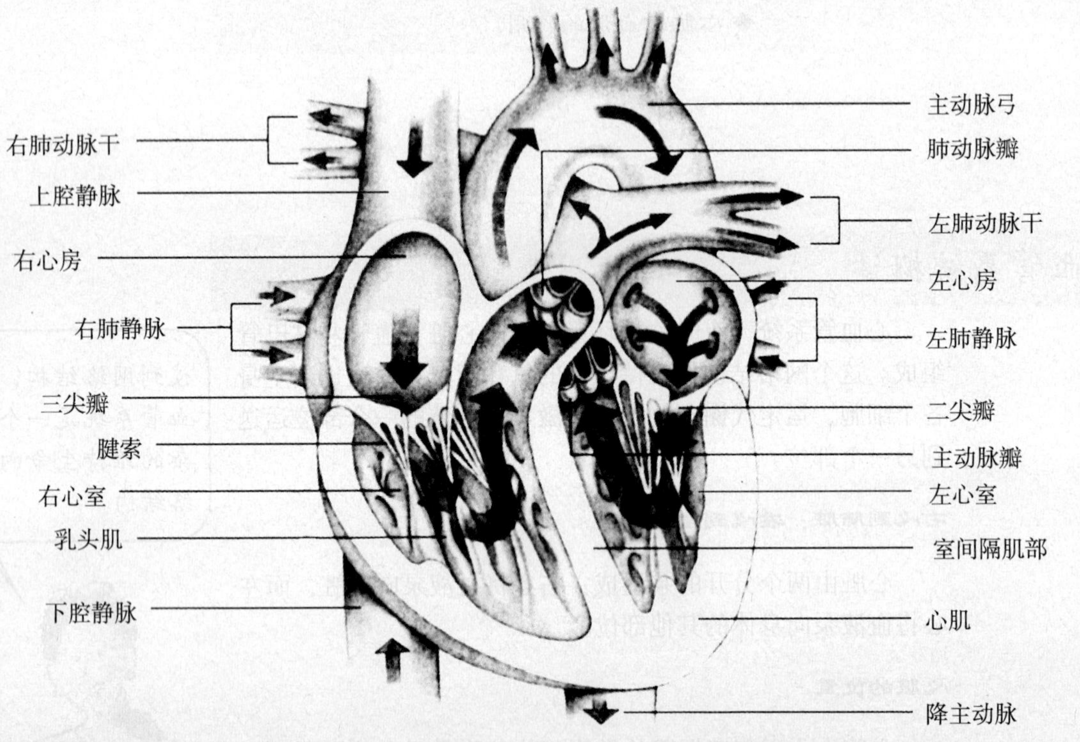

心包

心包为包裹心脏和大血管（出入心脏的血管）根部的纤维浆液性囊，由纤维心包和浆膜心包构成。

纤维心包

纤维心包由坚韧的白色纤维组织构成，紧紧包裹保护着心脏。

浆膜心包

浆膜心包薄而内面光滑，分为两层：

- 壁层位于纤维性心包内面。
- 脏层附着于心脏表面。

心包腔内液体

纤维心包和浆膜心包之间是心包腔。腔内含心包液，起润滑作用，减少心脏搏动时的摩擦。

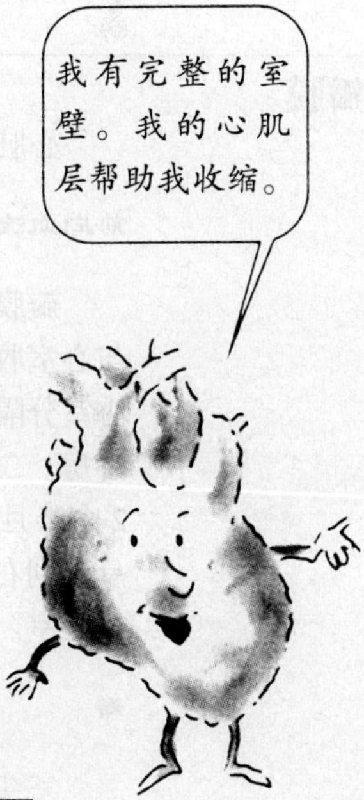

心室壁

心室壁由三层组成：

☝ 心外膜：外层（即浆膜心包的脏层），由覆在结缔组织上面的鳞状上皮细胞构成。

✌ 心肌层：中间层，构成心室壁的大部分，由能使心脏收缩的横纹肌纤维组成。

🤟 心内膜：心脏的内层，由包含小血管和平滑肌束的内皮组织组成。

心腔

心脏包含 4 个空腔：2 个心房和 2 个心室。

上面

上面的 2 个腔是心房，由房间隔分开。心房接受回心血液并将其泵入心室。

血液从哪里来？

右心房接受来自上腔静脉和下腔静脉的血液。左心房较右心房小但壁厚，构成心脏左缘的绝大部分。左心房接受来自两个肺静脉的血液。

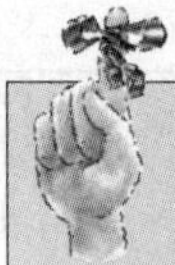

> **轻松记忆**
>
> 如果你能记住有两个独特的心音，你就能回想起两套心脏瓣膜。房室瓣关闭产生第一心音，即“咚”。半月瓣关闭产生第二心音，即“哒”。

下面

右心室和左心室被室间隔分开，构成下面的2个心腔。心室接受来自心房的血液，心室由高度发达的肌肉系统构成，心室 较心房大且心壁厚。

血液到哪里去？

右心室将血液泵到肺脏，左心室比右心室大，将血液泵向身体的其他血管。

瓣膜

心脏有4个瓣膜：2个房室瓣和2个半月瓣。

前向血流

瓣膜容许前向血流通过心脏并防止反流。瓣膜开启和关闭与心室收缩和射血引起的压力变化有关。2个房室瓣将心房与心室分隔开。三尖瓣即右房室瓣，阻止血流从右心室反流到右心房。二尖瓣即左房室瓣，阻止血流从左心室反流到左心房。2个半月瓣中有一个为肺动脉瓣，其作用是防止血液自肺动脉反流到右心室。另一个是主动脉瓣，阻止血流从主动脉反流入左心室。

瓣

三尖瓣有3个三角形的瓣或小叶。二尖瓣或左房室瓣有2个瓣，一个大的前瓣和一个小的后瓣。腱索起自心室乳头肌并附着于房室瓣。半月瓣有3个瓣，形状如半月形。（见图：心脏瓣膜）

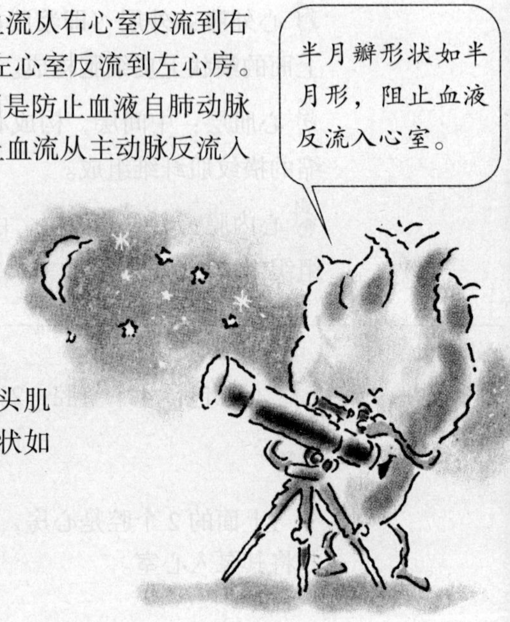

心脏瓣膜

心脏的 4 个瓣膜如下图所示。注意每个瓣膜瓣的数量。

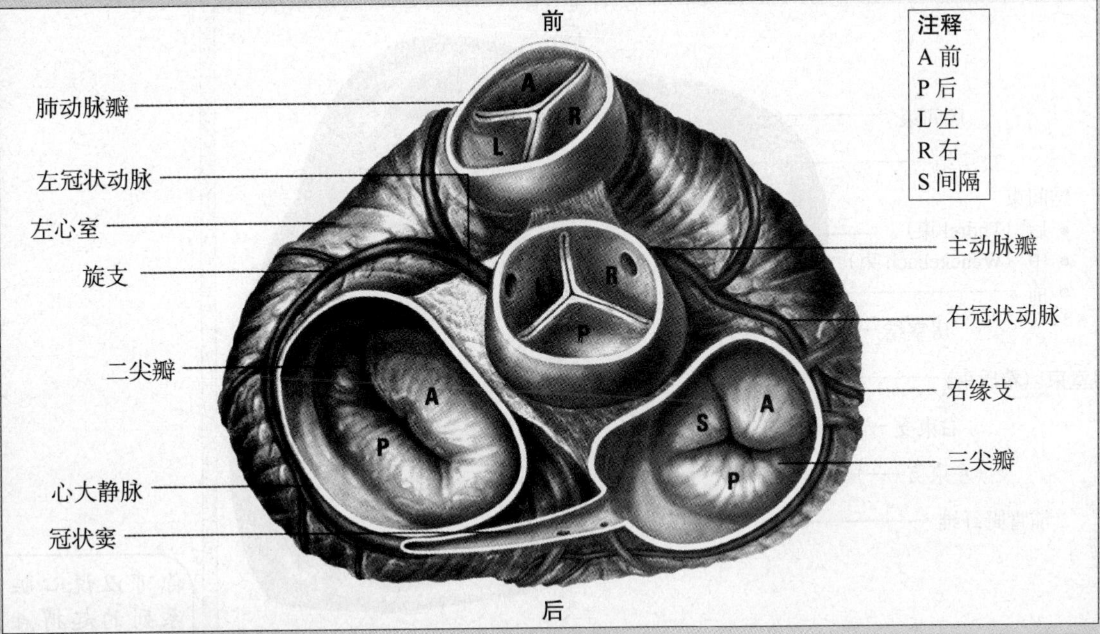

传导系统

心脏的传导系统引起心脏收缩，将血液输送到全身各个部位。如同一台机械的反应一样，为保证正常工作心脏需要电刺激。（见图：心脏传导系统）

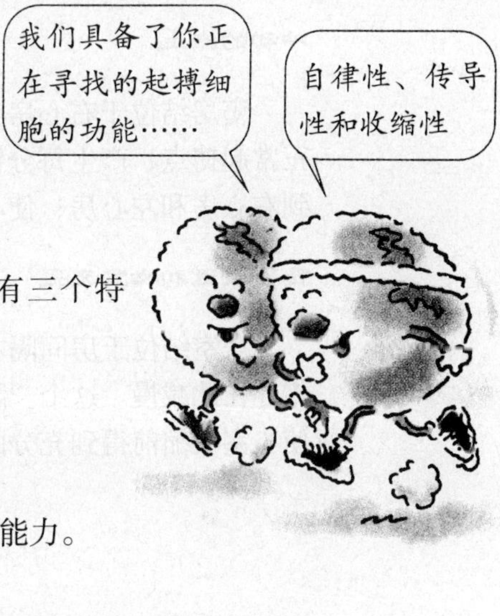
我们具备了你正在寻找的起搏细胞的功能……
自律性、传导性和收缩性

电刺激

传导系统包含起搏细胞，这些细胞具有三个特性：

- 自律性：自主产生电脉冲的能力。
- 传导性：将冲动传到邻近细胞的能力。
- 收缩性：接受电冲动时使心肌纤维收缩的能力。

心脏传导系统

传导系统的特殊纤维将电冲动传到每一个心肌细胞，引起心脏收缩。下图显示心脏传导系统的组成：

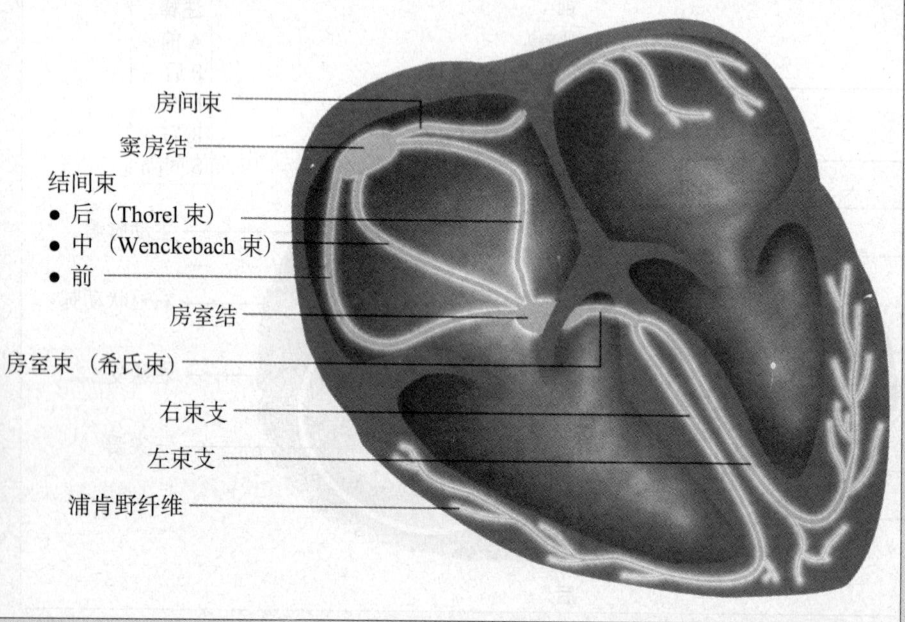

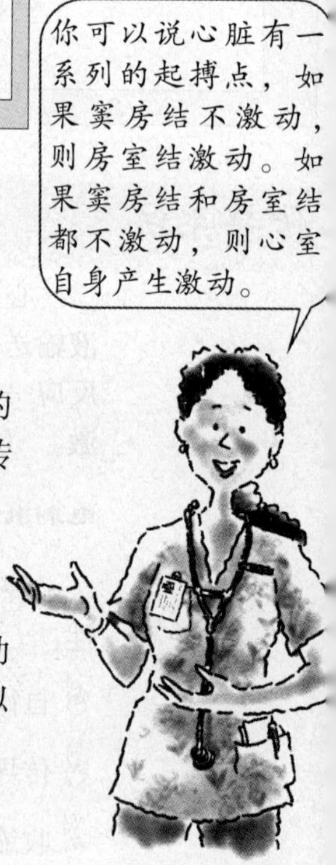
你可以说心脏有一系列的起搏点，如果窦房结不激动，则房室结激动。如果窦房结和房室结都不激动，则心室自身产生激动。

冲动的产生

窦房结位于右心房心内膜表面，靠近上腔静脉，是心脏的正常起搏点，产生每分钟60～100次的冲动。窦房结将冲动传到右心房和左心房，使心房收缩。

传导延迟和心室充盈

房室结位于房间隔右房面的下部，使心房至心室间的冲动传导在此减慢。这个“阻滞”确保心房收缩早于心室收缩，以使心室收缩前得到充分的充盈。

冲动信号

冲动从房室结传到希氏束（特殊的肌纤维），希氏束分左、右束支，最后，冲动传到浦肯野纤维，即左、右束支的末梢部分。这些纤维从心内膜到心肌表面呈扇形分布，当冲动到达时，触发充盈的心室收缩。

备用起搏点

传导系统自身有两个固定的安全机制。如果窦房结不能激动，则房室结产生每分钟 40～60 次的激动，如果窦房结和房室结都不激动，则心室自身产生每分钟 20～40 次的激动。

机械活动

伴随着电刺激，心脏肯定会按适当的顺序、适当的强度产生机械活动，为全身各个部位提供足够的血流。这一过程称为心动周期。一个心动周期包括一次心搏开始到下一次心搏开始的时限。心动周期分为两个时相，即收缩期和舒张期。（见图：心动周期的活动）

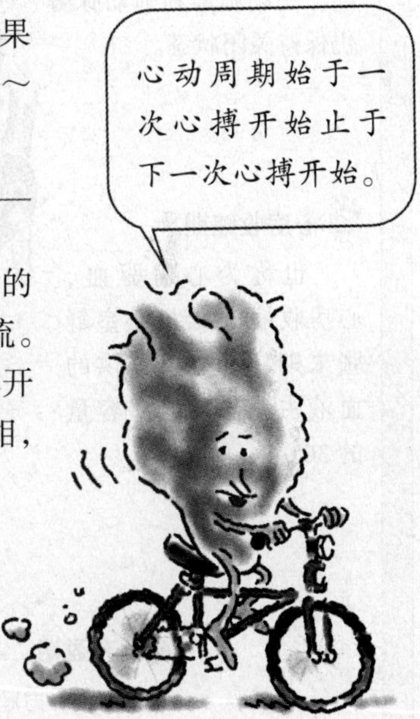

收缩

在收缩期的开始，心室收缩。心室内升高的压力驱使房室瓣（二尖瓣和三尖瓣）关闭，半月瓣（肺动脉瓣和主动脉瓣）开放。随着心室收缩，心室内压力增加，直至超过肺动脉和主动脉的压力，而后半月瓣开放，心室将血液射入主动脉和肺动脉。

舒张

当心室排空和舒张时，心室内压力下降至肺动脉和主动脉压力之下。在舒张期开始，半月瓣关闭完全阻止血流反流入心室，而且二尖瓣和三尖瓣开放，使血液从心房流入心室。

心动周期的活动

心动周期包括下面5个期。

心室等容收缩期

心室去极化后，心室内压力增加。心室内压力增加使二尖瓣和三尖瓣关闭。在整个心室等容收缩期，主动脉瓣和肺动脉瓣仍保持关闭状态。

心室射血期

当心室内压力超过主动脉和肺动脉压力时，主动脉瓣和肺动脉瓣开放，心室射血。

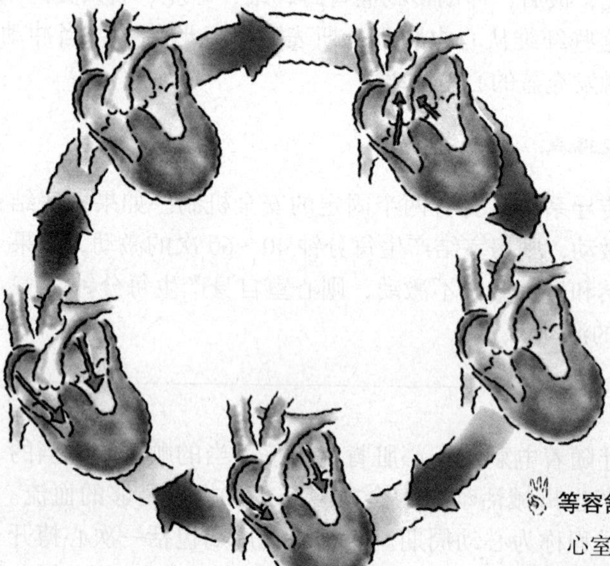

心房收缩期

也称为心房驱血，心房收缩（恰好心室舒张末期）为心室提供的血液占充盈期心室容量的30%。

等容舒张期

心室内压力下降至低于主动脉和肺动脉压力时，主动脉瓣和肺动脉瓣关闭，在此期所有的瓣膜关闭。心房舒张，血液充盈。

心室充盈期

心房内压力超过心室内压力时，二尖瓣和三尖瓣开放。血液被动地流入心室。约70%的心室充盈在此期完成。

当心室完全充盈，此期即已接近结束，心房收缩将剩余的血液泵入心室。随着心脏再次进入收缩期，一个新的心动周期开始。

输出量＝速率×容量

心输出量可用心脏每分钟泵血量来表示：心输出量＝心率×每搏输出量（每次心搏的泵血量）。每搏输出量依次取决于三个主要因素：前负荷、收缩力和后负荷。（见图：前负荷、收缩力和后负荷）

前负荷、收缩力和后负荷

将心脏想象成一个气球，有助于理解每搏输出量。

使气球充盈

心室前负荷是使心室肌纤维延展的力，此力源于舒张期末心室内血容量。根据 Starling 定律，在舒张期心肌延展越长，在收缩期收缩力越强。想象前负荷为正在向充盈的气球内注入的空气，注入的空气越多，气球越充盈。

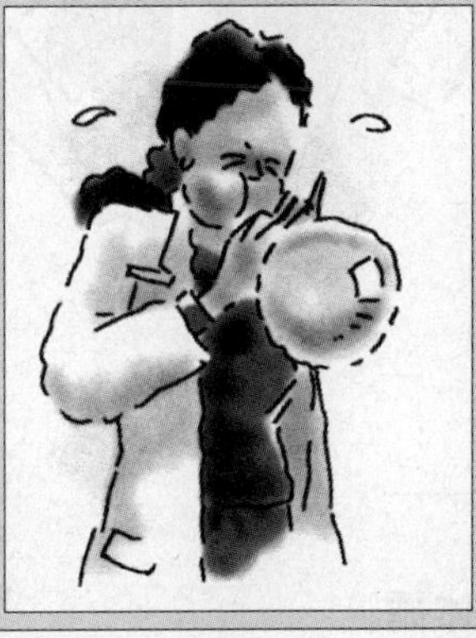

气球的充盈

收缩力是指心肌固有的正常收缩能力。前负荷影响心肌收缩力。充盈越充分，收缩越强——或充入气球的空气越多，充盈越大，气体排出时气球飞得越远。

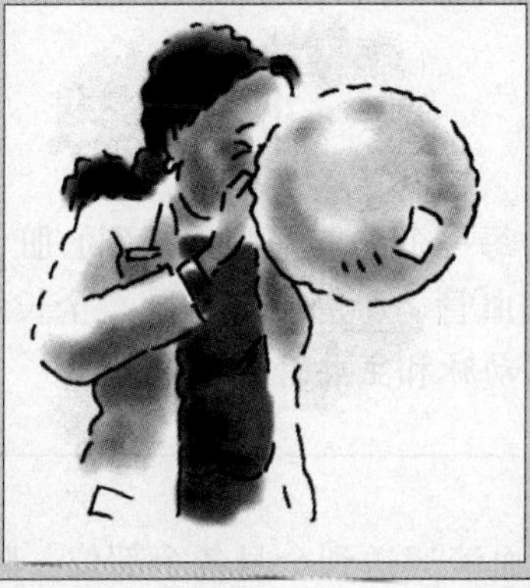

系气球的结

后负荷是指心室肌克服主动脉内较高的压力使血液泵出心脏的压力。阻力相当于气球末端的结，为使气体流出，就必须克服这一阻力。

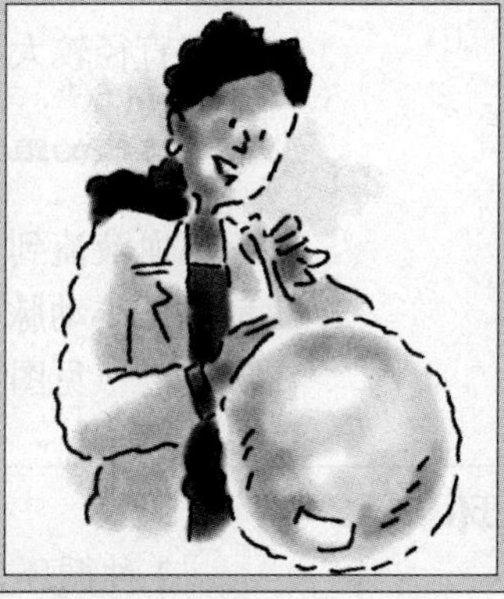

血流

血流以 3 种循环方式流经全身的 5 种血管。

血管

5 种完全不同的血管：

- 动脉
- 小动脉
- 毛细血管
- 小静脉
- 静脉

因其在心血管系统内的功能及系统内不同部位的血容量对血管施加的压力不同，各部位血管的结构也不相同。

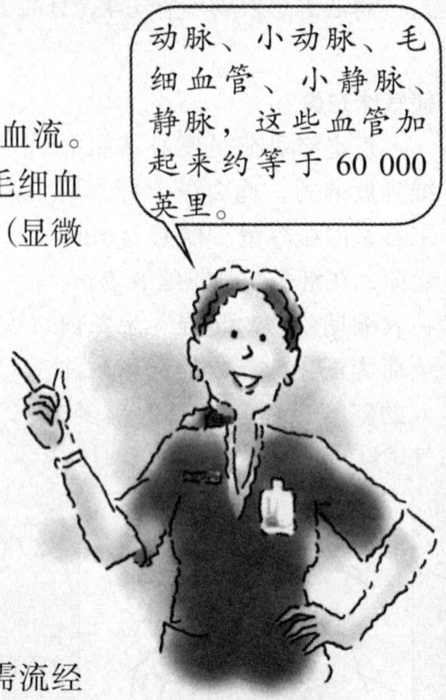
动脉、小动脉、毛细血管、小静脉、静脉，这些血管加起来约等于60 000英里。

适应高速血流的结构

动脉具有厚的肌壁，能适应高压力、高流速的血流。小动脉壁较动脉壁薄，通过其收缩或舒张控制进入毛细血管的血流。毛细血管管壁仅由一单层内皮细胞构成（显微镜下可见）。

适应低压的结构

小静脉接受毛细血管内的血液，其管壁较小动脉薄。因为回心的静脉压低，静脉壁较动脉壁薄但直径较大。

血液流经的距离

血液流到身体的每一个功能细胞并回到心脏，需流经动脉、小动脉、毛细血管、小静脉、静脉。全长约60 000英里。（见图：主要动脉和主要静脉）

循环

3种循环方式将血液运送到全身各个部位：肺循环、体循环和冠脉循环。

肺循环

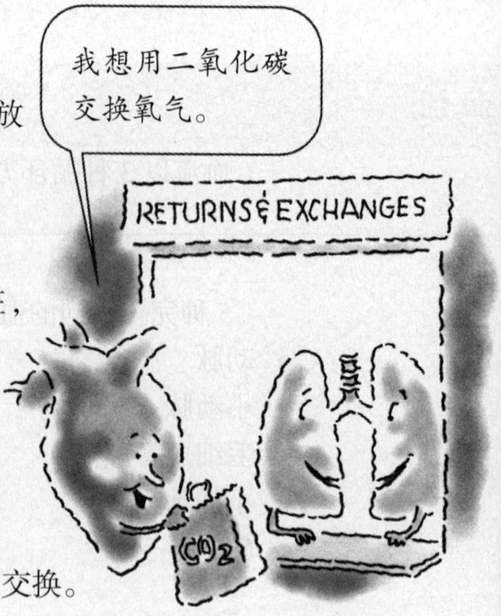
我想用二氧化碳交换氧气。
RETURNS & EXCHANGES
CO2

肺循环中，血液流经肺脏摄取氧气并释放二氧化碳。

血液回流与气体交换

血液从心脏被输送至肺脏再回流到心脏，按如下顺序进行：

- 非氧合血液从右心室经肺动脉瓣进入肺动脉。
- 血液通过逐渐变细的动脉和小动脉进入肺毛细血管。
- 血液到达肺泡并在此进行氧气和二氧化碳的交换。

主要动脉

下图显示全身主要的动脉。

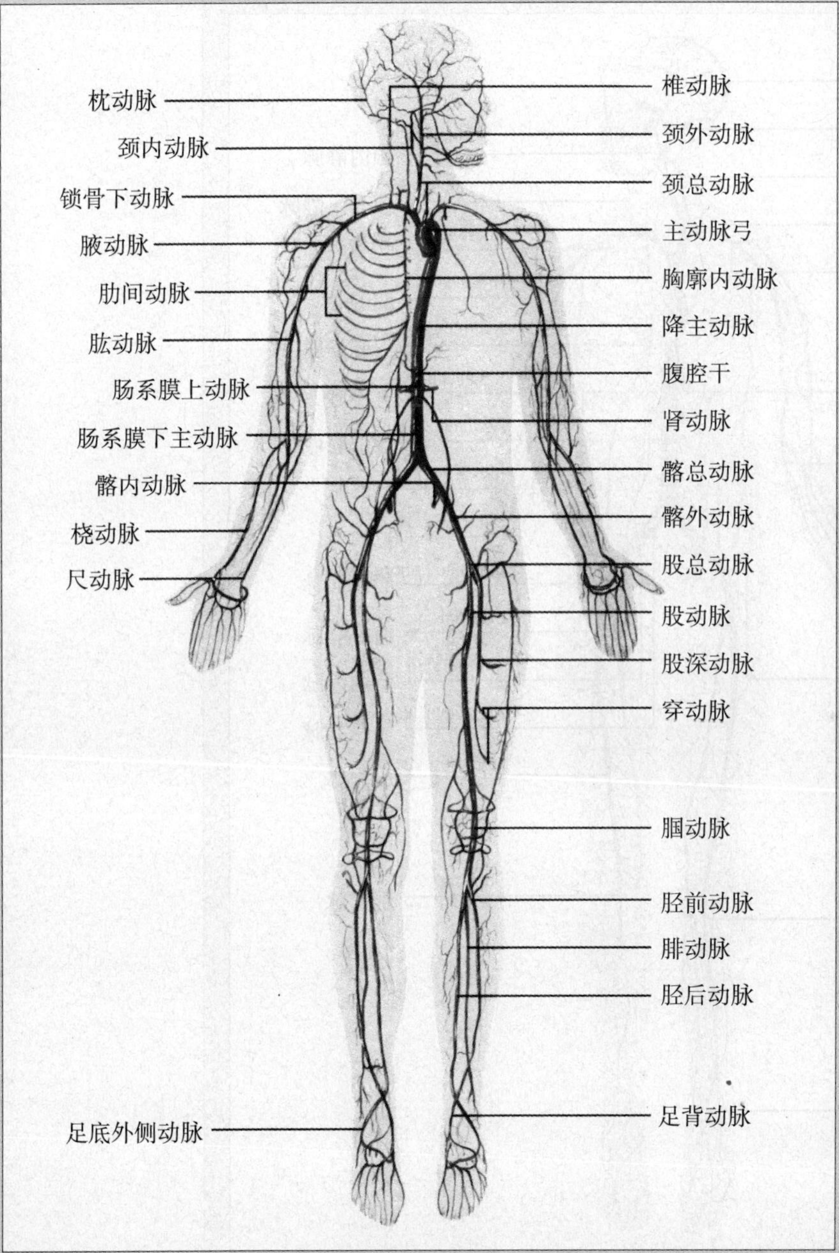

主要静脉

下图显示全身主要的静脉。

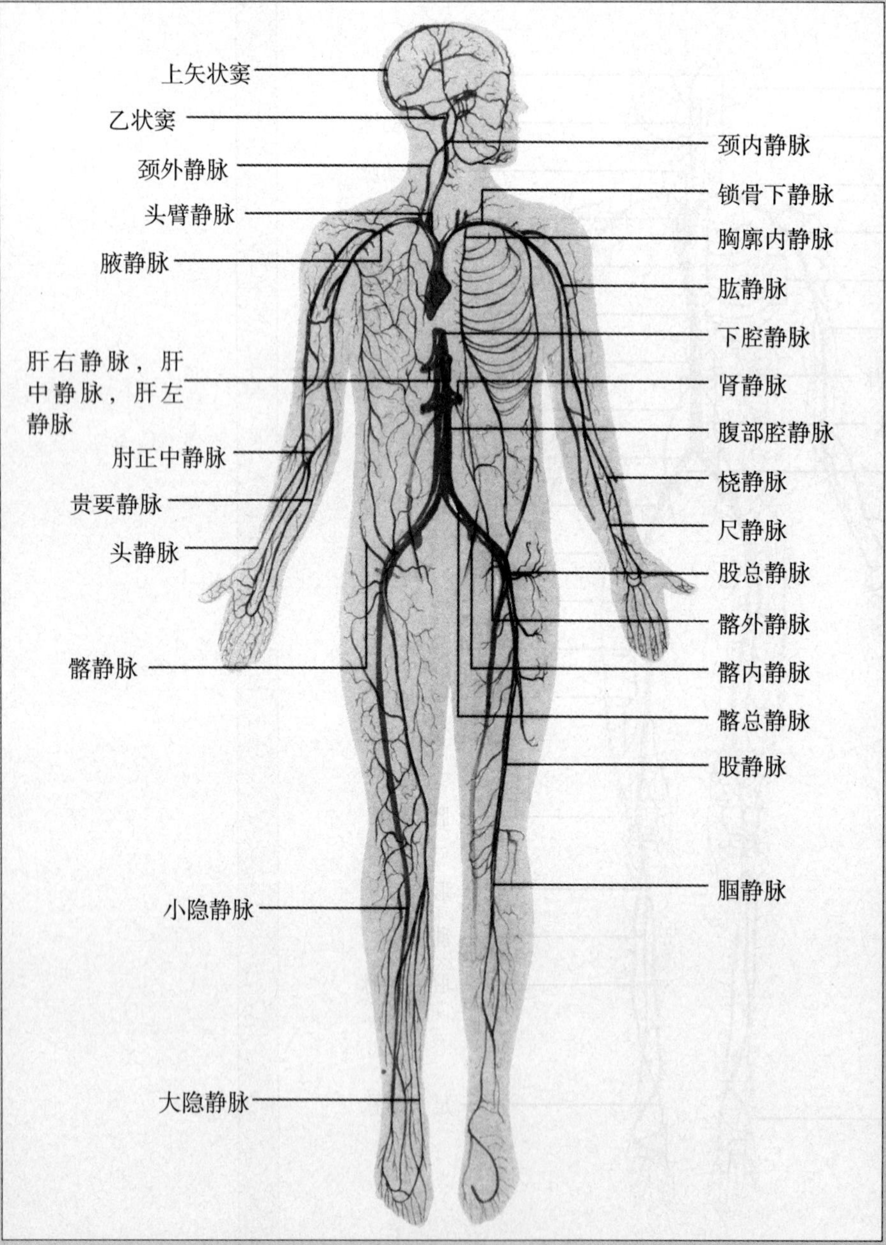

● 然后氧合血液经过小静脉、静脉进入肺静脉到达左心房。

体循环

体循环始于左心室泵出血液，将氧气和其他营养物质运送到全身每一个细胞，该循环也运输代谢产物以将其排出体外。

主要分支

大动脉（主动脉）分出分支供应机体特殊器官和部位的血液。主动脉从心脏上部弓形分出并降至腹部，从弓上分出三支动脉供应机体的上部血液。

● 左颈总动脉供应脑部血液。
● 左锁骨下动脉供应上肢血液。
● 无名动脉（头臂动脉）分出右颈总动脉（供应脑部血液）和右锁骨下动脉（供应右上肢血液）。
● 右无名动脉、右锁骨下动脉和左锁骨下动脉供应胸壁血液。

主动脉经胸、腹下降，其分支供应胃肠道器官、泌尿生殖系统、脊柱和下胸及腹部肌肉。然后主动脉分为髂动脉，进一步分为股动脉。

血管分支＝血管数量增加＝灌注

随着动脉分为较小的单位，血管数量显著增加，从而增加血流供应的组织区域（灌注区域）。

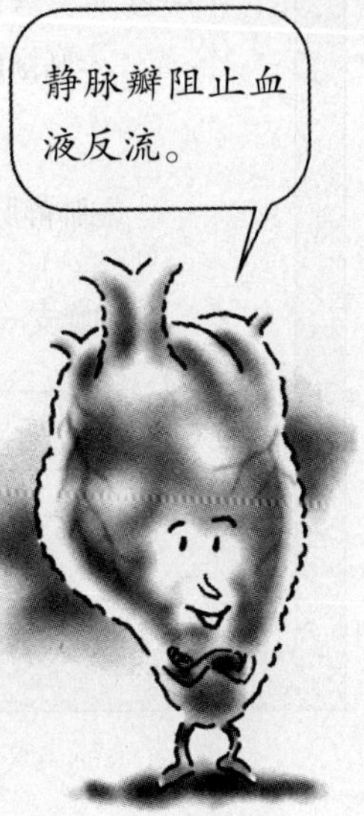

扩张是另一种调节方式

在小动脉末端和毛细血管起始部，强有力的括约肌控制血流进入组织。当组织需要时，这些括约肌扩张以向组织提供更多的血流，关闭与其他部位相连的短路或收缩血管以增加血压。

大面积的低压区域

尽管毛细血管床的血管最细，但它却为绝大多数细胞提供了血流。毛细血管压力非常低，这利于和机体细胞进行营养物质、氧气和二氧化碳的交换。血液流经毛细血管后经小静脉汇入静脉。

血液不能反流

静脉瓣阻止血液反流，在凡有静脉瓣的部位，血池的血液在由下往上流动的血液提供的压力作用下，向心脏回流。静脉

供应心脏的血管

冠脉循环包括供应心脏氧合血液的动脉血管系统和运走乏氧血液的静脉系统。

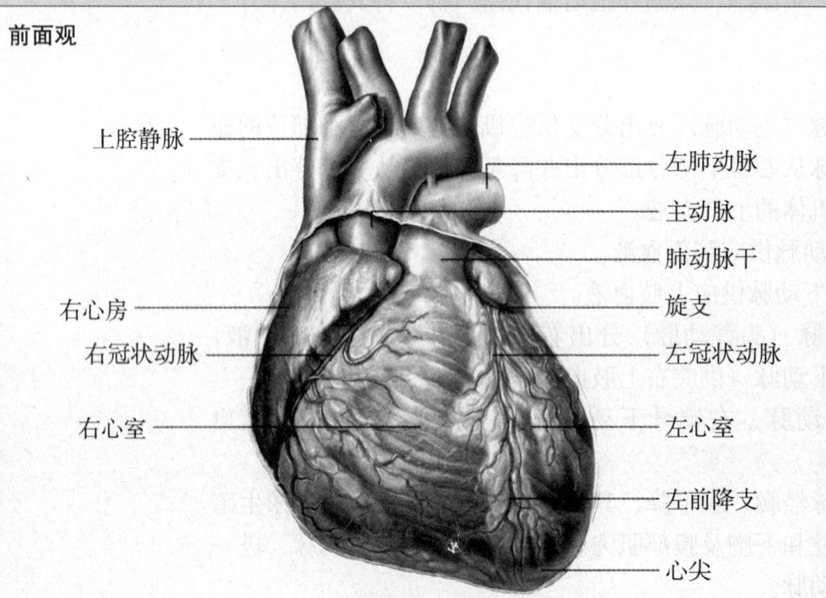

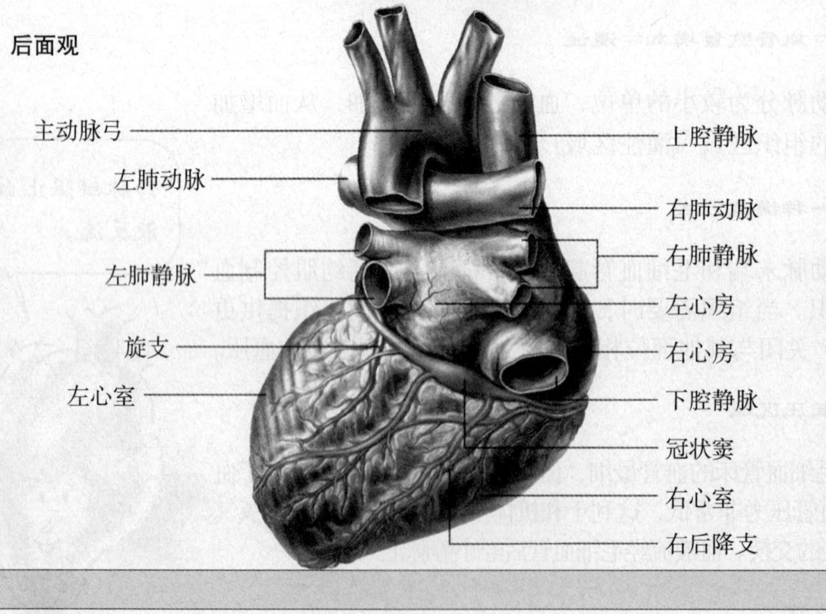

逐渐兼并直至形成两个主干即上腔静脉和下腔静脉，使血液回流入右心房。

冠脉循环

心脏依赖冠状动脉及其分支获取氧合血液，也依靠心脏静脉运走乏氧血液。（见图：供应心脏的血管）

心脏自身供血

左心室收缩，血液射入主动脉。其舒张时，血液自主动脉经冠状动脉滋养心肌。

右冠状动脉

右冠状动脉供应右心房、部分左心房、右心室大部和左心室下部的血液。

左冠状动脉

左冠状动脉分为前降支和旋支，供应左心房、左心室大部和室间隔大部的血液。

表浅静脉

心脏静脉位于动脉的上面，冠状窦开口于右心房，是最大的静脉。大部分主要的心脏静脉汇集于冠状窦，而心前静脉开口于右心房。

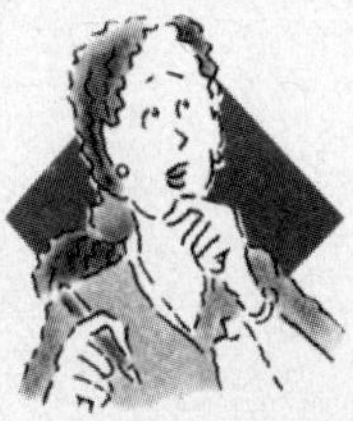

快速测验

1．心室收缩期引起：

A．4个瓣膜都关闭

B．4个瓣膜都开放

C．房室瓣关闭，半月瓣开放

D．房室瓣开放，半月瓣关闭

答案：C。收缩期心室压力比心房压力高，驱使房室瓣（三尖瓣和二尖瓣）关闭。心室压力也高于主动脉和肺动脉压力，驱使半月瓣（肺动脉瓣和主动脉瓣）开放。

2．心脏的正常起搏点是：
A．窦房结
B．希氏结
C．房室束
D．心室
答案：A。窦房结是心脏的正常起搏点，每分钟产生60～100次的冲动。房室结是心脏的次级起搏点（40～60次/分）。心室是最后一级起搏点（20～40次/分）。希氏束不是心脏的起搏点，它将冲动传导至浦肯野纤维。

3．为克服主动脉内较高的压力，心室肌产生的压力与什么有关：
A．每搏输出量
B．收缩力
C．前负荷
D．后负荷
答案：D。为克服主动脉内较高的压力将血液泵出心脏，心室肌产生的压力与后负荷有关。

4．运送氧合血液回到左心房的血管是：
A．毛细血管
B．肺静脉
C．肺动脉
D．肺小动脉
答案：B。氧合血液经小静脉和静脉途径回流到肺静脉，肺静脉将氧合血液运送到左心房。

5．心脏负责收缩的部分是：
A．心肌
B．心包
C．心内膜
D．心外膜
答案：A。心肌层由横纹肌纤维组成，心肌收缩可使心脏收缩。

评分

☆☆☆ 如果5个问题全部回答正确，极好！你的知识游刃有余。

☆☆ 如果4个问题回答正确，很好！你抓住了心脏知识的关键。

☆ 如果未能正确回答4个以上的问题，别担心！一定要认真学习下一章的心脏循环内容。

（李臻，李艳军 译　邢爱君 校）

2

第二章　评　估

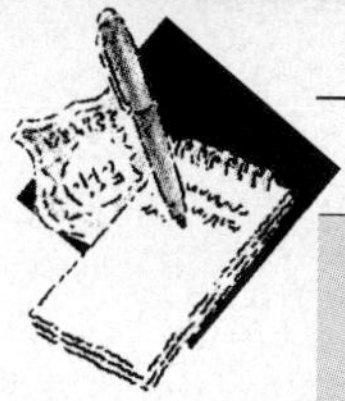

要点

在本章中，你将学习：

- ◆ 采集心血管病史的方法
- ◆ 心血管系统体格检查的方法
- ◆ 正常或异常的心血管系统检查结果

病史采集

评估心血管系统的第一步是采集病史。以自我介绍开始，解释采集病史的内容以及随后进行的体检方法。然后询问病人的主诉，而且一定要询问病人的个人史和家族史。

主诉

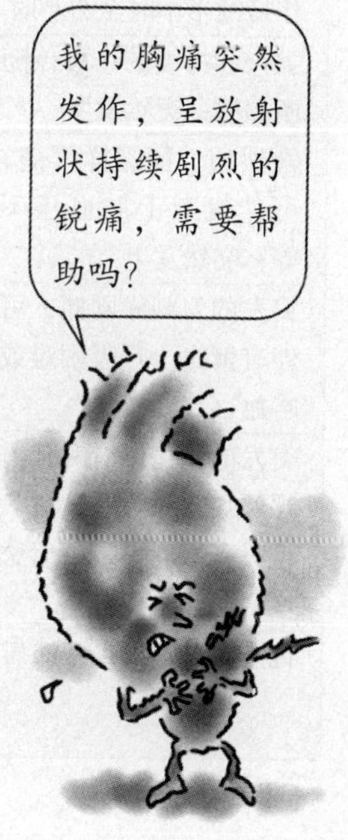

你将了解到心血管系统疾病患者的典型主诉，如胸痛、心悸、晕厥、间歇性跛行和末梢水肿。我们还要进一步依次了解这些主要症状和一些其他常见的症状和体征。

胸痛

很多心血管病患者主诉某部位的胸痛。胸痛可突然或逐渐发生，可放射至上肢、颈部、颌部或背部。胸痛的症状有时是持续的，有时是间断的，有时是轻微的，有时是剧烈的。疼痛的性质可为尖锐的刺痛、压迫感、闷胀感，甚至是消化不良的感觉。

引起胸痛的病因

起初确定胸痛的原因可能很困难，压力、焦虑、劳累、深呼吸或吃某些食物都可能引起胸痛或使之加剧（见表：理解胸痛）。

理解胸痛

下表有助于更准确地评估胸痛及可能的原因。

性质	部位	加重因素	病因	缓解因素
剧痛、压榨感、压迫感、闷痛、烧灼痛；通常在10分钟内缓解	胸骨后；可放射到颌、颈部、上肢和背部	进食；过劳；吸烟；受凉；压力；愤怒；饥饿；平卧	心绞痛	休息；硝酸甘油（注意：不稳定型心绞痛甚至在休息时也会出现）
紧缩感或压迫感；烧灼感，剧痛；可能伴随呼吸短促、出汗、无力、焦虑，或恶心；突然发作持续半小时至2小时	通常为全胸，但可放射到颌、颈、上肢和肩部	用力；焦虑	急性心肌梗死	阿片类止痛药，如吗啡
尖锐和持续的；可伴随摩擦感；突然发生	胸骨后，可放射到颈部和左上肢	深呼吸；仰卧位	心包炎	保持身体直坐姿；身体略微前倾；服用抗炎药
剧烈的、撕裂样疼痛；可伴发双上肢血压不等；突然发生	胸骨后；腹上部或上腹部；可放射到背部、颈部和肩部	无	主动脉夹层动脉瘤	止痛药；外科手术
突发的刀割样剧痛；可伴有紫绀、呼吸困难或咯血	肺部区域	吸气	肺栓塞	止痛药
突发的剧痛；有时伴有呼吸困难、脉搏增快、呼吸音减弱，或气管移位	侧胸部	正常呼吸	气胸	止痛药；胸部插管
钝痛，压迫样，压榨痛	胸骨后，上腹部	进食；冷饮；运动	食管痉挛	硝酸甘油；钙通道阻滞剂

理解胸痛（续）

性质	部位	加重因素	病因	缓解因素
尖锐的剧痛	下胸部或上腹部	进食过多；弯腰；躺下	食管裂孔疝	抗酸药；散步；半坐卧姿
餐后烧灼感；有时伴有呕血或柏油样便；突然发生，通常在15～20分钟内缓解	上腹部	饥饿；进食过酸的食物	消化性溃疡	进食；抗酸药
绞痛、锐痛；可伴有恶心和呕吐	右上腹或腹部；可放射到肩部	进食高脂肪性食物；平卧	胆囊炎	休息；止痛药；手术
持续的或间断性的锐痛；可能有轻触痛；逐渐或突然发生	胸部的任何位置	移动；触诊	胸廓综合征	自行缓解；止痛药；热敷
钝痛或刺痛；通常伴发过度通气或呼吸困难；突然发生；持续可少于1分钟或长达几天	胸部的任何位置	增加呼吸频率；压力；焦虑	急性焦虑	减慢呼吸频率；减轻压力

疼痛的部位及性质

如果患者的胸痛不严重，那么接下来询问病史。询问是弥漫性疼痛还是局限性疼痛，询问是否有放射到颈、颌、上肢或背部的不适感。如果有，让他描述是钝痛、隐痛，还是压榨样疼痛；是锐痛、刺痛还是刀割样疼痛；感觉是浅表还是深部疼痛；让患者将疼痛分为从1～10共10个等级，1级最轻，10级最重，他属于哪一级。

疼痛持续时间及诱因

而后确定疼痛是持续的还是间断的，如果是间断的，持续多长时间。运动、劳累、呼吸、体位变化或进食某些食物是加重还是缓解疼痛。有诱因吗？询问患者的用药情况，如果服用了药物应询问最近的用药剂量和时间变化。

心悸

心悸是指在心前区、咽喉部或颈部能感觉到心跳。患者可将心悸描述为敲击、跳动、翻转、扑动或坠落感，也可描述为丢失或漏搏感。心悸可以是有规律的或无规律的，也可以是快的或慢的、阵发的或持续的。

漏搏

为描述心悸的特征，可让患者用手指在坚硬的平面上敲击以模仿心律。无规律的“漏搏”节律可能是室性期前收缩，突发突止的节律提示阵发性房性心动过速（短暂的心动过速代替了正常的窦性节律）。

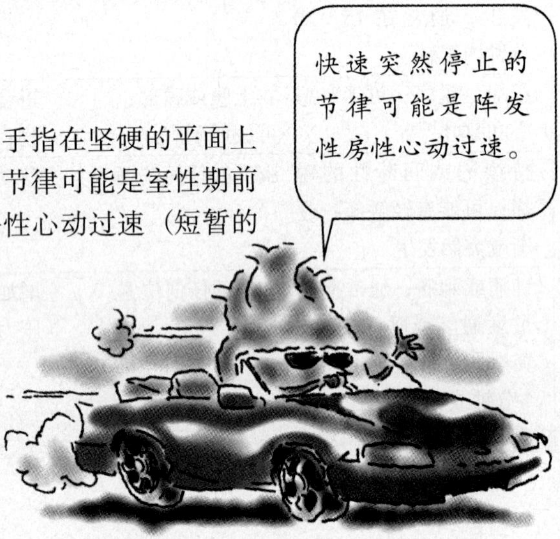
快速突然停止的节律可能是阵发性房性心动过速。

询问可能的诱因

下一步询问患者有无高血压病史或最近是否服用过地高辛类药物。一定要询问用药史，也要询问咖啡、吸烟、饮酒情况以及是否使用过违禁药物和草药补助品，这些均可引起心悸。

心悸的临床意义

心悸可以是无意义的，相对正常的现象。然而，心血管系统疾患如心律失常、高血压、二尖瓣脱垂和二尖瓣狭窄均可引起心悸。

晕厥

晕厥是由于大脑缺血引起的短暂的意识丧失，通常突然发生，持续数秒到数分钟，可由心血管系统疾病如主动脉弓综合征、主动脉瓣狭窄和心律失常引起。

呼吸微弱

发生晕厥时，患者的典型症状是静卧不动，伴骨骼肌松弛。意识丧失的程度不同，一些患者可以听到声音或看到模糊的轮廓，而一些患者则对外界环境无反应。患者的肤色极度苍白，脉搏微弱，低血压，呼吸微弱。

晕厥的发作过程

如果患者诉曾经发作过晕厥，应向他和他的家人询问有关发作的情况。在昏倒前是否感觉无力、头晕眼花、恶心或出汗；是否从卧位或椅子上快速站起；晕厥时，有无肌肉抽搐或大小便失禁；意识丧失多长时间？意识恢复后，是头脑清醒还是模糊不清？头痛吗？以前有过晕厥史吗？如果有，多长时间发作一次？

间歇性跛行

间歇性跛行是活动后引起的痉挛性肢体疼痛，休息 1～2 分钟后疼痛缓解。多发生在下肢。疼痛可以是急性的，也可以是慢性的；急性发作时，是急性动脉闭塞的征象。

中年发病

间歇性跛行大多发生于 50～60 岁的糖尿病、高血脂、高血压及吸烟的男性。常由心血管疾病如主动脉硬化性闭塞性疾病、急性动脉闭塞或动脉硬化性闭塞所致。

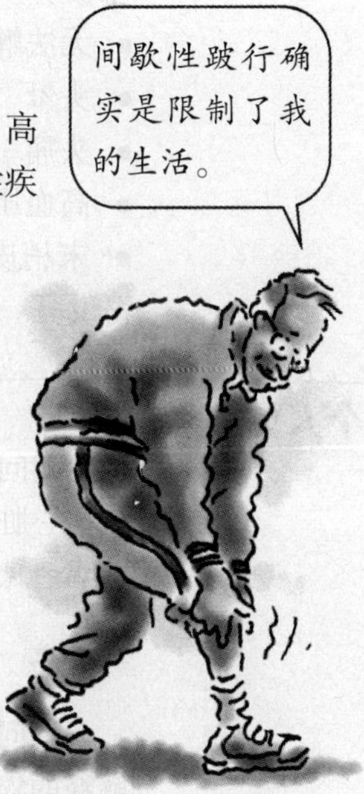

询问跛行的发作过程

询问患者走多远出现疼痛，多长时间能缓解，行走距离是否和以前相同，或是否需要休息更长时间；这种疼痛–间歇模式有无变化；是一条腿疼痛还是两条腿疼痛；哪个部位疼痛；这种症状是否影响生活。

末梢水肿

末梢水肿是上下肢的间质液体过多所致，可以是一侧或双侧，轻微或严重，指凹性或非指凹性水肿。

面部和上下肢水肿

面部和上肢水肿可能是上腔静脉综合征或血栓性静脉炎引起。下肢水肿是右心衰的早期症状。尤其是双侧时，也可能是血栓性静脉炎和慢性静脉机能不全引起的症状。

水肿从什么时候开始？

询问患者水肿多长时间了，是突然发生的还是逐渐发生的？将上肢或下肢抬高时水肿会减轻吗？是早晨重些，还是日内进行性加重呢？近期肢体是否受过伤，是否接受过手术或因病而需要制动？是否有心血管病史？是否正在服用药物?服用药物的种类？

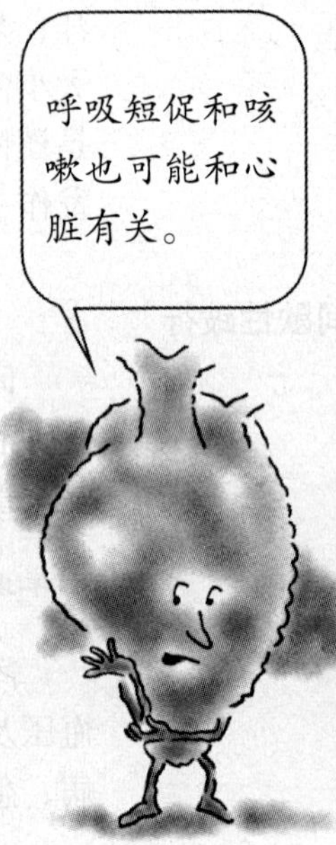

其他症状和体征

询问患者其他的症状和体征，包括：

- 平卧或夜间呼吸是否短促，费力
- 咳嗽
- 紫绀或苍白
- 乏力
- 疲劳
- 无法解释的体重变化
- 头晕
- 头痛
- 高血压或低血压
- 末梢皮肤变化，如毛发分布减少、皮肤颜色变化或皮肤变薄发亮

个人史及家族史

询问患者的主诉后，进一步了解患者的家族史和既往史，包括心脏病、糖尿病或慢性肺、肾、肝脏病史。（见：识别心脏病的风险）

家族史

询问患者的家庭成员是否有心脏病史、心肌梗死史和无法解释的猝死。了解心肌梗死发生的年龄。

个人史

除获得患者家族史外，一定要询问患者的个人史：

- 压力程度和应对措施
- 目前的健康习惯，如吸烟和运动习惯，饮酒和喝咖啡习惯，以及脂肪和钠的摄入情况

识别心脏病的风险

分析病情时，记住年龄、性别和种族，是识别心脏病风险的重要因素。

最常见的危险

例如，冠状动脉疾病大多发生在40～60岁之间的男性白种人。高血压更易发生于黑人。

妇女也处于危险之中

妇女也不能免于心脏病，绝经后的妇女和糖尿病患者尤其高危，而且更有可能症状不典型。

老年人更易患病

总之，老年人比年轻人更易患心血管疾病。很多老年人收缩压增高是因为血管壁随年龄增长硬化所致。

- 药物使用，包括非处方药、违禁药和草药补助品
- 手术史
- 环境或职业危险
- 日常生活活动

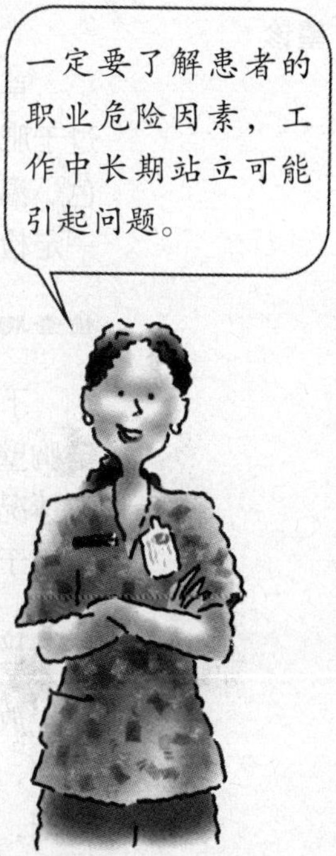
一定要了解患者的职业危险因素，工作中长期站立可能引起问题。

其他相关因素

还要询问患者以下问题：

- 有过呼吸短促吗？如果有，什么活动引起呼吸短促？
- 睡觉时用几个枕头？
- 有头晕或乏力吗？
- 戒指或鞋过紧吗？
- 足踝肿胀吗？
- 注意过下肢颜色或感觉的变化吗？如果有，发生了哪些变化？
- 如果有疼痛或溃疡，多长时间愈合？
- 工作中，是否要在同一位置长时间站立或坐着吗？

体检

准确评估的关键在于井然有序的体检，又可帮助改进技术和提高效率。全面条理清晰的体检有助于发现异常。

体检所需物品

对体格检查而言，你需要一个带钟型听头和一个膜型听头的听诊器、一个合适的血压计袖带、一把尺子和一个笔式光源或可弯曲的光源。确保室内安静。

脱掉外衣

要求患者脱掉所有外衣，只穿内衣和一件检查服。要求患者仰卧位于床头抬高 30°～45°角的诊查床上。如果你是右利手则站在患者右边，如果是左利手则站在患者左边，以便更容易听诊。

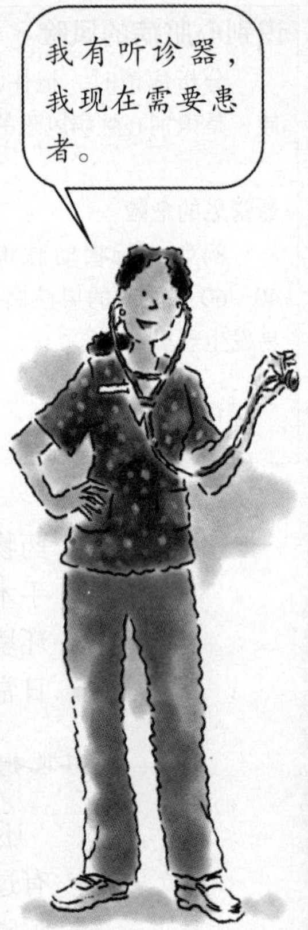

评估心脏

评估心脏的过程包括望诊、触诊、叩诊和心脏听诊。

望诊

首先，用些时间来评估患者的一般情况。看他是否过瘦、过于肥胖、反应过于敏感，还是过于焦虑。注意患者的皮肤颜色、温度、紧张度和肌理。有杵状指吗？如果患者肤色发暗，一定检查黏膜是否苍白。

检查胸廓

下一步，检查胸廓。注意那些可以用来描述体检发现和确定胸壁结构的标识（见图：识别心血管标志）。而且，观察心搏情况、运动的对称性和胸廓的舒缩（胸壁强有力的向外推动发生于心脏收缩期）。

找准位置十分重要

放置一光源，如旋转灯或鹅颈样灯，将光线投照在患者胸部，注意心尖搏动的位置。心尖搏动点位于左锁骨中线第 5 肋间，因为此部位与心尖位置相一致，心尖搏动是左心室工作好坏的标志。心尖搏动的位置通常是搏动最强点。

记住，虽然只在 50%的成年人中看到心尖搏动。但在儿童和胸壁薄的患者中更为常见。检查乳房偏大妇女的心尖搏动状况时，一定要将乳房向旁边推开。

> **轻松记忆**
>
> 为牢记评估心血管系统的顺序，可想“我要正确完成评估”，内容包括：Inspection（望诊）、Palpation(触诊）、Percussion（叩诊）、Auscultation（听诊）。

触诊

触诊时应轻触以免掩盖心搏或相似的阳性体征。先用指腹，然后用手指尖触诊心前区以确定心尖搏动的位置。注意抬举和震颤（细微的颤动如同猫发出的低而连续的呼噜声一样）。

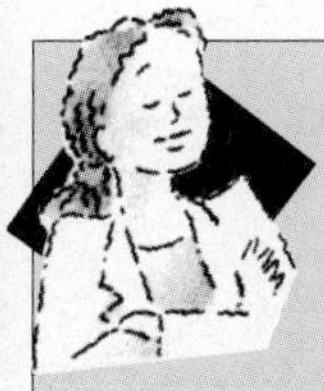

关键技术

识别心血管标志

下图显示了评估心血管系统时所用的重要标志。

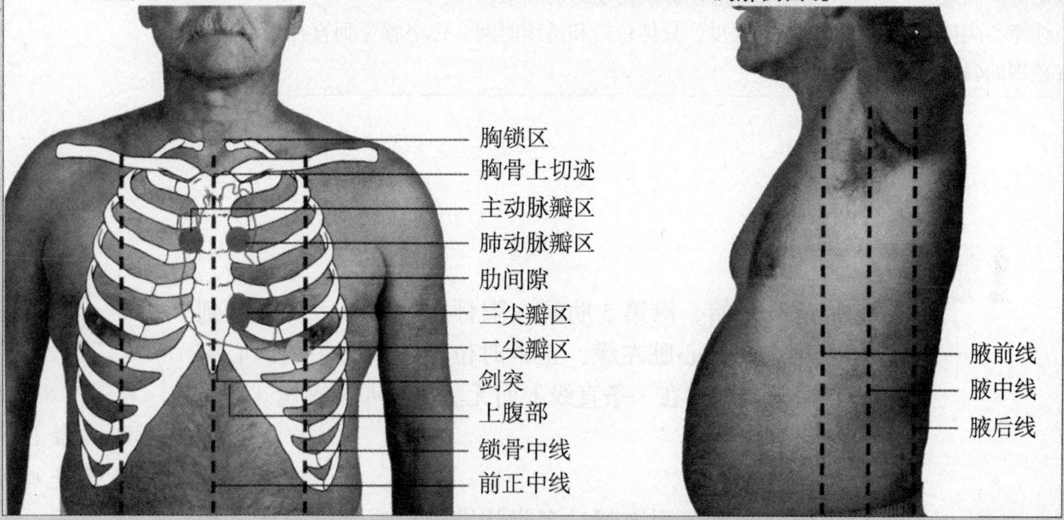

(见：触诊心尖搏动)

对肥胖、孕妇以及胸壁厚的患者来说，心尖部触诊很困难，如果仰卧位时难以触诊，可采取左侧卧位或坐位。嘱患者深呼气后，屏住呼吸数秒有助于触诊。

异常情况

正常情况下，在胸锁区、主动脉区、肺动脉区、三尖瓣区和上腹部触诊时触及不到搏动。但在较瘦的患者，胸锁区可触及主动脉弓的搏动或在上腹部触及腹主动脉的搏动。

叩诊

虽然叩诊不如其他的检查方法价值大，但可以帮助确定心脏的边界。

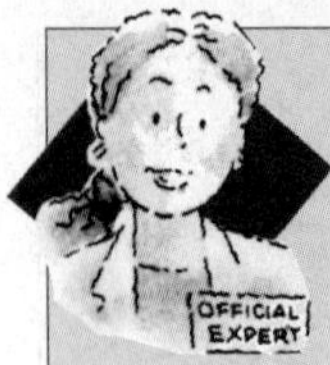
OFFICIAL
EXPERT

专家建议

触诊心尖搏动

心尖搏动与第一心音和颈总动脉搏动相一致，为证实你触及的是心尖搏动而不是肌肉抽搐或其他搏动，用一只手触诊患者的颈总动脉，另一只手触诊心尖搏动，然后比较搏动的时间和规律，心尖搏动应与颈总动脉的搏动绝对一致。

注意心尖搏动的幅度、大小、强度、具体位置和持续时间，你将感觉到直径约 1.5～2cm 范围的轻微搏动。

从清音到浊音

从腋前线开始，沿第 5 肋间向胸骨方向叩诊，从清音到浊音的变化点即为心脏左缘，正常时位于左锁骨中线。心脏的右边界通常和胸骨在一条直线上而无法通过叩诊确定。

难以确定分界的情况

对于肥胖患者（因胸部过多脂肪堆积）或女性患者（因为乳房组织）来说，叩诊难以确定心界。因此，对于这两种患者多采用胸部 X 线透视，以帮助确定心脏边界。

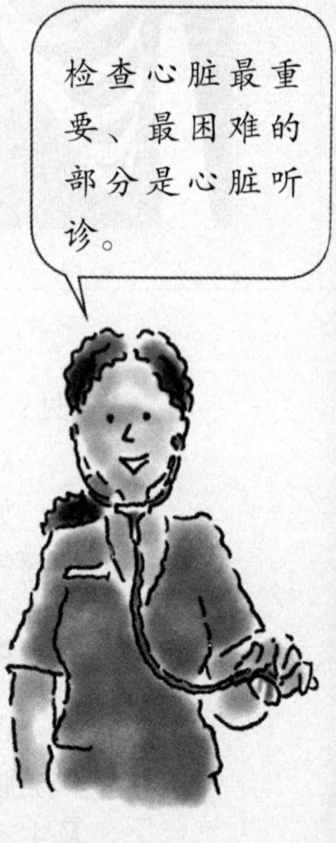
检查心脏最重要、最困难的部分是心脏听诊。

听诊

通过听诊心音可掌握大量的心脏信息，心脏听诊需要正确的方法和大量的实践。首先用手将听诊器焐热，然后确定听诊的位置：心脏的 4 个瓣膜和体表投影点（位于胸骨左缘第 3 肋间）。用钟型听头听低调的心音，用膜型听头听高调的心音。（见图：心脏听诊的位置）

按顺序进行听诊

听诊心音时患者可采取 3 种体位：平卧位，床头抬高 30°～45°角，坐位和左侧卧位。可先从心底部开始，依次向下进行听诊。也可以从心尖部开始，依次向上进行听诊。无论采取哪种方法，都要保持连贯。（见：心脏听诊特别提示）

心脏听诊的位置

心脏听诊时，按右侧图示将听诊器放在 4 个位置进行听诊。

正常心音代表心动周期内瓣膜的位置变化产生的声音，是心脏瓣膜的开启和关闭及在胸壁特定区域的反映。听诊位置是以心脏瓣膜命名的，不是心脏瓣膜的确切位置。而只是血液经心室或瓣膜泵出时所经过的途径。

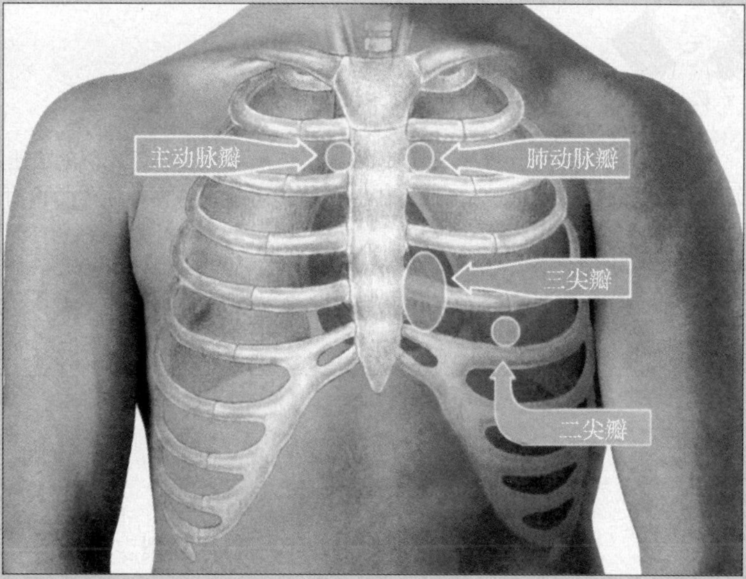

沿一方向进行听诊时用膜型听头听；而沿反方向往回进行听诊时用钟型听头听。切记不仅要在各瓣膜区听诊，还应在整个心前区域进行听诊。

确定节律

检查过程中，注意心率和节律。先区分正常心音（第一心音和第二心音），然后听附加音，如第三和第四心音、杂音及摩擦音。

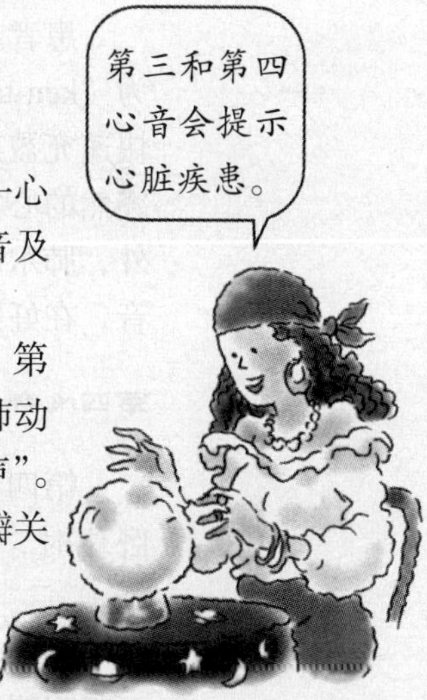

首先在主动脉区听第二心音，主动脉区第二心音最强。第二心音在心室收缩末期心底部听得最清晰。第二心音是由肺动脉瓣和主动脉瓣关闭产生的，通常描述这种声音如“鼓声”。较第一心音强、调高、短暂。当肺动脉瓣关闭晚于主动脉瓣关闭时，可听到第二心音分裂。

听诊第一心音

从心底开始至肺动脉瓣区，然后向下到三尖瓣区，而后至第一心音最响的二尖瓣区，第一心音在心尖部听诊最清晰。它是由二尖瓣和三尖瓣关闭产生的。通常将第一心音描述为“lub”。第一心音低钝，始于心室收缩期，如果二尖瓣关闭晚

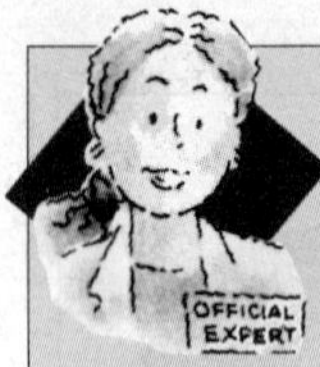

专家建议

心脏听诊特别提示

进行心脏听诊时，遵循下列特别提示：

- 对每一声音要集中精力。
- 应避免隔着衣服或伤口敷料听诊。
- 避免外界声音干扰，确保听诊器紧贴患者身体和其他表面。
- 在听诊技术熟练能快速为患者查体前，向患者解释即使你听诊时间较长，也不一定意味着患者心脏有问题。
- 要求患者正常呼吸，偶尔屏气，以便听清难以确定的心音。

于三尖瓣关闭，则出现第一心音分裂。

第三心音：心衰的典型体征

在正常儿童和心脏高输出量的患者中可听到第三心音。在成人出现第三心音称为心室奔马律，是心衰的重要体征。

患者左侧卧位时，在心尖部听诊第三心音最清晰，常比喻为“ken-tack-y”的“y”发音。第三心音低钝，发生在心室的快速充盈期。发生在心室舒张早期紧随第二心音，可能由突然的心室扩张和充盈受阻引起的突然震动所致。除心衰外，肺水肿、房间隔缺损和急性心肌梗死时可出现第三心音，在妊娠后期也可听到第三心音。

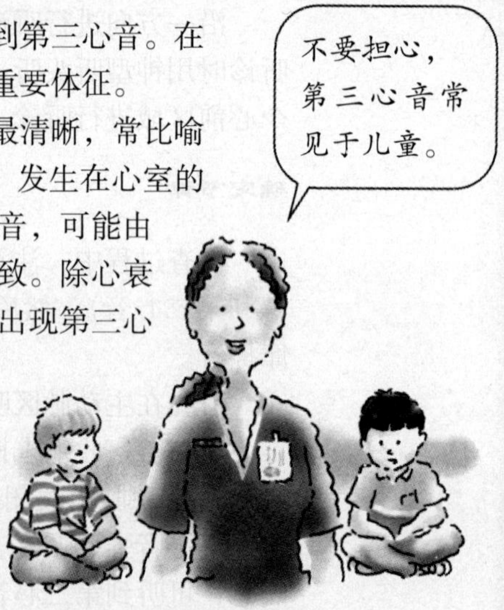

第四心音：心肌梗死的后效应

第四心音也称为房性奔马律，患者左侧卧位时，在三尖瓣区或二尖瓣区听诊最清晰。

在老年或高血压、主动脉瓣狭窄或有心肌梗死史的患者中可听到第四心音。第四心音通常描述为“ten-na-see” 的发音。恰好发生于第一心音之前，心房收缩后。它的出现表明心室充盈期的阻力增加。由于心室充盈阻力增加或回心血量增加，心房收缩加强，驱使血液进入心室引起震动产生第四心音。

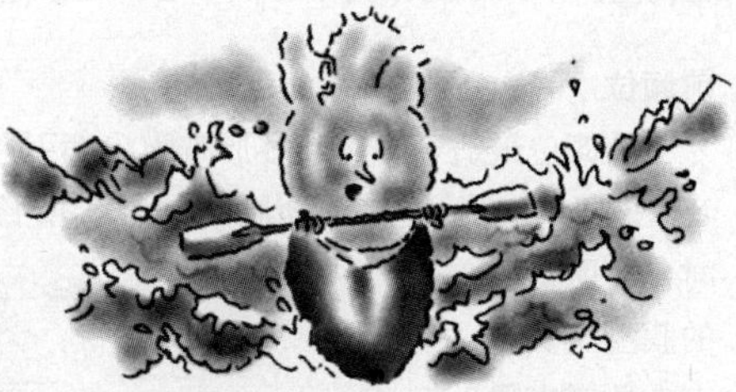

听诊杂音

杂音是由于心腔或瓣膜的结构缺陷导致湍流而产生的，血液黏度或血流速度的变化也可引起湍流。杂音和心音的听诊区是相同的。

杂音分级

杂音可发生在收缩期或舒张期，有几种描述标准（见：心脏杂音特别提示）。音调可高、中或低。杂音在强度、响度或柔和度方面有所不同（见：杂音分级）。杂音在位置、性质（吹风样、刺耳的或悦耳的）、传导部位（颈部或腋窝）及在心动周期的时限（收缩早期或收缩中期）也有所不同。

更多信息请参阅杂音部分。

请坐

听诊杂音最佳体位是坐位并前倾，也可采取左侧卧位。（见图：听诊时患者采取的体位）

听诊心包摩擦音

听诊心包摩擦音也是心脏检查的重要部分。听诊时，患者取端坐位，前倾位并呼出肺内气体。在胸部左侧第 3 肋间用听诊器的膜型听头听诊。心包摩擦音是一种搔抓样、摩擦样的杂音。如果怀疑心包摩擦音但难以确定时，可以让患者屏住呼吸。

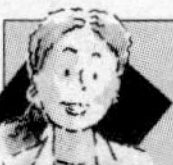

专家建议

心脏杂音特别提示

听到一个杂音后，列出用于描述杂音的术语，然后查看病历，看看别人是如何描述的，或找有经验的同事听诊并描述这个杂音。比较不同的描述，如有必要，再次听诊确定描述。

杂音分级

用下面的方法描述杂音的强度。用罗马数字作为分子，用Ⅵ做分母，例如，Ⅲ级杂音可记作“Ⅲ/Ⅵ级”。

- Ⅰ级为仅能听到的杂音
- Ⅱ级是可听到的，但轻且柔和的杂音
- Ⅲ级为中等响度，不刺耳或不伴震颤
- Ⅳ级是响亮的，有震颤的杂音
- Ⅴ级非常响，刺耳或伴有震颤
- Ⅵ级特别响，以至于在听诊器接触胸壁前就能听到的杂音

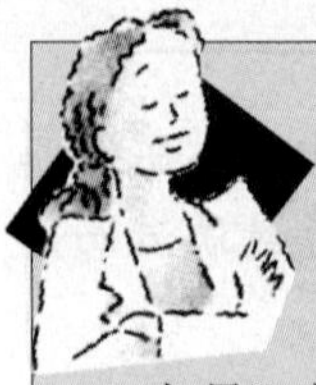

关键技术

听诊时患者采取的体位

如果心音较弱或听不到心音，可让患者采取坐位并前倾或左侧卧位，以使心脏更贴近胸壁。下图示听诊高调和低调心音时患者应采取的体位。

前倾位

前倾位最适于听诊半月形瓣膜疾病引起的高调杂音，例如主动脉瓣或肺动脉瓣杂音。听诊这些杂音时，将听诊器的膜型听头放在左侧或右侧第2肋间的主动脉瓣及肺动脉瓣听诊区，如下图所示。

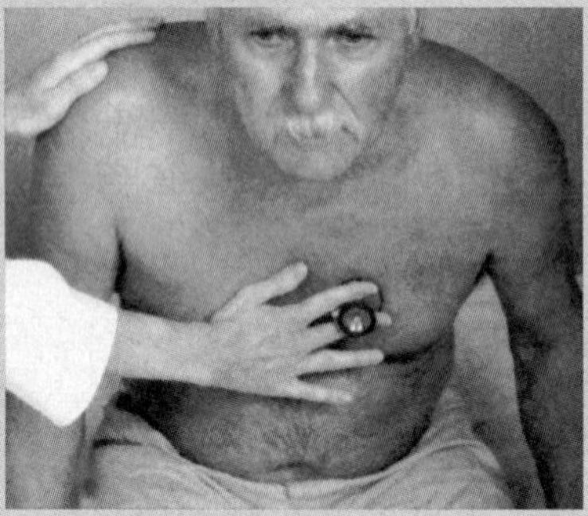

左侧卧位

左侧卧位最适于听诊低调杂音，例如二尖瓣杂音和附加心音。将听诊器的钟型听头放在心尖区，如下图所示。

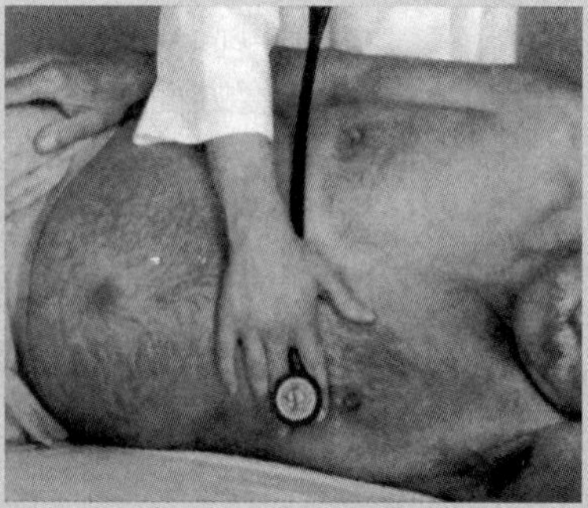

评估血管系统

因为可以揭示动脉和静脉系统疾患，故评估血管系统是非常重要的。检查生命体征时，检查患者的上肢。在体检过程中，患者仰卧位检查下肢。切记：检查下肢静脉时患者需站立。

视诊

评估血管系统与评估心脏系统是一样的——首先做大致检查。双上肢粗细一样吗？双下肢对称吗？

检查皮肤色泽。注意体毛分布情况，还要注意有否损伤、瘢痕、四肢有无水肿及杵状指（趾）。如果患者卧病在床，要检查骶尾部是否肿胀，检查指（趾）甲是否正常。

从头部开始

接下来，还要做更加仔细的体检，首先观察患者颈部的血管，通过检查颈部血管可获得有关血容量和右心压力的信息。

颈动脉表现为一快速局限性搏动。患者站立，深呼吸或触诊时，搏动并不减弱。注意搏动是否减弱或增强。

检查颈静脉，颈内静脉有轻微的搏动。与颈动脉搏动不同，颈内静脉的搏动随体位、呼吸和触诊而变化。正常情况下，在仰卧位和从站立位到仰卧位时颈静脉充盈明显。

仰卧位

检查颈静脉搏动时患者取仰卧位，床头提高 30°～45°角，检查者面对患者。正常情况下，搏动最高处不超过胸骨切迹上方 4cm 左右，搏动高于这一点说明中心静脉压升高和颈静脉扩张。

触诊

触诊的第一步是检查患者的皮肤温度、结构和充盈情况。触诊患者四肢以检查温度和水肿情况。将水肿分为 4 级，如果留有轻微指压迹，水肿为 1 级，如果指压迹很深且恢复正常缓慢，水肿定为 4 级。

而后通过检查指（趾）甲床来确定毛细血管充盈时间。充盈时间不应超过 3 秒，称这一时间为“毛细血管充盈时间”。

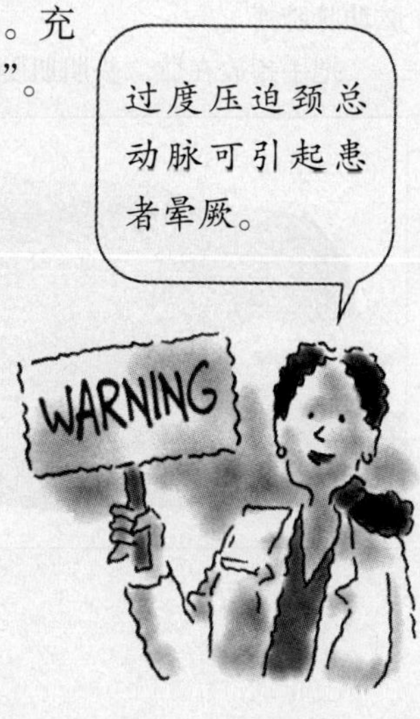

动脉检查

触诊动脉脉搏时用示指和中指的指腹轻压动脉，从头部的颞动脉开始，逐渐向下触诊，检查两侧的颈总动脉、肱动脉、桡动脉、股动脉、腘动脉、胫后动脉和足背动脉的搏动，比较脉搏的强弱和对称性。千万不要同时触诊两侧颈总动脉或压迫过重，此举可能会导致患者晕倒或心动过缓。在触诊股动脉之前应戴手套。

脉搏强度

所有的脉搏应该节律规整、强度一致。脉搏强度可分为 4 级：4 级最强，3 级为增强，2 级为正常，1 级为减弱，0 级为摸不到。（见图：评估动脉脉搏）

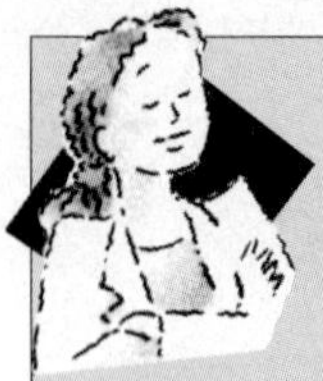

关键技术

评估动脉脉搏

用示指和中指压住动脉以检查动脉脉搏。下图示触诊不同动脉时手指应放的位置。

颈总动脉脉搏

轻轻地把手指放在气管中部下颌骨下方，不要同时触诊两侧颈总动脉。

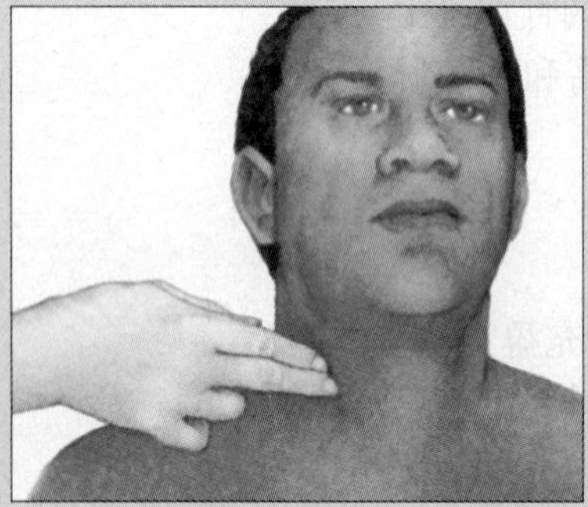

肱动脉脉搏

把手指放在肱二头肌肌腱中间。

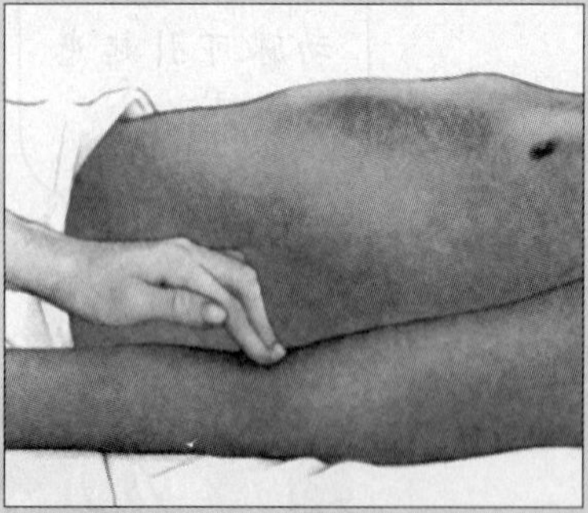

桡动脉脉搏

手指轻压腕掌关节腹侧中部，拇指基底下方。

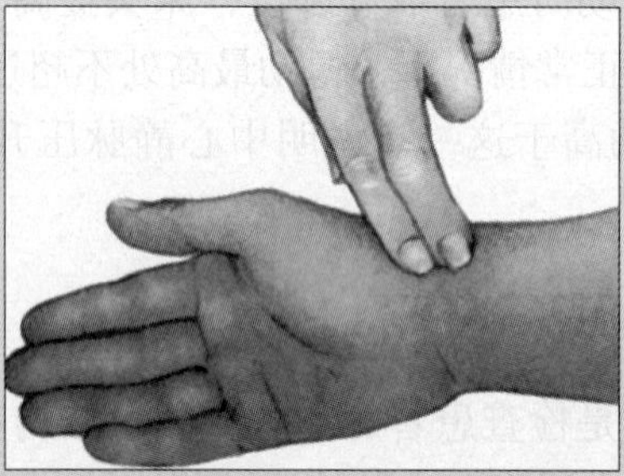

股动脉脉搏

用相对较重的力量压在腹股沟韧带稍下方。对于肥胖患者，触诊点应位于腹股沟皱褶，耻骨和髋骨的中点。

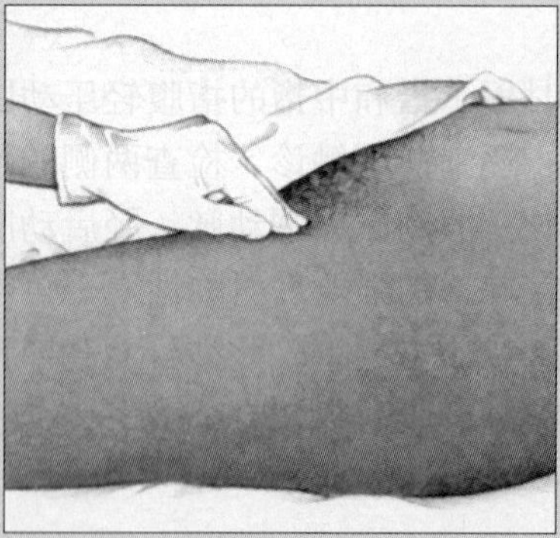

腘动脉脉搏

在膝关节后方的腘窝处用力触诊。

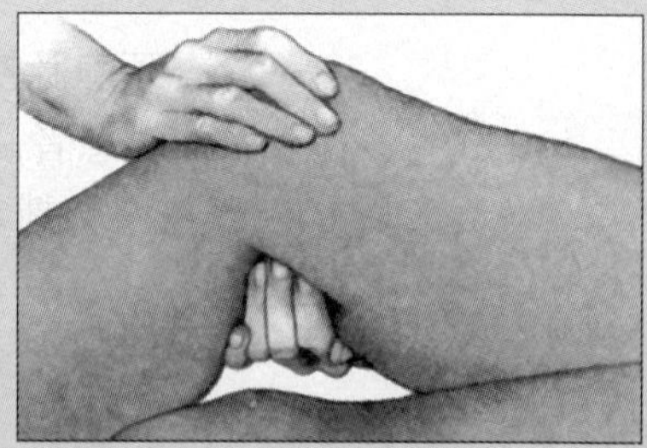

胫后动脉脉搏

轻压内踝的后下方。

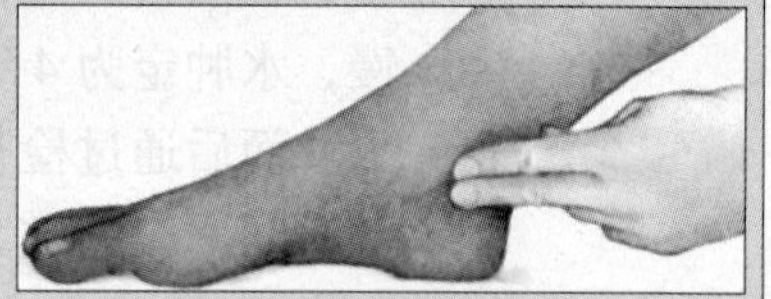

足背动脉脉搏

让患者将足趾平放，检查者的手指放在足背中部，足背动脉难以触及，在健康者也可摸不到。

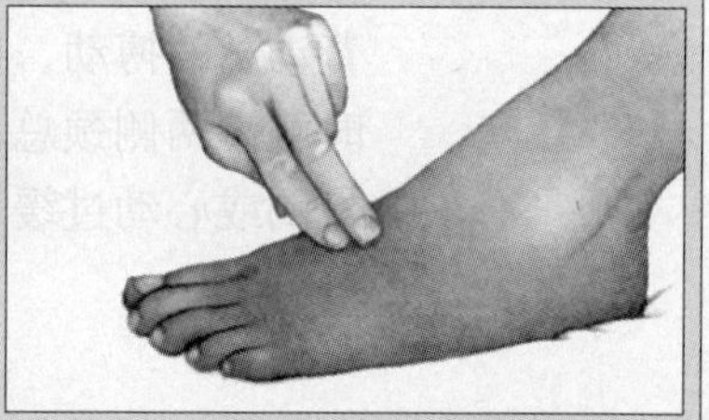

听诊

触诊后，用听诊器的钟型听头开始听诊，按触诊顺序进行听诊，必要时可要求患者暂时屏住呼吸以便清楚听诊异常声音，颈总动脉听诊区不应听到杂音。如听到嗡鸣音或吹风样的嗡嗡声提示动脉粥样硬化斑块的形成。（更多的信息见“杂音”）

检查腹部血管

评估上腹部异常的动脉搏动，上腹部动脉搏动异常可能有腹主动脉瘤。最后，检查股动脉和腘动脉搏动，检查有无杂音或其他异常声音。

识别异常

这部分概述了心血管系统检查中常见的异常情况以及产生原因。

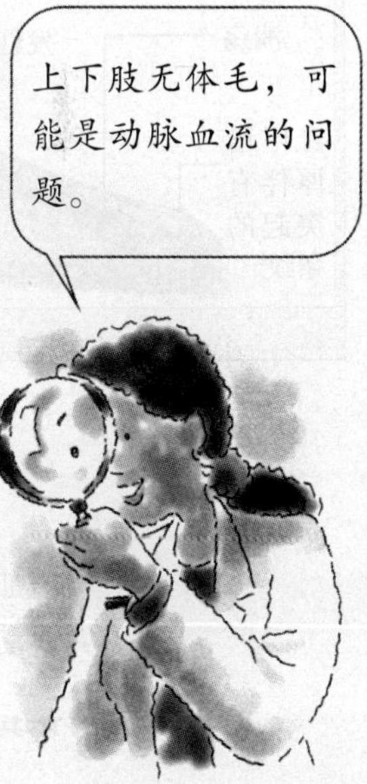

皮肤和毛发异常

皮肤发绀、苍白、凉或冷提示心输出量和组织灌注不足。发热或心输出量增加可使皮温增高。四肢体毛缺乏提示这些区域动脉血流减少。杵状指是慢性缺氧的征象，其病因为长期的心血管系统或呼吸系统疾患。（见图：动静脉功能不全的体征）

水肿的病因

肿胀或水肿，提示心衰或静脉功能不全，也可由静脉曲张或血栓性静脉炎引起。

慢性右心衰竭可导致腹水或全身水肿。如果患者某一静脉受压，沿受压血管可出现水肿，右心衰可引起双下肢水肿。

异常搏动

心尖搏动异常是心衰或高血压引起的左心室扩大的标志。强有力的心尖搏动或持续时间超过 1/3 心动周期，提示心输出

动静脉功能不全的体征

动脉功能不全和慢性静脉功能不全的体征是不同的，下图显示了这些差异。

动脉功能不全

在动脉功能不全的患者，脉搏可减弱或消失。皮肤凉、苍白、发亮。双下肢和双足可出现疼痛和溃疡。溃疡好发部位为足趾周围，站立时足常变成深红色。趾甲增厚伴突起的条纹。

慢性静脉功能不全

对慢性静脉功能不全的患者，应检查踝关节周围有无溃疡。脉搏可存在，但因为水肿可难以触及，站立时足变成紫红色。

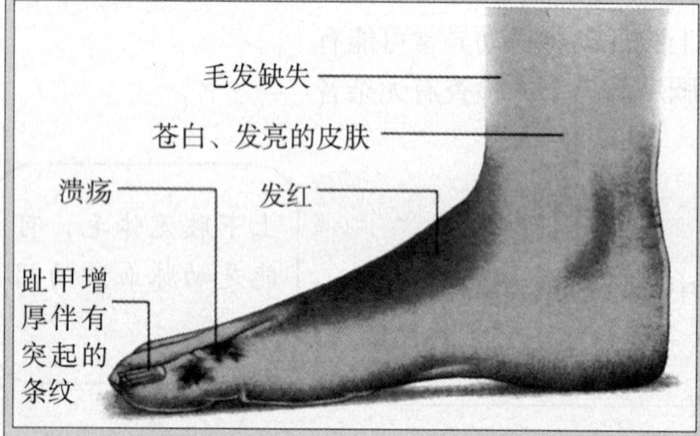

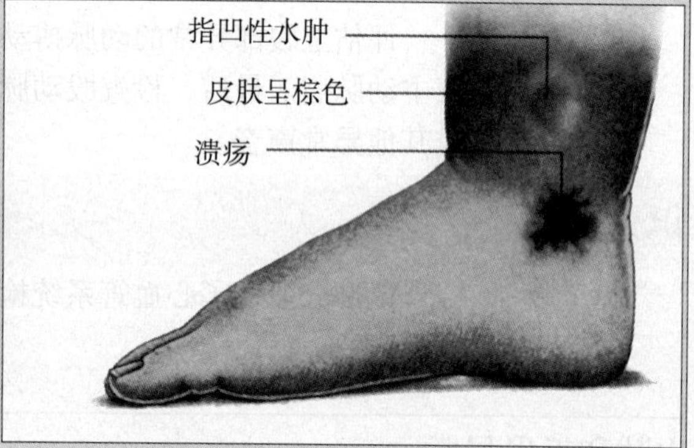

量增加。如果在患者的主动脉区、肺动脉区或三尖瓣区发现心尖搏动，那么他的心腔可能扩大了，也可能是心脏瓣膜病。

身体其他部位的搏动

心输出量增加或主动脉瘤也可在主动脉瓣区产生搏动。上腹部搏动可见于早期心衰或主动脉瘤的患者。胸锁区搏动是主动脉瘤的标志。贫血、焦虑、心输出量增加、胸壁薄的患者可在胸骨的右侧或左侧见到轻微的搏动。

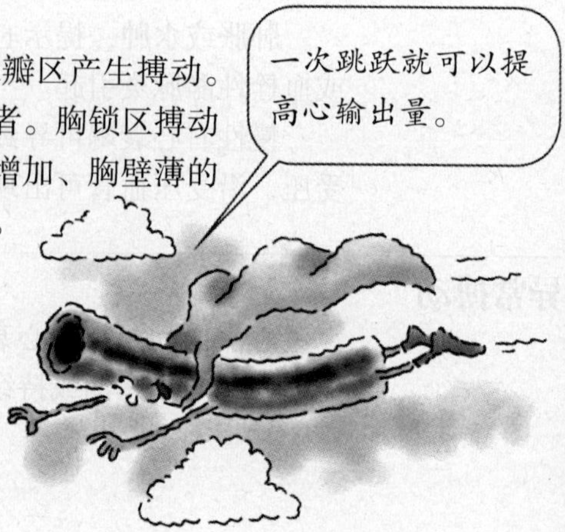

搏动减弱或增强

动脉搏动减弱标志着心输出量减少或外周阻力增加，两者都提示动脉粥样硬化性疾病，很多老年患者足背动脉搏动减弱。

脉搏波形

为确定异常的动脉脉搏，查看下列波形，然后比较哪一种波形与患者的外周脉搏相同。

弱脉

弱脉是指振幅降低伴波幅上升和下降的速度减慢，脉搏减弱的可能原因包括外周血管阻力的增加（如天气变凉或严重心衰时），以及心搏出量减少（如血容量减少或主动脉瓣狭窄）。

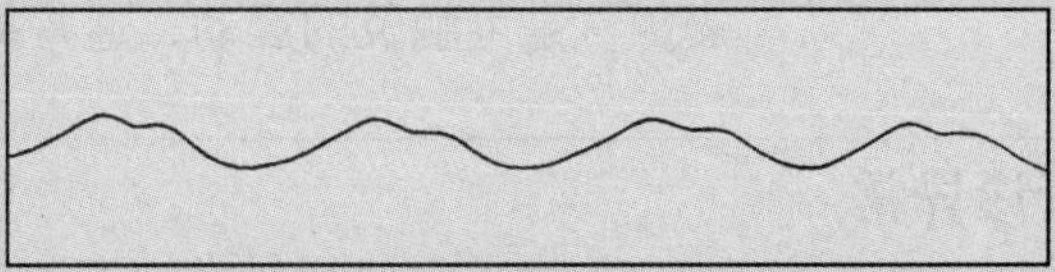

水冲脉

水冲脉是指波峰尖，波的升支和降支陡，振幅增大。水冲脉的可能原因有每搏输出量增加（如主动脉瓣关闭不全），或动脉壁硬化（如老龄）。

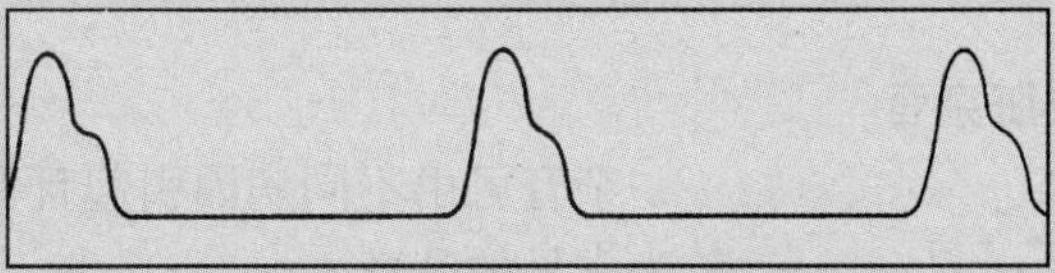

交替脉

交替脉是指有规律的、强弱交替的脉搏。此种脉搏与左心衰有关。

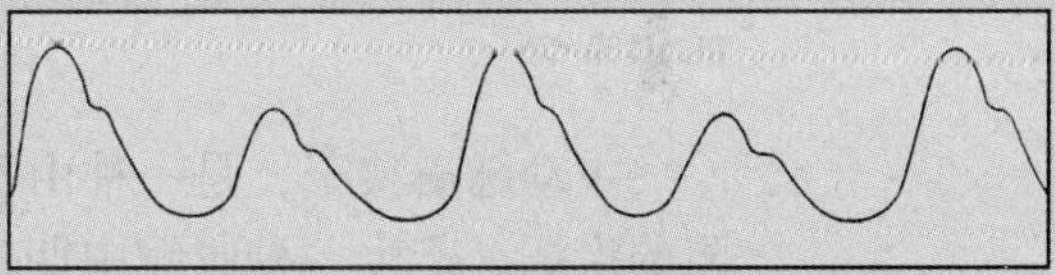

二联脉

二联脉与交替脉相似，但间隔时间是不规则的，其产生原因是房性或心室的期前收缩所致。

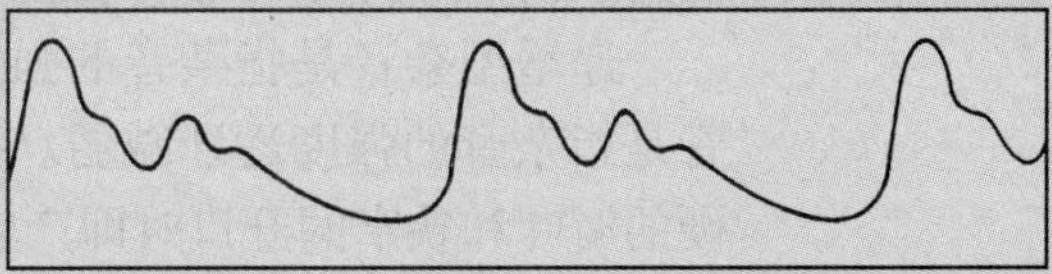

奇脉

奇脉是指与呼吸周期有关的脉搏振幅的增大和减小。吸气时波幅明显减小。奇脉与心包填塞、晚期心衰和缩窄性心包炎有关。

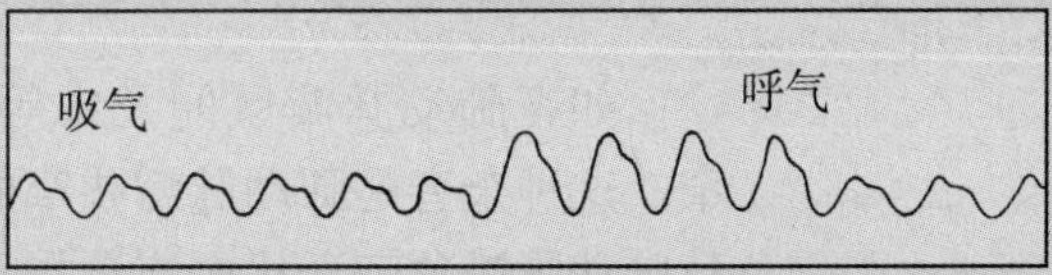

双波脉

双波脉发生在收缩期，开始波形向上，然后向下，再向上。主动脉瓣狭窄和关闭不全可引起双波脉。

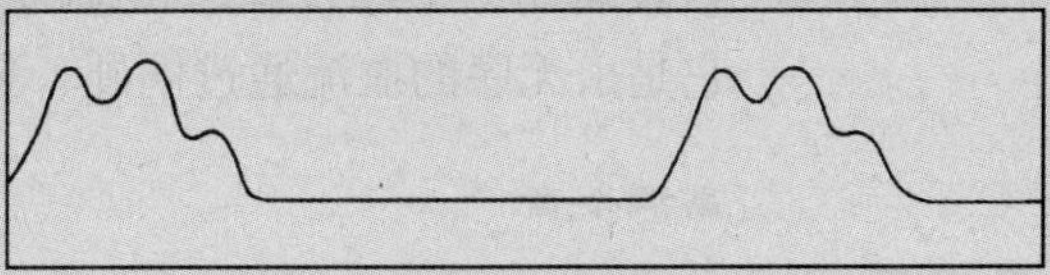

动脉搏动增强或水冲脉通常发生于心输出量增加的患者，如高血压、缺氧、贫血、运动或焦虑等。（见图：脉搏波形）

抬举感！ 震颤！

抬举感，即在触诊过程中感觉胸壁向上抬起，沿胸骨左缘的抬举感提示右心室肥大。左心室区域的抬举感提示室壁瘤。震颤，是可触及的震动，通常提示瓣膜功能障碍。

听诊异常

听诊异常包括异常心音（前已述及）、心脏杂音和血管杂音。（见表：识别异常心音）

心脏杂音

杂音可由不同病因引起且具有不同的特征。下面概述一些较为常见的杂音。

低调杂音

主动脉瓣狭窄，是一种由于主动脉瓣钙化导致血流受阻的疾病，产生一种收缩中期、低调、粗糙的杂音，杂音沿瓣膜向颈部传导，逐渐增强而后逐渐减弱。

递增型杂音是指杂音的强度逐渐增强。递减型杂音是指杂音的强度逐渐减弱。当无序高压血流通过僵硬的瓣叶和狭窄的开口时即产生渐强渐弱的杂音。

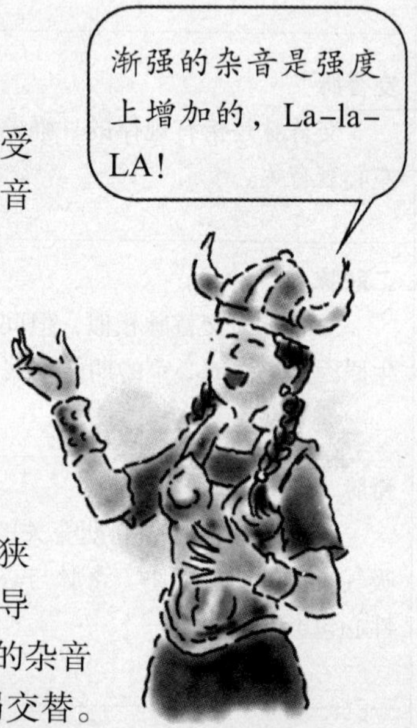

中等音调杂音

如在肺动脉瓣区闻及中等音调杂音提示肺动脉瓣狭窄。这种杂音是肺动脉瓣狭窄的标志。肺动脉瓣钙化可导致肺动脉瓣狭窄干扰血流自右心室流出。肺动脉瓣狭窄的杂音为收缩期、中等音调、粗糙的杂音，杂音从渐强到渐弱交替。它是由无序的血流通过僵硬、狭窄的瓣膜所致。

高调杂音

在主动脉瓣关闭不全的患者，反流血液到达主动脉瓣并引起高调的、吹风样、渐弱的舒张期杂音。该杂音可从主动脉瓣区放散至胸骨左缘。

识别异常心音

一旦听诊发现异常心音，要确定异常心音的强度及在心脏周期中的时相。了解这些内容有助于确定引起异常心音的可能原因。运用表中的内容进行综合分析。

异常心音	时相	可能的原因
S_1 增强	收缩期开始	● 二尖瓣狭窄 ● 发热
S_1 减弱	收缩期开始	● 二尖瓣关闭不全 ● 传导阻滞 ● 严重二尖瓣关闭不全伴钙化、瓣膜移动性差
S_1 分裂	收缩期开始	● 右束支传导阻滞 ● 室性期前收缩
S_2 增强	收缩末期	● 肺循环或体循环高压
S_2 减弱或消失	收缩末期	● 主动脉瓣或肺动脉瓣狭窄
S_2 分裂	收缩末期	● 肺动脉瓣关闭延迟，常源于右室过度充盈引起的收缩期射血时间延长
S_2 逆分裂或反常分裂是指呼气时出现、吸气时消失的 S_2 分裂	收缩末期	● 左室激动延迟 ● 左束支阻滞 ● 左室射血时间延长
S_3（心室奔马律）	舒张早期	● 舒张期快速充盈阶段心室过度膨胀或心室衰竭引起的二尖瓣关闭不全（在儿童和青壮年可正常存在）
S_4（心房或收缩期前奔马律）	舒张晚期	● 肺动脉瓣狭窄 ● 高血压 ● 冠状动脉粥样硬化性心脏病 ● 主动脉瓣狭窄 ● 为克服舒张晚期心室充盈阻力心房加强收缩（源于左心室肥厚）
心包摩擦音（在胸骨左缘处的摩擦或皮革样声音，通常为时限较短的高调的一过性杂音）	全收缩期和舒张期	● 心包炎症

在肺动脉瓣关闭不全的患者，反流血液至肺动脉瓣时引起一吹风样、渐弱的舒张期杂音，该杂音在肺动脉瓣听诊区最清晰（胸骨左缘第3肋间）。如果患者的肺动脉压高于正常，杂音呈高调；如果肺动脉压低，则杂音呈低调。

高调吹风样杂音

在二尖瓣关闭不全的患者，血液反流至左心房。这种反流产生一高调的、吹风样全收缩期杂音。杂音可从二尖瓣区放射至左腋中线，在心尖部听诊最清晰。

在三尖瓣关闭不全的患者，血液反流至右心房。反流血液通过瓣膜时产生一高调的、全收缩期吹风样杂音。在三尖瓣听诊区、吸气时杂音最响。

低调隆隆样杂音

二尖瓣狭窄是由于二尖瓣钙化而使左心房的血液流出受阻，在二尖瓣区可听到一低调的、隆隆样的、渐强渐弱的杂音。这种杂音是由于无序的血流通过僵硬、狭窄的瓣膜所致。

三尖瓣狭窄是三尖瓣钙化而使右心房的血液通过三尖瓣时受阻。在三尖瓣区听到一低沉的隆隆样、渐强渐弱的杂音。杂音是由于无序血流通过僵硬、狭窄的瓣膜所致。

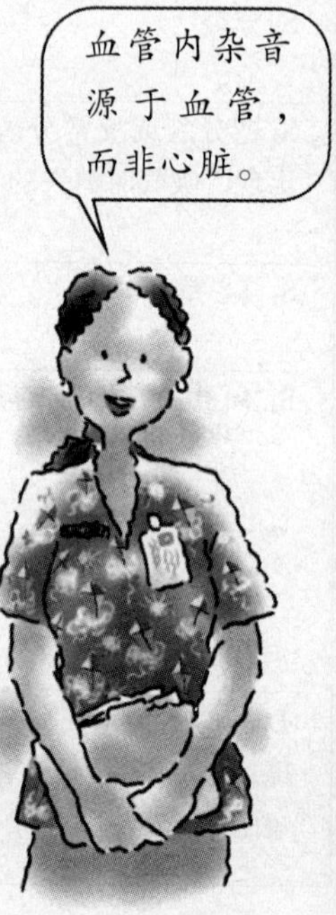

血管杂音

血管内（不是心脏）发生的类似杂音的声音称为血管杂音。如果在动脉听诊时听到血管杂音，患者可能有动脉闭塞性疾患或动静脉瘘。各种心输出量增加的情形，如贫血、甲状腺功能亢进、嗜铬细胞瘤也可产生此种杂音。

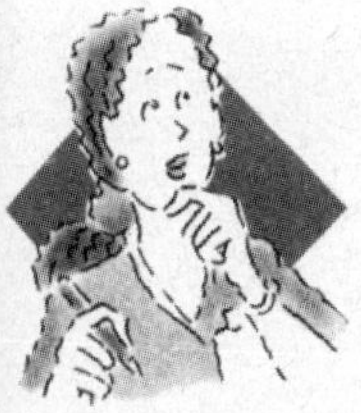

快速测验

1．听诊心音时，第一心音听诊最清晰的部位是：

A．心脏基底部

B．心尖部

C．主动脉瓣区

D．胸骨右缘第 2 肋间

答案：B。第一心音在心尖部听诊最清晰。

2．为 3 岁女孩查体时听到了第三心音，你评价这个心音是：

A．正常情况

B．心衰的可能征象

C．房间隔缺损的可能征象

D．二尖瓣狭窄的可能征象

答案：A。虽然在成年人听到第三心音是心衰的标志，但在儿童是正常的。

3．在动脉脉搏分级中，1+ 级表示：

A．水冲脉

B．脉搏增强

C．脉搏减弱

D．脉搏缺如

答案：C。1+ 级表示脉搏减弱，由于血流灌注减少所致。

4．检查患者颈静脉充盈时，患者采取的体位应是：

A．端坐位

B．仰卧位

C．平卧，床头抬高 30°～45°角

D．左侧卧位

答案：C。检查颈静脉充盈时，患者应采取半卧位（床头抬高 30°～45°角），患者如果平卧，静脉充盈更明显；如果端坐位，静脉会塌陷。

5. 毛细血管充盈时间是：

A. 不少于 15 秒

B. 7～10 秒

C. 4～6 秒

D. 1～3 秒

答案：D。毛细血管充盈时间超过 3 秒即考虑延迟，意味着灌注减少。

评分

☆☆☆ 如果 5 个问题你都答对了，非常棒！你成功通过！

☆☆ 如果答对了 4 个问题，还不错！这次考试及格了！

☆ 如果答对的问题少于 4 个，还需要继续努力！良好的评估是实践、实践、再实践！

（于秀清，刘晓鹏 译 许继波 校）

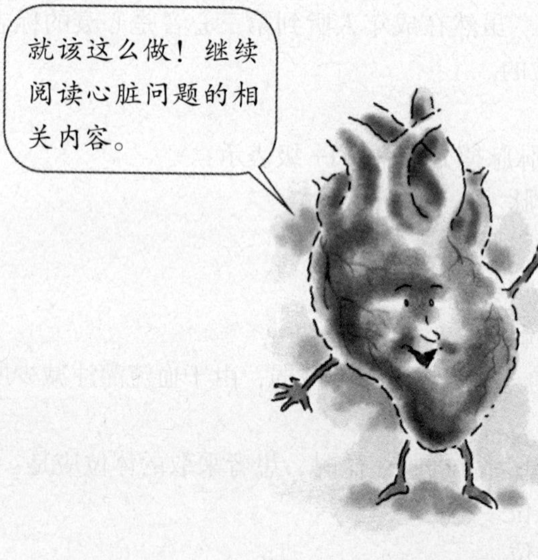

3

第三章　预防和降低危险

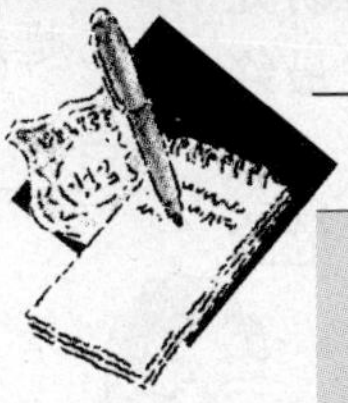

要点

在本章中，你将学习：

- ◆ 心血管疾病在美国的发病率
- ◆ 心血管疾病的可控制与不可控制的危险因素
- ◆ 心血管疾病的预防策略

心血管疾病概述

心血管疾病（CVD）是用来描述各种影响心脏和血管结构与功能的疾病的术语。心血管疾病的常见类型包括：

- 冠状动脉疾病（CAD）
- 心力衰竭
- 脑血管疾病
- 外周动脉疾病

令人心碎的数字

CVD 是美国男性和女性死亡及患病的首要原因。据估计美国大概有 58 000 000 人患有心血管疾病，全国每年用于心血管疾病的费用高达 2 740 亿美元。

防控重点

心血管疾病的预防与危险降低策略重点在于动脉粥样硬化上。脂肪堆积、血栓形成或钙化引起的炎症以及动脉管壁变化都会导致动脉粥样硬化。

危险评估

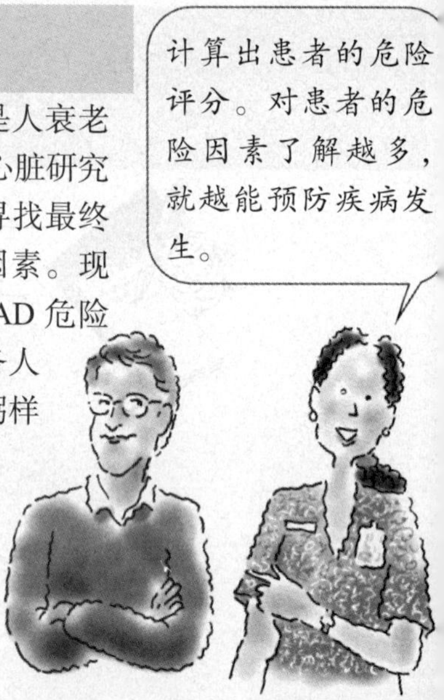
计算出患者的危险评分。对患者的危险因素了解越多，就越能预防疾病发生。

包括 CAD 在内的动脉粥样硬化，过去被认为是人衰老过程中正常且不可避免的过程。然而，Framingham 心脏研究对 5209 名健康的男性和女性进行了数年的随访，寻找最终患上 CAD 人群的共同特征，以评估 CAD 的危险因素。现在，Framingham 危险评分已经是诊疗 CAD 或有 CAD 危险患者的重要组成部分。了解患者危险有助于指导医务人员制订干预计划，以帮助患者预防或减少发生动脉粥样硬化的危险。

Framingham 危险评分

Framingham 危险评分通过患者在以下各因素中的得分情况来评估患者患 CAD 的危险。

- 年龄
- 总胆固醇水平
- 高密度脂蛋白（HDL）胆固醇水平
- 低密度脂蛋白（LDL）胆固醇水平
- 血压
- 有无糖尿病
- 吸烟状况

以总胆固醇水平或低密度脂蛋白胆固醇水平为基础，不同性别个体的危险评分有所区别。一名患者所得总分（各项危险因素分数之和）决定了他今后 10 年内患 CAD 的危险。（见：冠心病危险评估量表）。患者可以通过将本人得分与其性别、年龄相同的平均或低于平均危险的分值进行比较，以获得患者发生 CAD 的相对危险。

其他用途

研究人员希望现在正在进行的研究能够为 Framingham 危险评分对其他动脉粥样硬化性疾病的评估提供支持，如外周动脉疾病和脑血管疾病。

冠心病危险评估量表

此量表来自国家心肺和血液研究所（NHLBI），以一名 55 岁男性的量表为例加以说明。此男性总胆固醇水平为 250mg/dl，HDL 胆固醇水平为 39mg/dl，血压为 146/88mm Hg。此男性患有糖尿病，不吸烟。

当总胆固醇水平和 HDL 胆固醇已知时，评估者应该用总胆固醇量表来确定冠心病（CHD）危险；当 LDL 胆固醇和 HDL 胆固醇水平已知时，应该用 LDL 胆固醇量表。

步骤	因素	分值
1	年龄 =55 岁	4
2	* 总胆固醇 =250mg/dl	2
3	HDL 胆固醇 =39mg/dl	1
4	血压 =146/88mmHg	2
5	糖尿病 = 是	2
6	吸烟 = 否	0
7	总分	11
8	10 年内患 CHD 的危险	31%
9	低危组 10 年内患 CHD 的危险	7%
	相对危险度（步骤 8 除以步骤 9）	31÷7=4.4

* 当可快速测得 LDL 胆固醇时，应使用 LDL 胆固醇分值，其方法与总胆固醇分值表相似。

此值代表 10 年内患 CHD 的危险。

此值代表了与患者同龄但处于理想健康状况（低危组）的男性患 CHD 的危险。

此值是患者患病的相对危险。即此患者的发病危险是同龄低危组的 4 倍。

摘自：National Heart,Lung,and Blood Institute,National Institute of Health.National Heart Lung and Blood Institute,National Institutes of Health. “Sample Score Sheet for Estimating Coronary Heart Disease Risk.” Available at http://www.nhlbi.nih.gov/about/framingham/risksamp.htm

危险因素

了解与CVD相关的危险因素有助于患者和医务人员制定预防和降低危险的策略。危险因素分为可控和不可控。

不可控制的危险因素

不可控制的心血管疾病危险因素包括：

- 高龄（老年）
- 性别
- 遗传因素

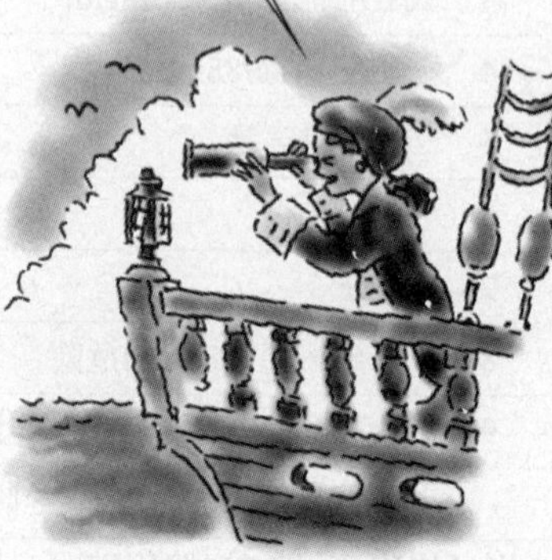
如果我发现了长生不老泉，是否意味着年龄就变为一个可控制的危险因素？

高龄

尽管与年龄相关的特异变化因人而异，但随着年龄的增长个体更易于患心血管疾病。复杂的器官系统开始衰退，而其他系统被迫进行代偿。

心脏变化

与年龄相关的心脏变化包括：

- 左心室肥厚和硬化
- 瓣膜纤维化
- 瓣膜钙化
- 更加依靠心房收缩来维持心输出量
- 对低血容量的敏感性增加
- 束支发生纤维化改变（65岁以上的老人发生束支阻滞的常见原因）

血管变化

与年龄相关的血管变化有：

- 动脉血管内膜和中层增厚
- 动脉血管直径缩小
- 脂肪沉积和钙化引起的动脉血管壁僵硬，缺乏弹性

这些变化会导致高血压。

性别

研究显示年轻时男性较女性患CAD的危险大。在男性，患病危险从45岁开始增加，而女性的患病危险增加则要到绝经后（55岁左右）。另外，一生中患CAD的危险，男性比例

为 1/2，而女性为 1/3。

激素：有益还是有害?

针对绝经女性的激素替代治疗曾被认为可使女性免于患上 CAD。然而，研究表明患卒中、心肌梗死和深静脉血栓的危险会随着激素替代治疗而增加。

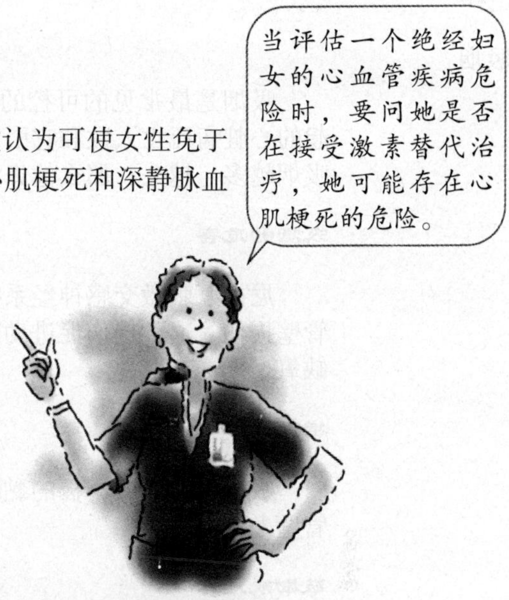
当评估一个绝经妇女的心血管疾病危险时，要问她是否在接受激素替代治疗，她可能存在心肌梗死的危险。

遗传

研究人员对于遗传和环境因素在 CVD 发病中的复杂关系的了解还处于初始阶段。但是，很多的研究者相信一半的 CVD 病例都可以归因于遗传。

基因

例如，一些家族性高胆固醇血症(一种影响 LDL 受体的遗传性代谢疾病）的个体携带难以使细胞从血液中消除 LDL 的突变基因。那些家族性高胆固醇血症的患者血清胆固醇水平高，而且存在患动脉粥样硬化的危险。

家族史

获取患者的家族史可以帮助确定早发 CVD 和家族危险因素。例如，患者的一级男性亲属在 55 岁前确诊为 CVD 或女性一级亲属在 65 岁确诊为 CVD，那么该患者是早发 CVD 的高危个体。

可控制的危险因素

CVD 的早期发展常因患者的生活方式所致，包括那些可控的危险因素。危险降低策略的目的就是要减低或消除这些因素所带来的影响。

可控制的危险因素包括：

- 吸烟
- 血脂异常
- 高血压
- 糖尿病
- 肥胖
- 久坐不动的生活方式

吸烟

吸烟是最常见的可控的CVD危险因素。在美国，吸烟引起的心脏病死亡人数和它引起的肺癌死亡人数几乎相同。患者吸烟越多、越久，那么他患病的危险就越高。

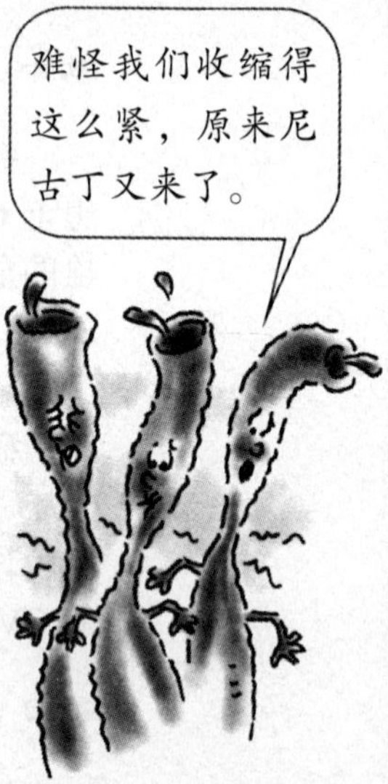

吸烟的危害

尼古丁刺激交感神经系统使动脉血管收缩，血管收缩使血管壁损伤。这种损伤促进动脉粥样硬化斑块的形成，导致组织缺氧。

增加血小板的黏附性

吸烟也可使血小板的黏附性增加，使血小板更易黏附到血管壁上。

鼓励戒烟

应该鼓励所有的患者戒烟。医务人员应该向患者讲明吸烟的危害，并帮助患者制订戒烟行动计划。最好的正式戒烟的计划包括：

- 改变行为治疗
- 药物疗法，如抗抑郁药
- 尼古丁替代方法，如尼古丁片或口香糖

血脂异常

血脂异常指的是血液中脂蛋白水平异常。脂蛋白是一种复合物质，其外部是蛋白质，内部是脂质，在血液中运输胆固醇。

脂蛋白水平宜高不宜低

脂蛋白的种类有：

- LDL（低密度脂蛋白）：被认为是“坏胆固醇”，把胆固醇带到组织中去。
- HDL（高密度脂蛋白）：被认为是“好胆固醇”，将组织中的胆固醇带到肝。

所以当患者出现下列血脂异常时，患CVD的危险就会增加：

- LDL水平升高
- HDL水平降低
- 脂质代谢异常

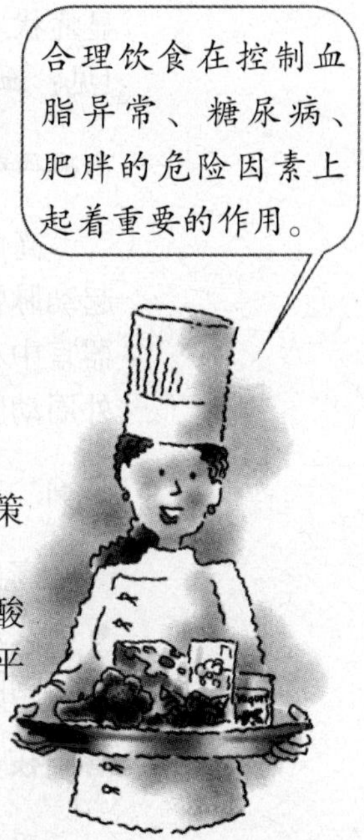
合理饮食在控制血脂异常、糖尿病、肥胖的危险因素上起着重要的作用。

三酰甘油

三酰甘油是由肝合成的脂质，也存在于食物中。高三酰甘油血症增加了 CVD 的危险，还可能引发胰腺炎。高三酰甘油血症的原因包括：

- 肥胖
- 吸烟
- 过度饮酒

降低 LDL 的方法

降低 LDL 可以预防或减缓动脉粥样硬化的发生。主要策略有：

- 改变饮食结构，如采用地中海式饮食方式，用不饱和脂肪酸（尤指 ω3 脂肪酸）替代饱和脂肪酸，避免能够提高 LDL 水平的反式脂肪。
- 需要时可用药物治疗（见：降胆固醇药物）。

随访观察

国家胆固醇计划项目组建议，年满 20 岁者，每 5 年进行一次脂质谱监测。

高血压

高血压（血压升高）大多数是偶然发现的，因为患者无明

降胆固醇药物

降胆固醇药物包括：他汀类药、依泽替米贝、胆汁酸树脂、烟酸和贝特类药。

他汀类药

他汀类药物包括洛伐他汀、普伐他汀、辛伐他汀、氟伐他汀、阿托伐他汀和罗伐他汀。这些药物抑制了一种酶的作用，这种酶可以控制体内胆固醇合成的速率。还可以降低三酰甘油的水平，提高 HDL 水平。与其他药物相比，他汀类药物更能有效地降低 LDL 水平。

依泽替米贝

依泽替米贝减少了身体吸收胆固醇的量。有时和他汀类药物一起使用进一步降低 LDL 的水平。

胆汁酸树脂

胆汁酸树脂与肠道内的含胆固醇的胆汁酸结合，这样当药物随粪便被排出体外时，胆固醇也随之排出体外。

烟酸

烟酸也称烟碱，是一种水溶性的 B 族维生素，大剂量服用时可以降低总胆固醇、LDL 和三酰甘油的水平，升高 HDL 水平。

贝特类药

贝特类药物可降低三酰甘油水平，同时轻度升高 HDL 水平。但贝特类药物降低 LDL 水平的效果不明显。

显症状。两次或两次以上非同日所测血压升高可确诊为高血压（见：血压分类）。

高血压的危害

高血压可引发炎症，破坏血管内膜造成脂肪沉积，后者引起动脉粥样硬化。另外，不稳定斑块可导致血栓形成或栓塞。器官中小的脆性血管损伤会引发心脏病、视网膜病变、卒中、外周动脉疾病和肾衰竭。

控制

高血压的治疗包括：

- 改变生活方式，如戒烟、改变饮食结构
- 药物降压，如β受体阻滞剂

合理饮食

采用DASH（饮食疗法防治高血压）饮食。DASH饮食包括低钠（2400mg/d或更少），多吃水果、蔬菜和低脂类食物。（见：低钠摄入小贴士）

血压分类

美国高血压的预防、监测、评估和治疗联合委员会第七次报告对血压做了如下分类。

类型	收缩压（mmHg）		舒张压（mmHg）
正常	<120	和	<80
高血压前期	120～139	或	80～90
高血压1期	140～159	或	90～99
高血压2期	≥160	或	≥100

摘自：Seventh Report of the Joint National Committee on Prevention, Detection, Evaluation, and Treatment of High Blood Pressure. NIH Publication No.03-5231. Bethesda, Md.: National Institutes of Health; National Heart, Lung, and Blood Institute; National High Blood Pressure Education Program, May 2003.

家庭护理

低钠摄入小贴士

食物中只有少量自然存在的钠，大部分钠是在加工食物的过程中添加进去的。为了帮助患者减少钠的摄入，现建议如下：

看标签

- 看食物标签，确定钠的含量
- 食用那些低钠盐或无盐食物
- 要清楚酱油、肉汤和腌渍食物含钠量都很高

烹调时注意

- 用药草、调味料、料酒、柠檬、酸橙或醋代替钠盐以增加食物的味道
- 做无钠盐的意大利面条和米饭
- 冲洗罐装食物以去除一些钠盐，比如金枪鱼
- 避免向食物里加钠盐，尤其是在吃饭的时候
- 避免使用一些调味品，比如酱油、日式烧酱和味精，或者用低钠盐的品种

吃什么？

- 食用新鲜的禽类、鱼类和瘦肉，不要食用罐装的、烟熏的或经加工的食物（这种食物的含钠盐量尤高）
- 只要可能就要食用新鲜食物而不是罐装或方便食品
- 控制熏制（比如熏肉和火腿）和腌渍食物（泡菜、咸菜、腌橄榄等）和调味品（芥末、番茄酱、辣根和伍司特酱料）的摄入
- 外出就餐时要问清楚食物是如何准备的，叮嘱食物中不要添加钠盐或味精

降压药

降血压药物有：

- 噻嗪类利尿剂，如氢氯噻嗪可增加肾对钠、氯和水的排出。
- 阿替洛尔，可以降低心脏的兴奋性和心输出量，降低耗氧量，减少肾释放肾素。
- 血管紧张素转换酶抑制剂，如赖诺普利，可以阻止血管紧张素Ⅰ向血管紧张素Ⅱ（一种强有力的血管收缩物质）的转化。

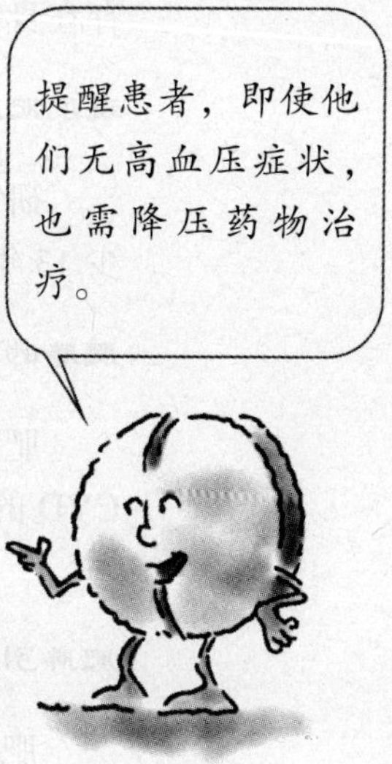
提醒患者，即使他们无高血压症状，也需降压药物治疗。

坚持服药

因为患者可能没有高血压的症状，所以很难理解药物治疗的必要性。要向患者强调坚持药物治疗降压的重要性。而且要

建议患者随时报告不良反应，如疲劳。

糖尿病

糖尿病是一种机体分泌或利用胰岛素缺陷的慢性病（胰岛素是一种使身体能够利用葡萄糖的激素）。

糖尿病的类型

1 型糖尿病是机体不能产生足够的胰岛素。2 型糖尿病是机体不能有效地利用胰岛素。在所有的糖尿病患者中 2 型糖尿病占 90% 。

糖尿病的危害

糖尿病可引起蛋白质和脂肪代谢紊乱，导致体重问题。因此，大多数 2 型糖尿病患者超重或肥胖。通过合理饮食、锻炼和服用处方药来维持正常体重是控制血糖的关键。糖尿病还会破坏中小血管，导致心脏病、卒中、肾功能衰竭和外周动脉疾病。在心脏疾患中 50%是糖尿病患者。

肥胖

体重指数（BMI）≥30 为肥胖。肥胖在某种程度上是由饮食习惯和久坐的生活方式导致的。通常，如果个体摄入的热量超过身体需要的量时，那么超出的部分就会以脂肪的形式储存在身体中。那些腰围大于臀围的患者患CVD 的危险增高。

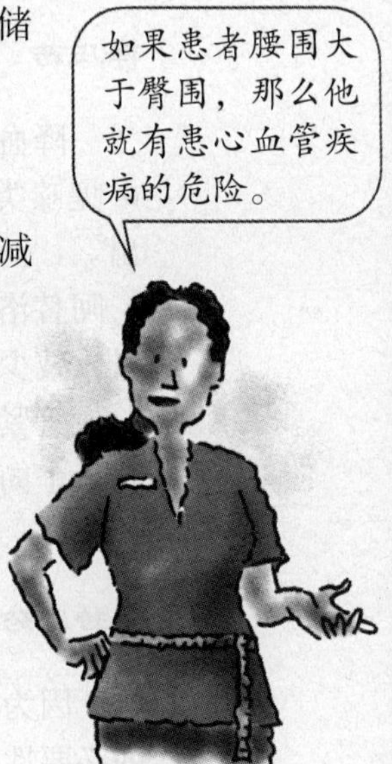
如果患者腰围大于臀围，那么他就有患心血管疾病的危险。

过度肥胖对预期寿命的影响

研究者推测，成年早期 BMI 达 45 的男性，其预期寿命减少 13 年。而 BMI 达 45 的女性，其预期寿命将减少 8 年。

肥胖的后果

肥胖会使心脏的负荷加重，血压升高，这些都会使患 CVD 的危险增加。肥胖还会增加 LDL 水平，降低 HDL 水平。

肥胖引起睡眠呼吸暂停

肥胖也是睡眠呼吸暂停的主要原因之一，呼吸睡眠暂停对心脏产生不良的影响。睡眠呼吸暂停患者在睡眠中反复出现呼吸停止、半觉醒、再开始呼吸。呼吸暂停时，血液中的含氧量降低，使心脏高度紧张，这种紧张可导致右心衰竭和肺动脉高压。

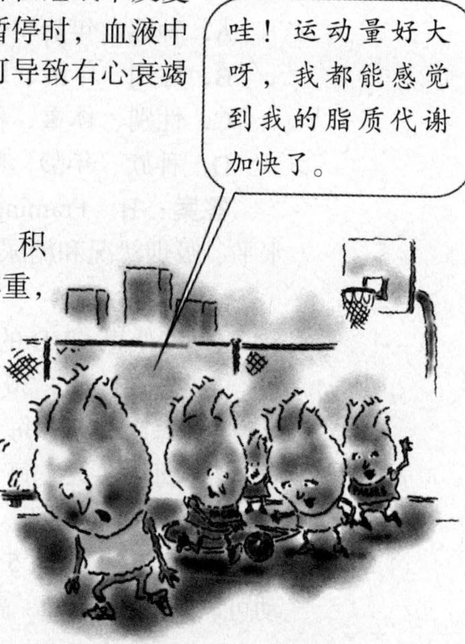
哇！运动量好大呀，我都能感觉到我的脂质代谢加快了。

久坐的生活方式

那些经常久坐不动的人更易超重和肥胖。积极的体育锻炼可以帮助患者达到和保持目标体重，这样就可以降低患 CVD 的危险。建议一周内用 5～6 天的时间进行中等强度的锻炼，每天锻炼时间至少 30 分钟左右。

锻炼带来的益处

锻炼的心血管益处包括：

- 改善脂代谢
- 降低血压
- 提高胰岛素敏感性
- 消耗多余热量，阻止热量转化为脂肪

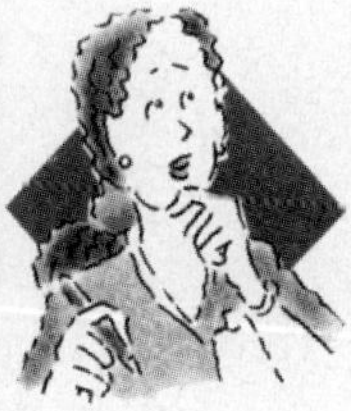

快速测验

1．高血压前期的收缩压范围是：

A．100～120 mmHg

B．110～130mmHg

C．120～139mmHg

D．140～159mmHg

答案：C。根据国家关于高血压的预防、监测、评估和治疗联合委员会的第七次报告，高血压前期的收缩压范围为 120～139mmHg，舒张压范围为 80～89mmHg。

2．钠盐每天摄入量的建议为：

A．2400mg/d

B．3300mg/d

C．4000mg/d

D．5000mg/d

答案：A。钠盐摄入量应在 2400mg/d 的范围内。

3．哪些危险因素可以用来计算 Framingham 危险评分？

A．种族、年龄、体重、吸烟状况和 LDL 水平

B．性别、年龄、LDL 水平、吸烟状况和糖尿病状况

C．性别、体重、种族、年龄、吸烟状况和糖尿病状况

D．种族、年龄、吸烟状况、糖尿病状况和 HDL 水平

答案：B。Framingham 危险评分是在性别、年龄、LDL 水平、吸烟状况和糖尿病状况基础上测定的。

4．降低患 CVD 的建议运动量为：

A．每周 1 天，30 分钟的中等强度运动

B．每周 2 天，每天 1 个小时的低强度运动

C．每周 3 天，每天 30 分钟的中等强度运动

D．每周 5～6 天，每次至少 30 分钟的中等强度运动

答案：D。每周 5～6 天，每次至少 30 分钟的中等强度运动可以降低患 CVD、高血压和糖尿病的危险。

5．国家胆固醇计划项目建议筛查异常血脂水平：

A．从 40 岁开始，每 5 年一次

B．从 20 岁开始，每 5 年一次

C．从 30 岁开始，每 10 年一次

D．从 20 岁开始，每 10 年一次

答案：B。国家胆固醇计划项目组建议筛查异常血脂从 20 岁开始，每 5 年一次。

得分

☆☆☆ 如果你答对了全部 5 道题，太棒了，你很认真地学习了这一章的内容。

☆☆ 如果你答对了 4 道题，还不错，没什么可以阻止你降低患 CVD 的危险了。

☆ 如果你答对的问题少于 4 个，不用担心，既然你已经评估了自己患 CVD 的危险，那就返回去好好复习复习。

（郑斯玉，曹术东 译　吴寿岭 校）

4

第四章　诊断检查及步骤

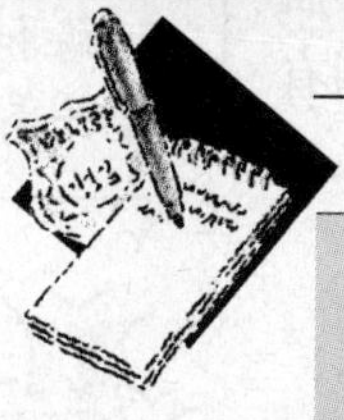

要点

在本章中，你将学习：

- ◆ 正常和异常的实验室指标
- ◆ 用于诊断心血管疾病的检查
- ◆ 心血管疾病的护理程序
- ◆ 用于心血管疾病患者的监护技术

诊断检查及步骤概述

诊断检查的进步使得心血管疾病能越来越早地得到诊断和治疗。例如：在一些患者中，超声心动图（一种非侵入性和无危险的检查）能够像心导管术（一种侵入性和高危险的检查）一样，可提供关于心脏瓣膜病的诊断信息。监测和检查既能够指导和评价治疗，又能识别并发症。在患者接受检查之前，应用患者能够理解的术语解释检查步骤，如有必要让患者在同意书上签字。这些检查可能导致焦虑，因此一定要给予精神支持。

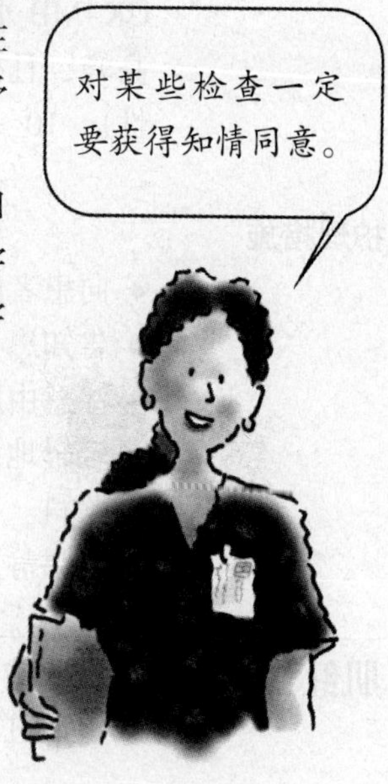

心脏的检查范围从相对简单（检测患者心肌酶、蛋白质和凝血时间）到非常复杂（显示详细心脏影像的影像学检查）。其他心脏检查包括不同类型的心电图和血流动力学监测。

心肌酶学和蛋白质检测

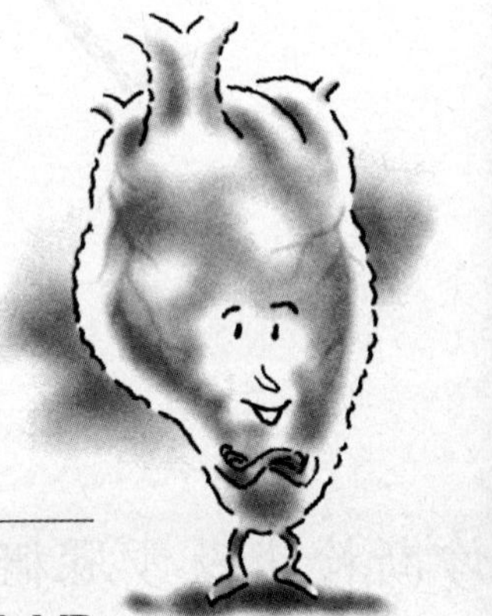

诊断急性心肌梗死和评估其他心脏疾病很重要的一步是检测心肌酶和蛋白质（标志物）。心肌梗死后，受损心肌组织释放大量的酶和蛋白质进入血液，特异的血液检测有助于揭示心脏损害的程度和监测愈合过程（见图：心肌酶和蛋白质图谱）。

要监测的心肌标志物包括：

- 肌酸磷酸激酶（CK）
- 肌红蛋白
- 肌钙蛋白 I 和肌钙蛋白 T
- 同型半胱氨酸
- C-反应蛋白（CRP）
- B 型钠尿肽（BNP）

肌酸磷酸激酶（CK）

CK 存在于心肌、骨骼肌和脑组织中，其同工酶 CK-MB 只存在于心肌中。

陈旧但可靠的指标

CK-MB 升高可明确提示急性心肌梗死。一般情况下，CK-MB 水平于急性心肌梗死发作后 6 小时升高，18 小时达到高峰，且持续升高至 72 小时。CK 正常值为 38～190U/L（男性），10～150U/L（女性）。

护理措施

- 向患者解释这一检查将有助于确诊或排除心肌梗死。
- 告知患者抽取血液标本的时间间隔。
- 注意由肌肉注射导致的损伤可能使 CK 水平升高。
- 轻轻地拿好存有标本的试管以免溶血，并且立即将标本送至检验科。
- 如果静脉穿刺部位出现血肿，用热湿敷方法以减轻不适。

肌红蛋白

肌红蛋白主要存在骨骼肌和心肌中，是一种起氧合作用的

心肌酶和蛋白质图谱

因为由受损的组织释放，血清蛋白和同工酶（在不同器官酶的浓度差异很大）能帮助识别受损器官并评估受损的程度。急性心肌梗死发生后，心肌酶和蛋白质的升高和下降有其特异性，如下图所示：

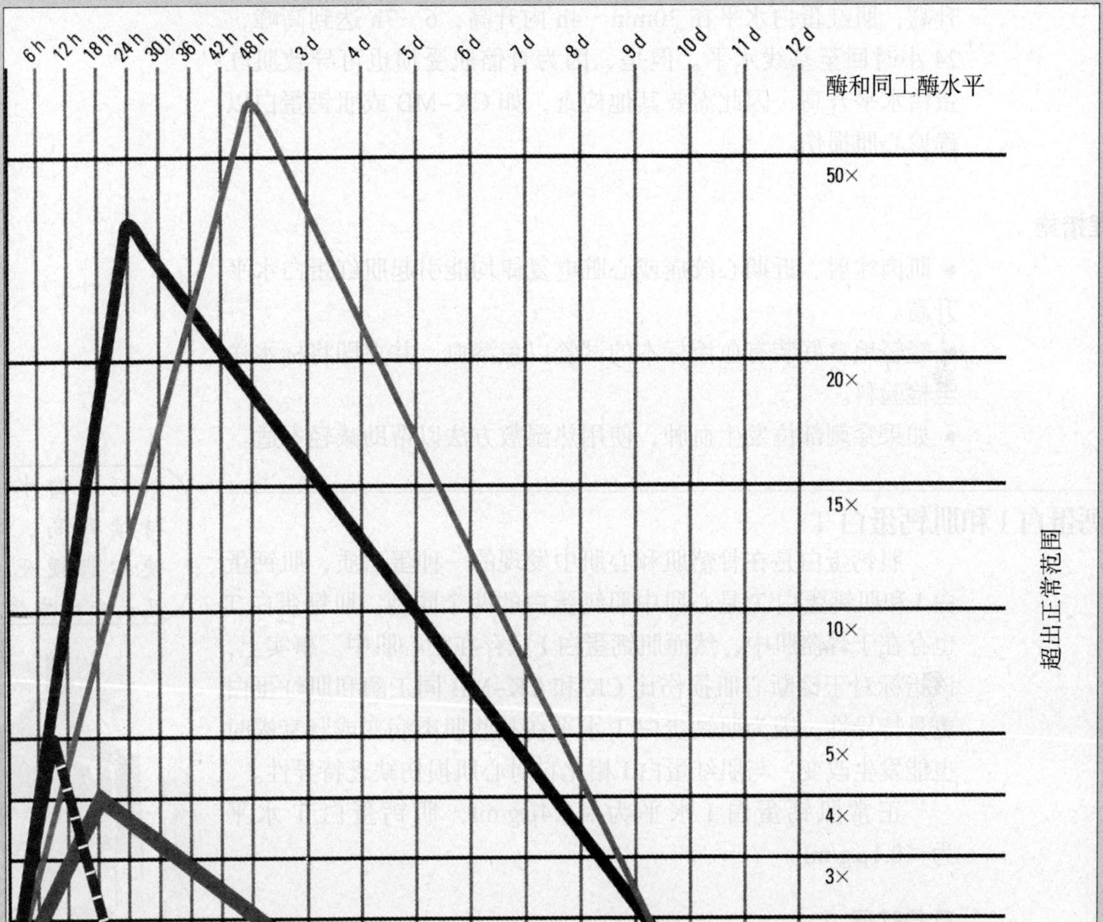

肌蛋白。当缺血、损伤和肌肉炎症时被释放入血。肌红蛋白正常值为0～0.09μg/ml。

首先升高，但可靠性差

急性心肌梗死后首先出现的心肌受损标志是肌红蛋白水平升高，肌红蛋白水平在30min～4h内升高，6～7h达到高峰，24小时回至基线水平。但是，因为骨骼肌受损也可导致肌红蛋白水平升高，因此需要其他检查，如CK-MB或肌钙蛋白以确诊心肌损伤。

护理措施

- 肌肉注射、近期心绞痛或心脏电复律均能引起肌红蛋白水平升高。
- 轻轻地拿好装有血液标本的试管以免溶血，并立即将标本送至检验科。
- 如果穿刺部位发生血肿，使用热湿敷方法以帮助减轻不适。

肌钙蛋白I和肌钙蛋白T

肌钙蛋白是在骨骼肌和心肌中发现的一种蛋白质，肌钙蛋白I和肌钙蛋白T是心肌中肌钙蛋白的两个同型。肌钙蛋白T也存在于骨骼肌中，然而肌钙蛋白I只存在于心肌中。事实上，该指标对于诊断心肌损伤比CK和CK-MB同工酶和肌红蛋白更具特异性。因为肌钙蛋白T水平在某些肌肉病变或肾衰竭时也能发生改变，与肌红蛋白I相比它对心肌损伤缺乏特异性。

正常肌钙蛋白I水平为＜0.4μg/ml，肌钙蛋白T水平为＜0.1μg/ml。

持续时间

在心肌受损后3～6小时内肌钙蛋白水平升高，肌钙蛋白I在14～20小时达到高峰，在5～7天回到基线水平。肌钙蛋白T在12～24小时达到高峰，在10～15天回到基线水平，因为肌钙蛋白水平升高持续时间较长，因此能够确诊数天前发生的心肌梗死。在床旁检测肌钙蛋白T仅需数分钟，因此对制定急性心肌梗死的治疗方案是非常有价值的检测项目。

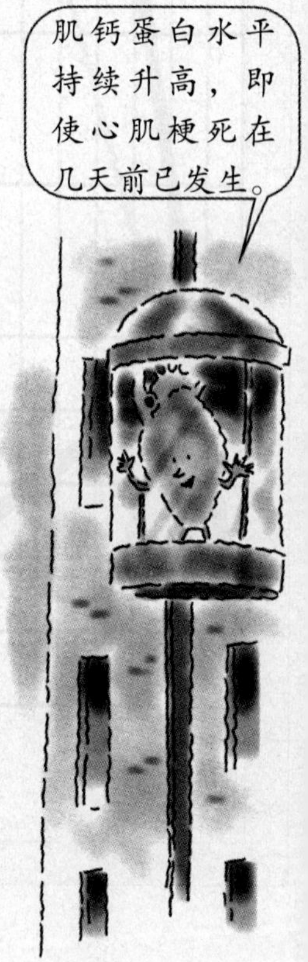
肌钙蛋白水平持续升高，即使心肌梗死在几天前已发生。

护理措施

- 告知患者在检查前不需要禁食或水。
- 告诉患者可能要抽取多个血液标本。
- 持续的剧烈运动、心脏毒性药物如阿霉素、肾疾病和某些外科手术操作能导致肌钙蛋白 T 水平升高。
- 轻轻地拿好装有标本的试管以免溶血，并立即将标本送至检验科。
- 如果穿刺部位发生血肿，使用热湿敷方法以帮助减轻不适。

同型半胱氨酸

同型半胱氨酸是一种由体内合成的氨基酸，高同型半胱氨酸水平可刺激血管，导致动脉粥样硬化。高同型半胱氨酸可使 LDL 水平升高和易于凝血，增加血管闭塞的危险。正常同型高半胱氨酸水平为≤13μmol/L。

护理措施

- 静脉穿刺，用含有 EDTA 的 5ml 试管采集标本。
- 立即将标本送至检验科，将装有标本的试管放在干冰上冷冻。
- 如果穿刺部位发生血肿，使用热湿敷方法以帮助减轻不适。

C–反应蛋白

C–反应蛋白是由肝合成的一种物质，C–反应蛋白水平升高表明在身体的某个部位有炎症存在，需要其他检查以明确部位和原因。C–反应蛋白升高提示可能存在：心肌梗死、心绞痛、系统性红斑狼疮、手术后感染、创伤和中暑。最近的研究显示 C–反应蛋白与冠状动脉疾病有关。

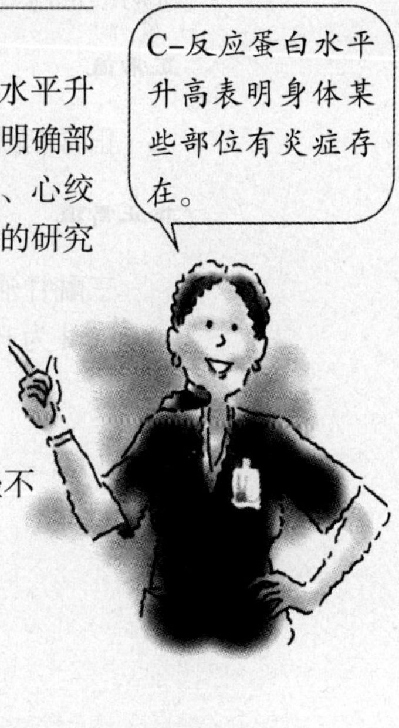

护理措施

- 静脉穿刺，用 5ml 的非抗凝试管采集血液标本。
- 如果穿刺部位发生血肿，使用热湿敷方法以帮助减轻不适。

B 型钠尿肽（BNP）

B 型钠尿肽是由心脏的心室组织分泌的一种多肽激素，当患者心衰时，心室的容量和压力增加，导致 BNP 分泌。

心衰的分级

BNP 检测有助于准确诊断心衰，并对心衰严重程度进行分级。对于存在呼吸困难的心衰患者，为了及时开始正确治疗，诊断是很重要的。

护理措施

- 穿刺静脉，用含 EDTA 的 5ml 试管采集血液标本。
- 如果穿刺部位发生血肿，使用热湿敷方法以帮助减轻不适。

血脂分析

血脂分析包括三酰甘油、总胆固醇和脂蛋白分类，测定体内的脂质水平有助于评估患冠状动脉疾病（CAD）的危险。

三酰甘油

三酰甘油是脂类的主要储存形式，占脂肪组织的 95%。检测血三酰甘油水平有助于早期诊断高脂血症和评估冠状动脉疾病的危险。

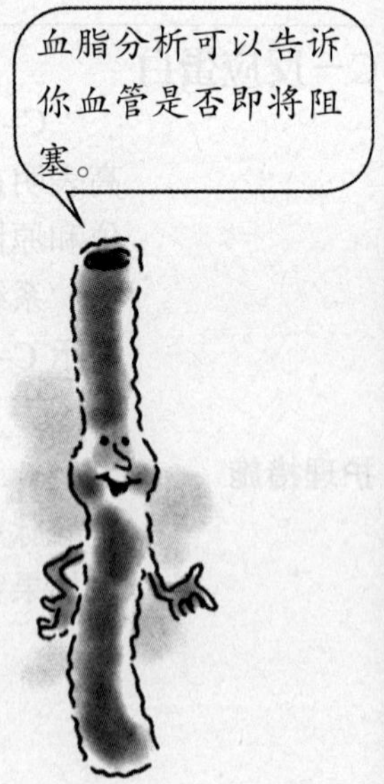

正常值

正常三酰甘油水平为低于 150mg/dl 被广泛接受。

非正常值

三酰甘油水平 150～199mg/dl 为临界高值，200～499mg/dl 为升高，>500mg/dl 为重度升高。

其他相关检查

由于胆固醇与三酰甘油水平变化无关，因此也需检测胆固醇水平。如果三酰甘油和胆固醇水平均高，患者有患冠状动脉疾病的危险。

护理措施

- 因为三酰甘油水平受脂肪饮食的影响，在进餐后 4 小时其水平升高并达到高峰，告诉患者要在检查前 9～12 小时禁食，在检查前 24 小时不饮酒，患者可以饮水。
- 静脉穿刺，用含 EDTA 的 7ml 试管采集血液标本，并立即将标本送至检验科。
- 避免长时间闭塞静脉，应在结扎 1min 内移走止血带。

总胆固醇

血清总胆固醇测定是检测体内的两种胆固醇水平——游离胆固醇和胆固醇酯。

胆固醇水平正常值

对于成年人，理想的胆固醇水平为：＜200mg/dl，200～240mg/dl 为临界高值，＞240mg/dl 为高胆固醇血症。

对于 12～18 岁的儿童，理想的胆固醇水平为＜170mg/dl，如果＞200mg/dl 可认为是高胆固醇血症。

护理措施

- 单纯检测或筛查胆固醇不需要禁食，但如果总胆固醇检查是血脂检查的一部分时则需要禁食，如果需要禁食，指导患者在检查前 12 小时禁食水。
- 静脉穿刺，用含 EDTA 的 7ml 试管采集血液标本，患者在抽血前需要静坐 5min。当使用自动分析仪时，指尖血也可被用于初筛检查。
- 记录患者服用的各种药物。
- 立即将标本送至检验科。

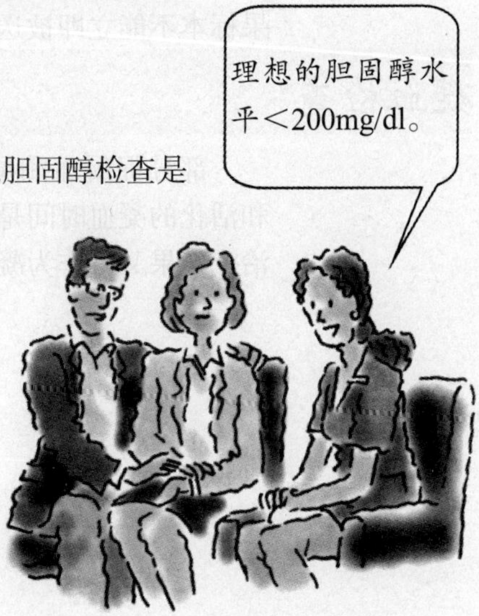

脂蛋白分类

脂蛋白分类检测用于分离和测定血中两种类型的胆固醇：高密度脂蛋白（HDL）和低密度脂蛋白（LDL）。

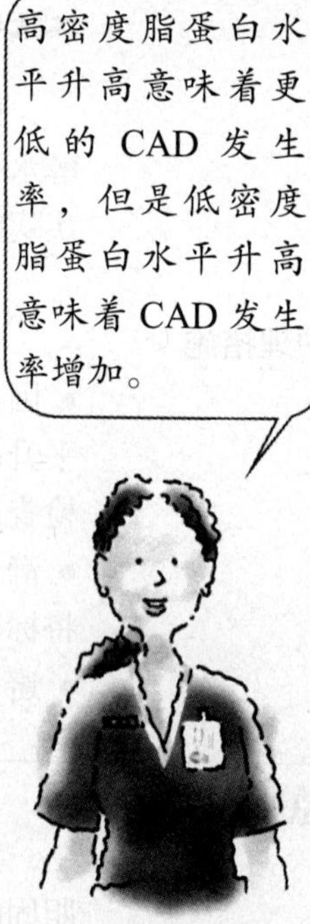
高密度脂蛋白水平升高意味着更低的 CAD 发生率，但是低密度脂蛋白水平升高意味着 CAD 发生率增加。

有益的脂蛋白

HDL 与 CAD 的危险呈负相关——即 HDL 水平越高发生 CAD 的危险越低。男性 HDL 范围为 37～70mg/dl，而女性为 40～80mg/dl。

有害的脂蛋白

相反，LDL 水平越高 CAD 的发生率也越高，对于没有 CAD 的个体，理想的 LDL 为＜130mg/dl，正常高值范围为 130～159mg/dl，高 LDL 水平为＞160mg/dl。对于有 CAD 的个体，其理想水平为＜100mg/dl，＞100mg/dl 则高于理想水平。

护理措施

- 告知患者在检查前 2 周保持正常饮食。
- 告诉患者检查前 24 小时禁酒。
- 遵医嘱，告诉患者停用甲状腺激素、激素性避孕药和降脂药，直到检测结束，因为这些药物可以影响检验结果。
- 立即将化验标本送至检验科，以免脂蛋白自发的再分配，如果标本不能立即被送检，则冷藏，但不能冻结。

凝血检查

部分促凝血酶原激酶时间（PTT）、凝血酶原时间（PT）和活化的凝血时间是检测凝血时间的试验，他们既被用于观察治疗效果又可作为凝血性疾病的筛查。

部分促凝血酶原激酶时间（PTT）

PTT试验用于评估除血小板外的所有内源性凝血因子。具体方法是在血浆样品中加入钙和磷脂乳剂后测定凝血时间，正常情况下，加入试剂21～35s后血液凝固。

PTT试验还可用于帮助监测患者肝素治疗的效果，对于一个正在接受抗凝治疗的患者，PTT试验有助于医生观察是否达到了预期的抗凝效果。

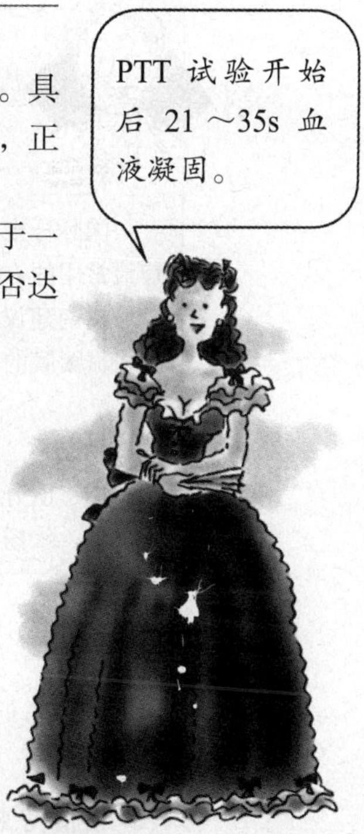
PTT试验开始后21～35s血液凝固。

护理措施

- 告诉正在接受肝素治疗的患者该试验可能会定期复查，以评估治疗的效果。
- 静脉穿刺，并且用含有枸橼酸钠的7ml试管收集血液标本。
- 将标本注满试管，轻轻地将试管颠倒数次，放在冰上送至检验科。
- 对于一个正在进行抗凝治疗的患者，需要在静脉穿刺部位加压止血。

凝血酶原时间（PT）

凝血酶原或凝血因子Ⅱ是由肝脏合成的一种血浆蛋白，凝血酶原时间是测定在含有枸橼酸的血浆样品中加入钙离子和组织凝血酶原（凝血因子Ⅲ）后，血液凝固所需要的时间。

非常有价值的项目

PT试验是一项全面准确评估外源性凝血因子Ⅴ、Ⅶ、Ⅹ和凝血酶原及纤维蛋白原的筛查试验，也可作为口服抗凝治疗的监测指标。

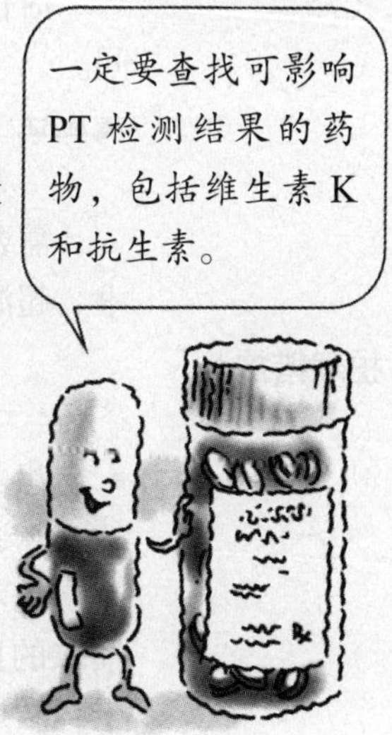
一定要查找可影响PT检测结果的药物，包括维生素K和抗生素。

正常值为 10s（**或大于** 10s）

PT正常范围为10~14s，接受华法林治疗的患者，治疗目标是使PT值达到正常对照值的1.5～2倍。例如：达到15～20s。（见：理解INR）

护理措施

- 询问患者是否使用影响检测结果的药物，如维生素K或

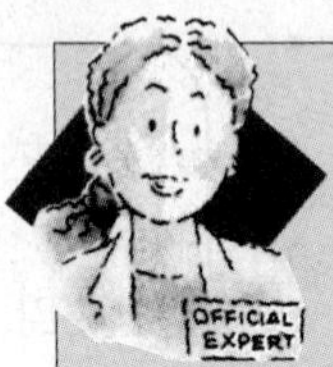

专家建议

理解 INR

国际标准化比值（INR）体系是测量凝血酶原时间以监测口服抗凝治疗最常用的方法。

指南建议：正在接受华法林治疗患者的 INR 值应为 2.0～3.0，对于置换机械瓣膜的患者，建议 INR 值应为 2.5～3.5。

临床意义

INR 值升高表明可能存在弥散性血管内凝血、肝硬化、肝炎、维生素 K 缺乏、水杨酸中毒、口服抗凝药过量或大量输血。

抗生素。

- 静脉穿刺，用 7ml 的硅酮试管以采集血液标本。
- 将采血管全部注满，轻轻地倒置数次以充分将样本和抗凝剂混合，如果试管没有充盈到正确的体积，标本中的枸橼酸量则偏多。

活化的凝血时间

活化的凝血时间或自发的凝血时间是测定全血凝固的时间。

适应证

需要体外循环时，常进行此项检查，如：心肺分流术、超滤、血液透析和体外膜氧合。

护理措施

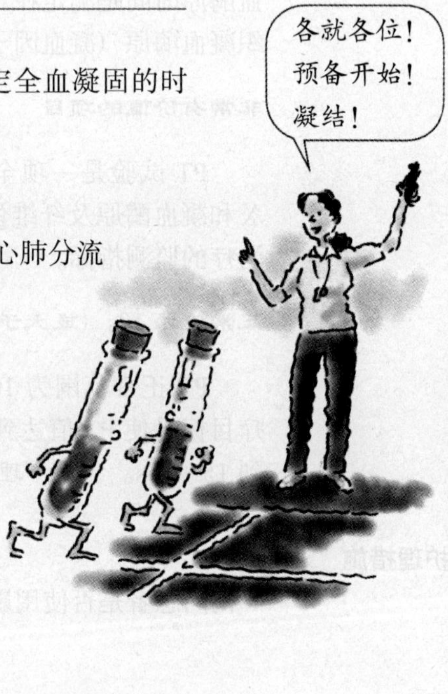

- 向患者解释该试验的血液标本通常从现存的静脉通路部位抽取，因此不需静脉穿刺。
- 向患者解释将抽取两次血液标本，第一次抽取的血标本将弃之不用以免试管中的肝素干扰结果。

- 如果血液标本是从持续输液的通道抽取，在抽取标本前应停止输液。
- 先从静脉通路中抽取 5～10ml 血液并弃之不用。
- 抽取全血标本放入含有硅粒制剂的供检测活化凝血时间仪专用的特殊试管中。
- 打开活化凝血时间仪，并等候插入试管的信号。
- 根据规定冲洗血管通路。

心电图

有许多方式可记录心脏电活动，然而最常见的是 12 导联心电图、持续心电监测、运动心电图、Holter 监护和电生理学检查（EPS）（见图：如何阅读心电图：八步指南）。

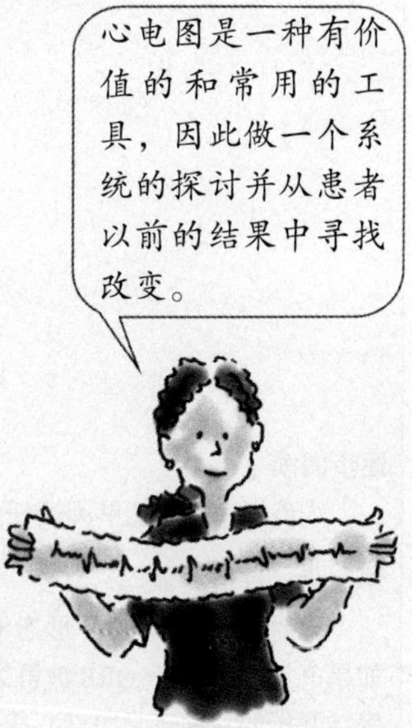
心电图是一种有价值的和常用的工具，因此做一个系统的探讨并从患者以前的结果中寻找改变。

12 导联心电图

12 导联心电图测量心脏的电活动并且以波形的方式记录下来，它是一种最有价值和最常用的诊断工具。

12 个导联

标准的 12 导联心电图将一组电极放置在患者的肢端和胸壁以从 12 个不同的位置评价心脏。12 个导联包括：3 个双极肢体导联（Ⅰ、Ⅱ和Ⅲ）、3 个单极放大肢体导联（aVR、aVL、aVF）和 6 个单极心前导联（V_1 至 V_6），肢体导联和放大肢体导联从额面显示心脏，心前导联从水平面显示心脏。

心电图能够识别心肌缺血和梗死、节律和传导紊乱、心腔扩大、电解质失衡、药物中毒。

护理措施

- 用一个系统的方法解释心电图（见图：正常心电图波形），如果可能将现有的心电图和患者以前的心电图进行比较，将有助于观察心电图变化。

如何阅读一份心电图：八步指南

一个心电图波形由3个基本波形组成：P波、QRS波群和T波，这些波形由5个有诊断价值的要素连接：PR间期、U波、ST段、J点和QT间期。右侧图显示出这些因素的关联。

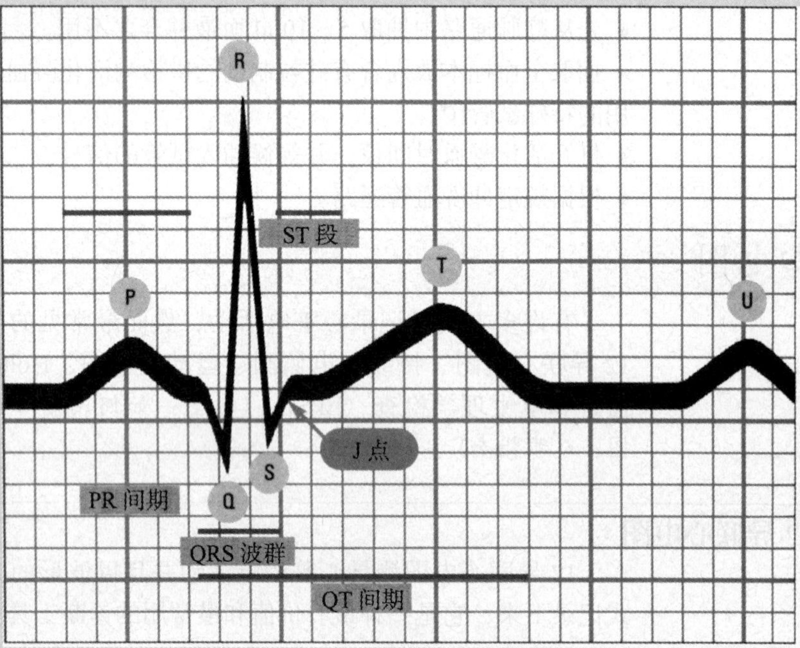

逐步阅读

八步指南使你能够阅读任何心电图。

第一步：评估P波

观察P波的大小、形态和在整个波形中的位置，如果P波始终位于QRS波群之前，那么电冲动是从窦房结开始的，即正常窦性心律。

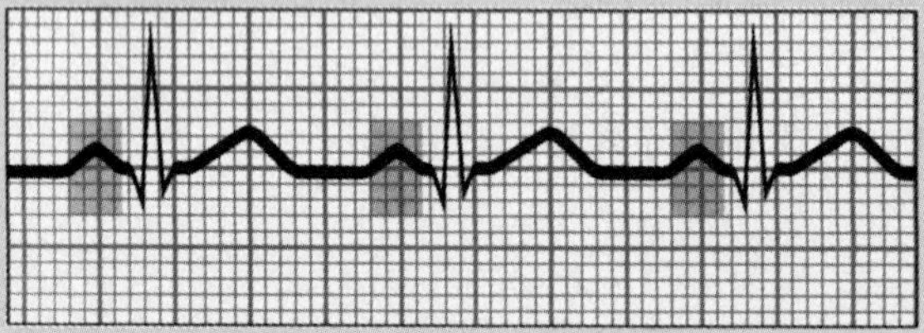

第二步：评估心房律

P波在规律的间期发生，仅有与呼吸相关的微小变化，使用两脚规很容易测量两个P波之间的间期——PP间期，比较数个心动周期中的PP间期。测量时要确保两脚规在相同的点上——在波形的开始或高峰，轮流抬起两脚规，转动两脚规的一只脚到下一个P波以保证精确的测量。

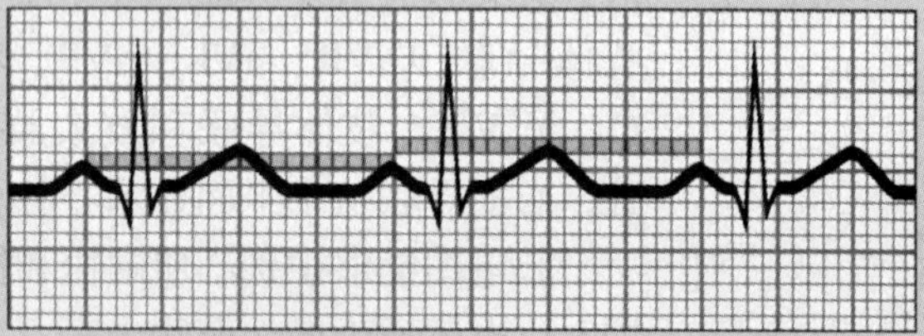

第三步：确定心房率

为快速确定心房率，计量两个3s段内的P波数，P波数乘以10即为心房率。为更加精确地测定心房率，计量两个P波之间的小方格数，取波形的顶点或波形向上的起始点进行测量，每一个小方格等于0.04s，1500个小方格等于1min（0.04×1500=60s），因此，用两个P波之间的小方格数除1500，就得到了心房率——每分钟的收缩次数。

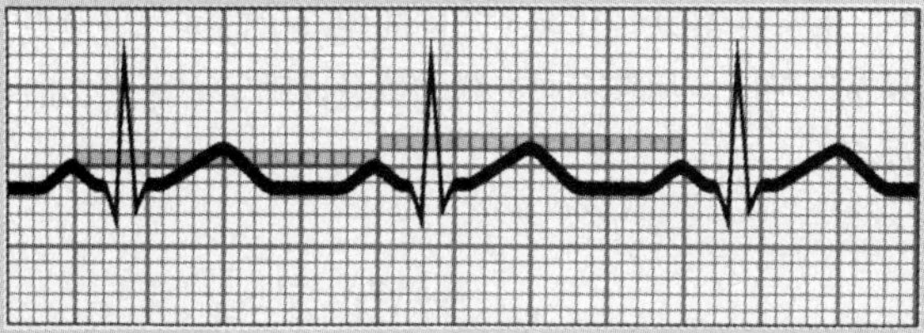

第四步：计算 PR 间期

计数 P 波开始和 QRS 波群开始之间的小方格数，小方格总数乘 0.04s 即为 PR 间期，正常值在 0.12～0.20s 之间，或者在 3～5 个小方格之间，PR 间期延长表示通过房室结到心室的冲动传导延迟，PR 间期缩短表明冲动起源于窦房结以外的其他区域。

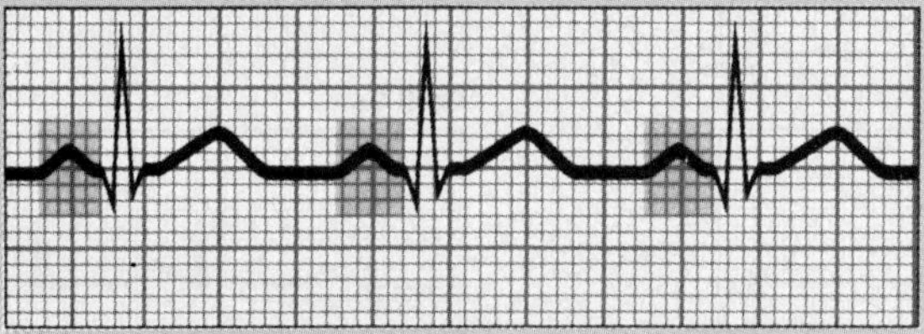

第五步：评估心室律

使用两脚规测量 RR 间期，记住两脚规应放在 QRS 波群的相同点上，如果 RR 间期保持一致，心室律是规则的。

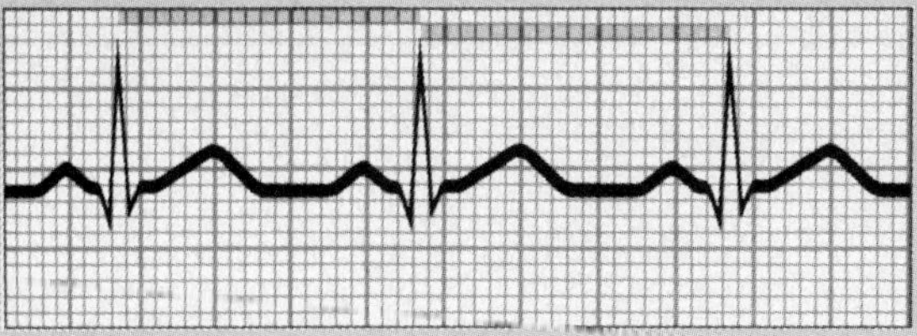

第六步：确定心室率

使用和第三步相同的方法测定心室率，只是用两个 R 波之间的小方格进行计算，而且应检查相应导联上的 QRS 波群的形态是否正常。

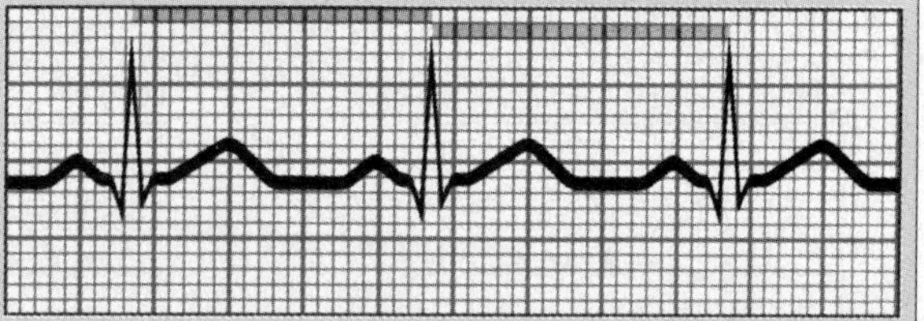

第七步：计算 QRS 波群时限

计数 QRS 波群开始和结束之间的小方格数，并乘以 0.04s。正常 QRS 波群时间＜0.12s 或＜3 个小方格，正常 QRS 波群持续时间的参考范围为 0.06～0.10s。

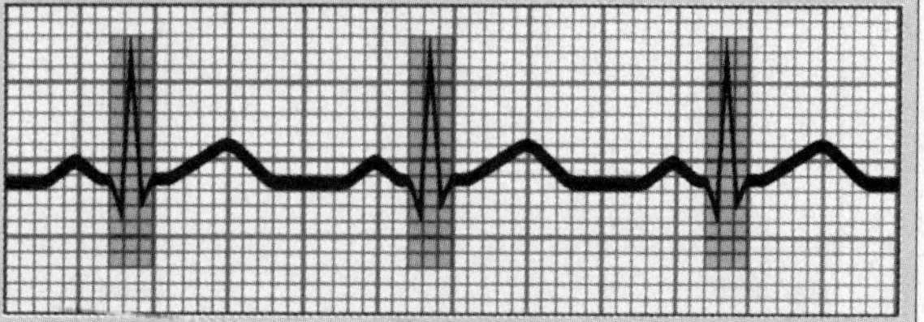

第八步：计算 QT 间期

计数从 QRS 波群开始到 T 波结束的小方格数，并乘 0.04s，正常范围为 0.36～0.44s 或 9～11 个小方格。

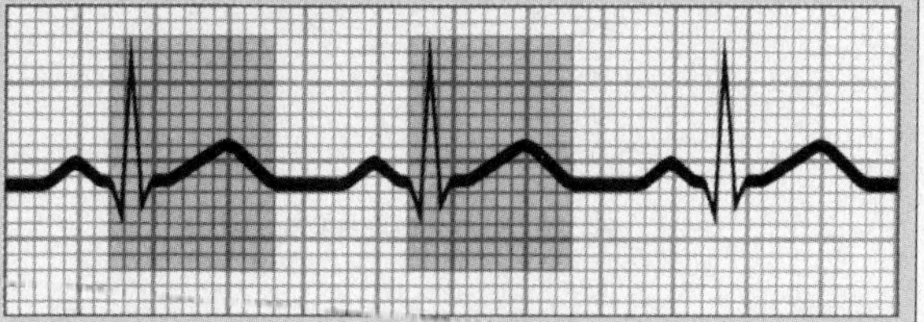

正常心电图波形

每一个标准的12导联心电图从不同的角度记录心脏活动，每一个导联记录的心电图均有其特异性。这些图形从12导联再现了正常的心脏节律。记住：

- 向上的波形提示去极化波指向电极
- 向下的波形提示去极化波背向电极
- 正负相等的波形提示去极化波垂直于电极

每一个导联均代表了不同的解剖学部位，当发现异常图形时，比较不同导联的信息以确定心脏损伤的部位。

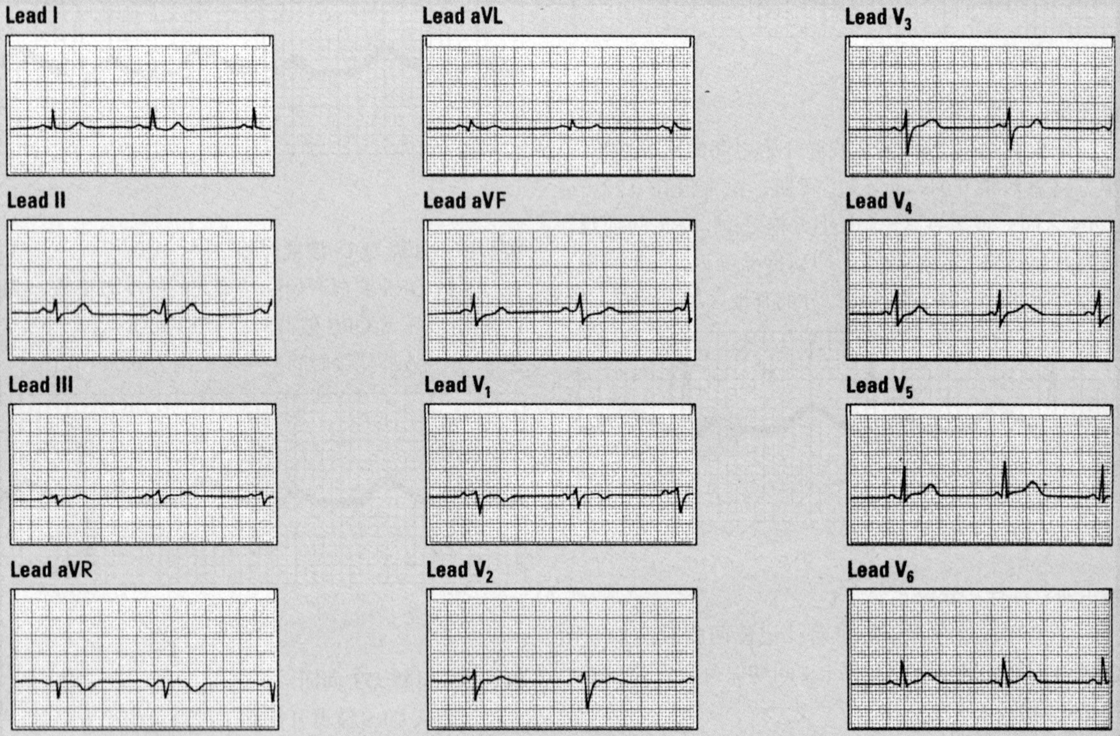

按顺序观察波形及间期

- P波应该是直立的，但在aVR导联可呈倒置或双向，在Ⅲ、aVL和V_1导联可倒置。
- 如同QRS波群持续时间一样，PR间期常固定不变。
- QRS波群的图形在不同导联中变化很大，观察有无病理性Q波。

● ST 段应该位于等电位线上或仅有微小的偏移。

● ST 段较基线抬高＞1mm 和较基线压低 0.5mm 是异常的，面对损伤区域的导联 ST 段抬高，背离损伤区域的导联 ST 段压低。

审慎分析图形

● 正常时，在Ⅰ、Ⅱ和 V_3～V_6 导联 T 波向上，在 aVR 导联 T 波倒置，在其他导联各异。许多原因可以引起 T 波改变，并且不是所有的改变均引起警惕。伴有症状（如胸痛）的过高、低平或倒置的 T 波提示有心肌缺血。

● 正常的 Q 波时限常＜0.04s，异常 Q 波时限≥0.04s，深度＞4mm 或大于 R 波的 1/4。异常 Q 波提示心肌坏死，因心肌损伤区域的组织不能正常去极化故而出现 Q 波。

● 切记正常时 aVR 导联有一大 Q 波，不要把此 Q 波误认为异常。

连续心电监测

因为可连续观察患者的心电活动，故心电监护用于具有危及生命的心律失常患者的监测，如其他心电图记录一样，心电监测也将电极放在患者胸部以传导电信号，信号在示波器上转化为心电节律轨迹。（见图：监测导联的位置）

轻松记忆

为帮助记忆 5 个电极的具体位置，可首选记牢“白色在右上”而后是雪在树上（白色电极在绿色电极上方）和烟在火上（黑色电极在红色电极上方），当然最后是巧克力（棕色电极）紧靠心脏。

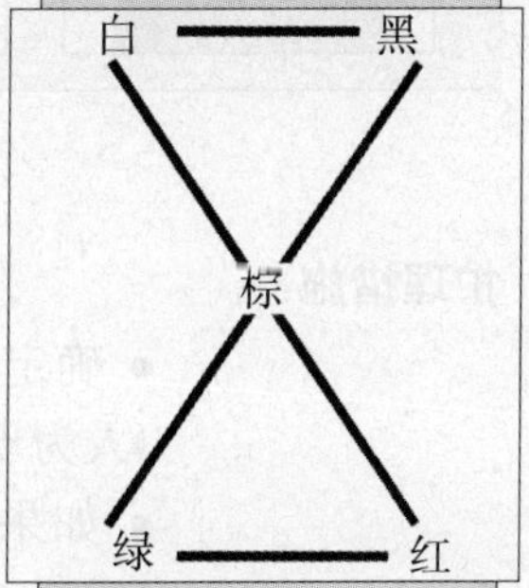

有线监测和无线监测

目前有两种类型监测：有线监测和无线监测。在有线监测中患者与床旁的监护仪相连，在床旁显示或传输到远处的控制台上显示。无线监测是在能走动的患者身上安置发射装置，将信号发送到其他部位的接收装置上并在监护仪上显示。

监测内容

无论哪种类型的监测，心电监测均能显示患者的心率和心律，并可将心律情况打印记录。如果心率超过或低于特定范围将会报警，监护仪还可以识别和计数异常情况和心率变化（见表：识别心电监测问题）。

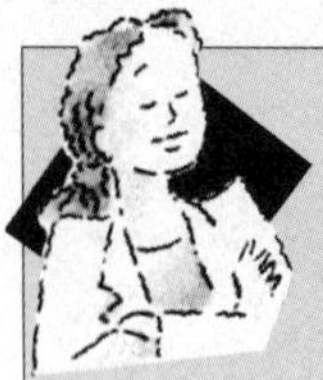

关键技术

监测导联的位置

这些图解显示，最常用的一些监护导联的正确位置，字母缩写代表：RA：右上肢，LA：左上肢，RL：右下肢，LL：左下肢，C：胸部，G：地线。在五导联有线和无线监测系统中你可见到5个电极的具体位置。

一对一

在有线监测中，每个导联的位置显示在控制键上，只要简单改变控制键，就可得到相应导联的监测图形，如果不是这样，则要更换电极位置。

二对三

在无线监测中，除接地电极外，可用任何两个电极组合进行监测。

五导联有线监测系统

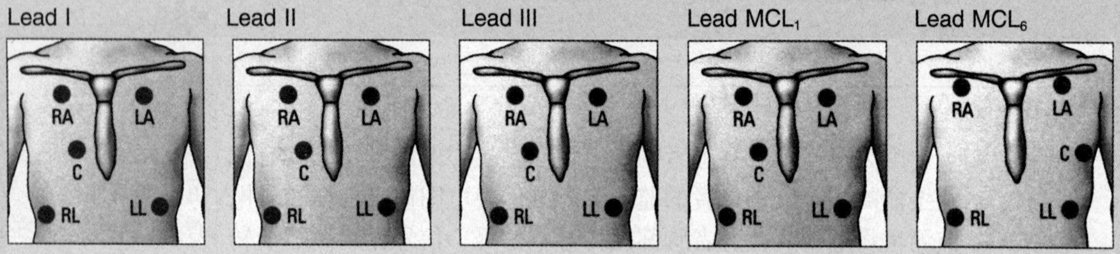

无线监测系统

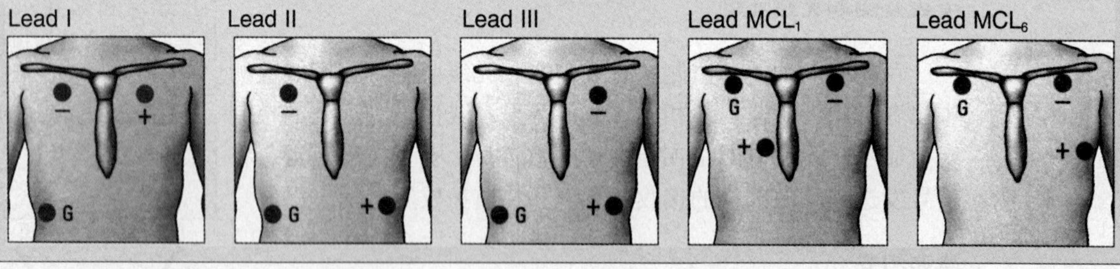

护理措施

- 确定所有的电器设备和外壳接地良好，以避免电击和干扰（人为现象），还要保证患者皮肤清洁、干燥以防电击。
- 如果患者的皮肤有油垢、鳞屑或出汗，在使用电极前用10cm×10cm的干纱布垫清洁电极部位，以减少对图形的干扰。

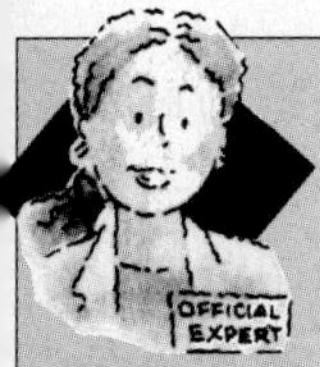

专家建议

识别心电监测问题

问题	可能的原因	解决办法
伪过高心率报警	● 监护仪把高大 T 波识别为 QRS 波群，故心率成倍增加	● 选择 QRS 波群大于 T 波的导联进行监测
	● 骨骼肌运动	● 将电极远离大肌群
伪过低心率报警	● 因患者移动导致电轴偏移，使 QRS 波群太小以致不能被识别	● 更换电极，以使 QRS 波群振幅＞1mV
	● 低振幅的 QRS 波群	● 增加振幅
	● 电极和皮肤接触不好	● 更换电极
伪差（波形干扰）	● 患者癫痫发作、寒战或焦虑	● 通知医生让患者保持安静并使其安心
	● 患者活动	● 帮助患者放松
	● 不正确使用电极片	● 检查电极，如需要可更换电极
	● 静电干扰	● 保证电缆接头屏蔽，更换引起静电的床上用品
	● 导联线或电缆线短路	● 更换损坏的设备，用导联线时使用加压环
	● 房间湿度下降的干扰	● 调节湿度至 40%

- 评估皮肤是否完整，每 24 小时更换电极位置。
- 至少每 8 小时记录一次心律，有变化应随时记录（也可根据医院的具体规定记录）。

运动心电图

运动心电图是一项非侵入性的检查，帮助医生评估心血管系统对增加工作负荷的反应，一般称为负荷试验。它能提供不能从静息心电图检查获得的诊断信息，这项检查也能评估治疗效果。

迅速停止

如果患者运动时出现胸痛、疲劳或有其他反应不能耐受运动的症状和体征时应立即停止检查。这些症状和体征包括：严重呼吸困难、跛行、虚弱无力或头晕、低血压、苍白或血管收缩、定向力障碍、运动失调、缺血性心电图改变（伴或不伴胸痛）、心律失常、传导阻滞或室内传导异常。

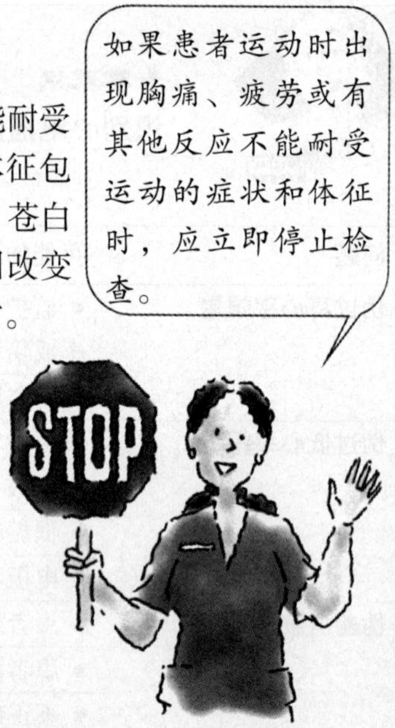

药物负荷试验

如果患者不能进行运动试验，可通过静脉注射舒张冠状动脉的药物，如双嘧达莫或腺苷来完成负荷试验。心脏负荷试验的其他检查方法包括：给予多巴酚丁胺和起搏（安装起搏器的患者）。在负荷试验期间，可完成心脏核素扫描或超声心动图检查（见：药物诱发的负荷试验）。

护理措施

- 告诉患者在检查前4小时禁食、水、咖啡性饮料或吸烟。
- 向患者说明应穿宽松、轻便的衣服和合脚且舒适的鞋子。向患者强调一旦出现任何的胸痛、不适、呼吸困难或疲劳应立即

我掌握了

药物诱发的负荷试验

如果患者不能耐受体力活动，可做药物诱发的负荷试验，以便医生能观察心脏对负荷的反应。

不需要用力的运动

给予患者药物如双嘧达莫或多巴酚丁胺，在休息状态下，这些药物可引起同运动时类似的心脏反应。

不需要抽血、不需要描记心电图

这些药物扩张冠状动脉（双嘧达莫）或增加心率（多巴酚丁胺）。通过静脉通路给予药物或铊（一种作为示踪物的放射性物质）。这些物质通过心脏血管床并被心肌细胞摄取。缺血部位的心肌摄取示踪物的速度非常慢或根本不能摄取。

首先记录一组图像，3～4小时后记录第二组图像，由心脏病学家阅读这些扫描结果以确定是否有缺血或因缺血所致的永久性心肌损伤。

报告。

- 核对医生的医嘱以确定试验前给予或停用哪些药物，如β受体阻滞剂抑制患者心率增加的能力，常于检查当日停用。
- 告知患者在检查期间要接受铊注射以便于医生能评估冠状动脉血流，应让患者放心这种注射的放射性剂量是微不足道的。
- 告诉患者检查后10～15分钟测量血压、记录心电图。

Holter 心电图

Holter 心电图也称为动态心电图，动态心电图是记录日常活动情况下的心电图，如运动心电图，它能提供较标准静息心电图更多的诊断信息。此外，动态心电图可记录间歇发生的心律失常。

动态心电图常记录24小时（大约100 000个心动周期）。患者携带一小的磁带式记录器，记录器与胸部的双电极相连，患者保持日常活动并记录相关症状。

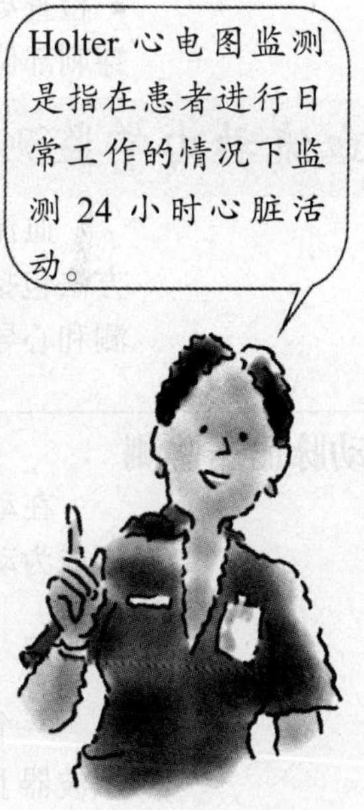
Holter 心电图监测是指在患者进行日常工作的情况下监测24小时心脏活动。

护理措施

- 告知患者切莫损害记录器，弄断导联线或拿掉电极。向患者演示正确检查记录器的方法。
- 告知患者动态心电图检查期间不能洗澡或淋浴。还应避免使用电器，电器能干扰动态心电图的记录。
- 向患者强调无论有无症状也要记录日常活动的重要性。
- 评估心电活动情况将有助于进一步的治疗。

电生理学检查

电生理检查常用于诊断和治疗异常心脏节律。该过程包括将2～4根临时电极导管送至多个心腔。电极导管通常置于右心房、房室交界区、希氏束和右心室顶部，电极刺激心脏并记录心脏传导。成年人正常传导间期如下：HV间期35～55ms、AH间期45～150ms、PA间期20～40ms。

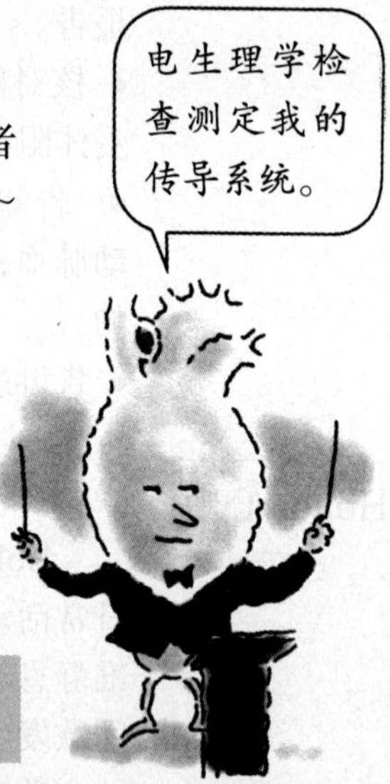

护理措施

- 向患者说明电生理学检查是评估心脏的传导系统，指导患者在检查前至少 6 小时限制饮食和水，告知患者这项检查需 1～3 小时。
- 在检查前让患者排便。
- 常规监测患者的生命体征，如果生命体征不稳定，每 15 分钟测量一次并提醒医生，观察有无气短、胸痛、苍白或脉率、心律及血压的变化，绝对卧床休息 4～6 小时。
- 检查导管穿刺部位有无出血，使用加压绷带和沙袋压迫穿刺部位直到出血停止。

血流动力学监测

血流动力学监测用于评估心脏功能和确定治疗效果。方法包括动脉血压监测、肺动脉压监测（PAP）、心输出量监测和心导管检查。

动脉血压监测

在动脉血压监测时，导管经桡动脉或股动脉送入以测量血压或为动脉血气分析获取标本。

动脉波

一个换能器将收缩和舒张期间的血流转换成波形，显示在示波器上。

护理措施

- 向患者和家属说明操作步骤，包括监测动脉血压的目的。
- 送入导管后，观察压力波形以评估动脉压。

• 评估穿刺部位有无感染的征象，如红肿，如果有这些征象立即通知医生。

• 认真观察穿刺部位远端的神经血管情况，如有脉搏消失、苍白、皮肤凉和运动障碍应立即通知医生。如果患者主诉穿刺部位远端麻木和刺痛感也应通知医生。

• 记录日期、时间和穿刺部位、使用的冲洗液类型、应用的敷料类型和患者对操作的耐受情况。

肺动脉压监测

持续肺动脉压（PAP）和间歇肺动脉楔压（PAWP）测定可提供有关左室功能和前负荷的重要信息。这些信息有助于监测和辅助诊断、重新评估、指导治疗和预测转归。

多个囊腔口，多种用处

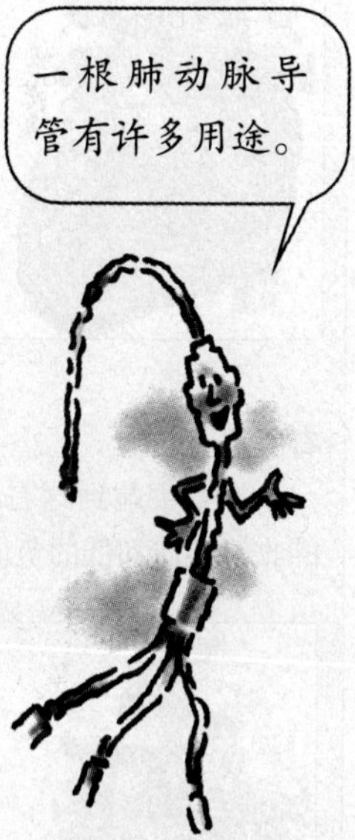

该操作要使用肺动脉导管，肺动脉导管含有数个腔。

• 气囊充气腔用于为导管末端的气囊充气，以测量 PAWP。

• 远端的腔与换能器联通时测量 PAP，气囊充气期时测量 PAWP，还可以用于抽取混合静脉血标本。

• 近端的腔用于测量右房压（中心静脉压）。

• 热敏电阻连接的腔含有温度感受器，它能向计算机提供信息以计算心输出量。

• 另一个腔为起搏器电极提供通路或用于测量混合静脉血氧饱和度（见图：正常肺动脉波形）。

正常值

PAP 监测的正常值如下：

• 右房压——1～6mmHg
• 右室收缩压——20～30mmHg
• 右室舒张末压——＜5mmHg
• 肺动脉收缩压——20～30mmHg
• 肺动脉舒张压——10～15mmHg
• 平均肺动脉压——＜20mmHg
• 肺动脉楔压——6～12mmHg
• 左房压——约 10mmHg

我掌握了

正常肺动脉波形

在肺动脉导管送入期间，监护仪上的波形随着导管通过心脏的不同部位而变化。

右心房

当导管尖进入右心房，即导管走行进入的第一个心腔，监护仪上显示的图形见下图，注意两个小的向上的波形，a波代表右心室舒张末期的压力；v波代表右心房充盈压。

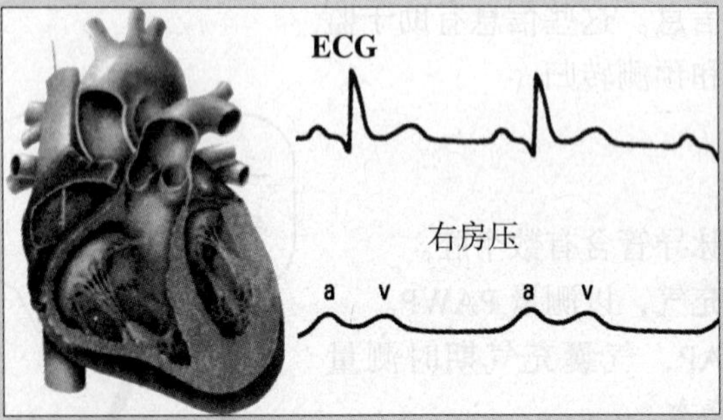

右心室

导管尖端到达右心室时，可看到一个尖的向上的收缩期波和低的负向舒张波，如下图所示。

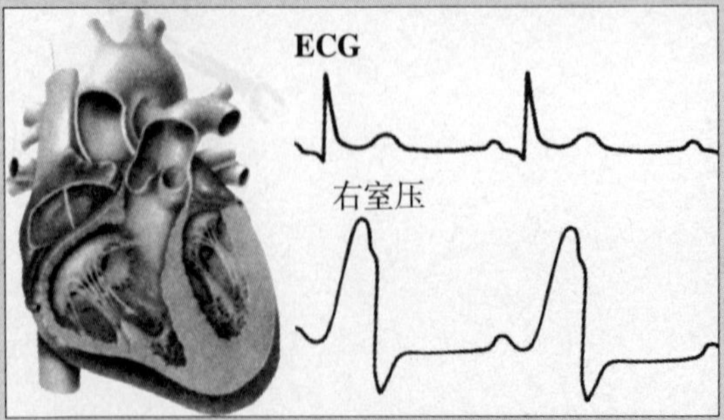

肺动脉

经过右心室后导管漂浮进入肺动脉，产生的肺动脉压波形如下，注意向上的波形较右室压波形平缓，重搏波切迹代表肺动脉瓣闭合。

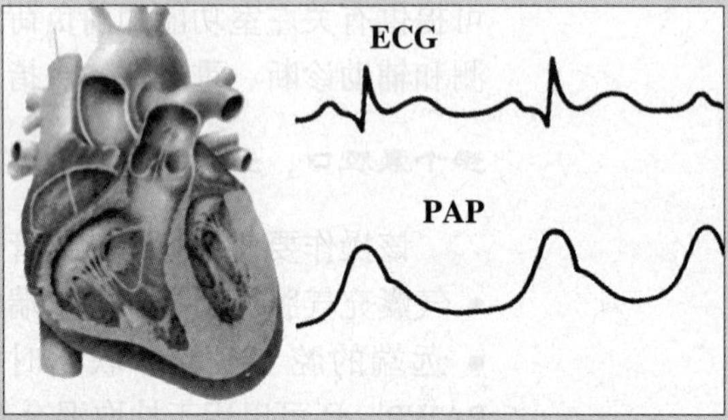

肺动脉楔压

导管继续漂浮进入肺动脉远端的分支，在血管细小至不能通过处楔住，监护仪显示PAWP波形为2个小的向上的波，如下图所示。a波代表左心室舒张末压，v波代表左心房充盈压。测完压后放掉气囊内的气体，导管撤出肺动脉。

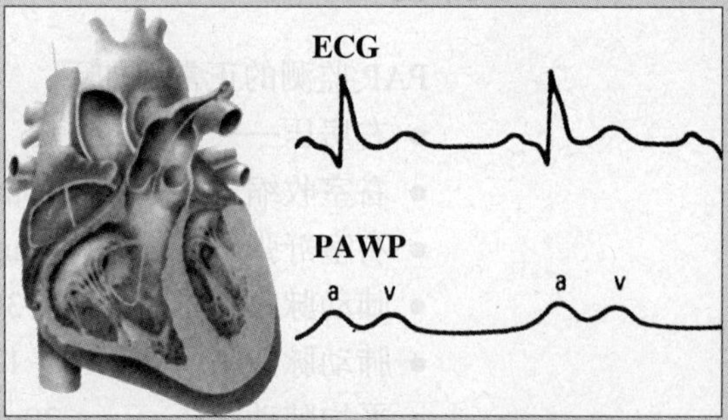

肺动脉压监测的适应证

血流动力学不稳定，需要补充液体或持续心肺评估，或者接受多种或经常需要心脏药物的患者均应进行肺动脉压监测。

肺动脉压监测对于休克、创伤、心肺疾病或多器官功能障碍的患者也有重要意义。

护理措施

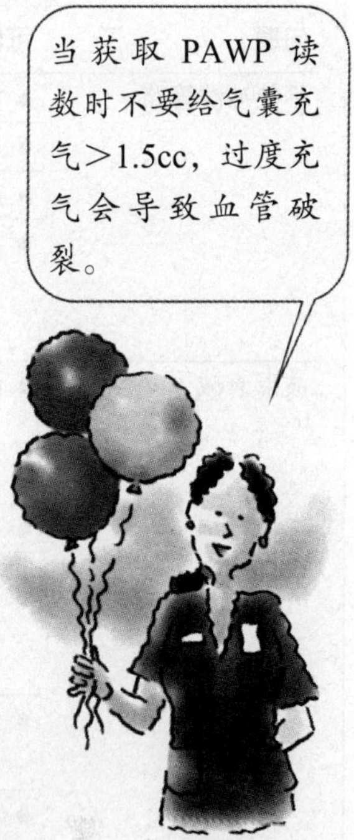
当获取 PAWP 读数时不要给气囊充气>1.5cc，过度充气会导致血管破裂。

- 告诉患者此项检查是在清醒状态下进行，由于局部麻醉，可能感觉到暂时的局部不适。送入导管约需要 30 分钟。
- 送入导管后，用注射器给气囊充气以测量 PAWP。注意气囊充气不能大于 1.5ml，因为过度充气可使肺动脉扩张导致血管破裂，气囊楔入时间不能过长，否则可导致肺栓塞。
- 记录 PAWP 后，冲洗管道，如果遇到困难应通知医生。
- 在压力囊内保持 300mmHg 的压力，以保证每小时 3～6ml 的冲洗液流。
- 如导管置入期间出现发热，应通知医生，医生可能撤出导管并将其远端送检验科做细菌培养。

认真操作

- 要确保活塞在正确的位置，连接紧密。连接不紧可使气体进入系统或导致血液阻塞、静脉血漏出或压力读数不准。要确保腔径与使用导管的直径相等（见表：识别血流动力学监测中的问题）。
- 因为导管能够滑回进入右心室并刺激右心室，观察监护仪是否为右心室压力波以及时地发现这一问题。
- 为最大限度地减小瓣膜损伤，无论何时将导管从肺动脉撤出到右心室或者从右心室撤出到右心房一定要将气囊放气。
- 关于敷料、管道、导管和冲洗方法可依据设备的使用规定。
- 记录日期、时间和穿刺部位、操作医生姓名、各心腔的压力波形和数值、测量 PAWP 时气囊充气值、在操作期间或操作后发生的心律失常、所使用冲洗液的类型和肝素浓度（如果有）、使用的敷料类型、患者对操作的耐受情况。

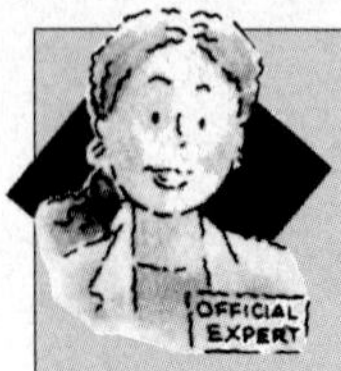

专家建议

识别血流动力学监测中的问题

下表回顾常见的血流动力学监测中的问题、可能的原因和正确的处理。

问题	可能的原因	解决方法
不能冲洗管路	• 活塞位置不正确	• 确保活塞在正确的位置
	• 压力包内压力低	• 确保囊内压力在300mmHg
	• 压力管路扭曲	• 检查压力管路是否扭曲
	• 导管内有血块	• 尝试用注射器抽吸血块，如果管路仍不能冲开，通知医生，如果有必要准备更换管路。重要的是：千万不要用注射器去冲洗血流动力学管路
波形衰减	• 气泡	• 使所有的管路紧密连接 • 从管路或传感器中清除气泡 • 检查并更换破损的设备
	• 导管内有血块	• 参考上面提及的“不能冲洗管路”
	• 管路中血液回流	• 确认活塞位置是否正确；确保各接口连接紧密且更换破损的设备；用快速冲洗瓣冲洗管路，如果血液回流入传感器应更换传感器膜
	• 传感器位置不正确	• 始终让传感器保持在右心房水平，否则压力读数可能过低或过高
	• 动脉导管从血管中脱出或顶在血管壁上	• 如果顶在血管壁上，应重新放置导管 • 尝试抽吸血液以证实导管在血管中的位置，如果抽不出血液，通知医生并准备更换管路。 注意 ：在穿刺部位有血性渗出表明可能存在导管脱位，立即通知医生
	• 压力包内压力低	• 确保囊内压力在300mmHg

识别血流动力学监测中的问题（续）		
问题	可能的原因	解决方法
不能获取肺动脉楔压图形	• 气囊破裂	• 如果注入空气时，没有感觉到阻力或看到从气囊充气腔有血液漏出，停止充气，并通知医生；如果导管仍在血管内，在充气腔放置不要充气的显示标识
	• 气囊内的气体量不对	• 使气囊放气，检查导管上正确容量的标记，用正确的容量慢慢地重新充气，为避免气囊破裂千万不要大于标准容量
	• 导管异位	• 通知医生，拍 X 线胸片

心输出量监测

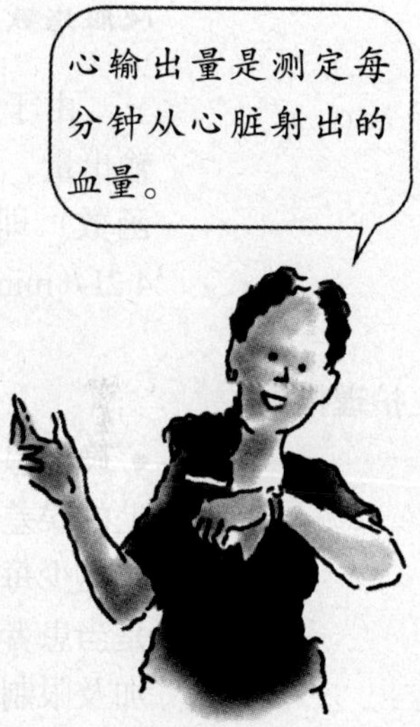

监测心输出量，即每分钟由心脏射出的血量，以评估心脏功能。心输出量的正常范围是 4～8L/min。

监测心输出量最常用的方法是热稀释法，其他的方法包括菲克法和染色稀释试验。（见：计算心输出量）

低温或室温注射

为测定心输出量，通过肺动脉导管的近端将液体注入右心房，液体的温度是冰点还是室温依赖于设备要求和患者的状况。当注射的液体通过右心室进入肺动脉时与血液混合，导管上的热敏电阻将记录血流的温度变化。然后，计算机绘出随时间变化的温度曲线并依据曲线下面积计算血流（见：用多普勒行血流动力学监测）。

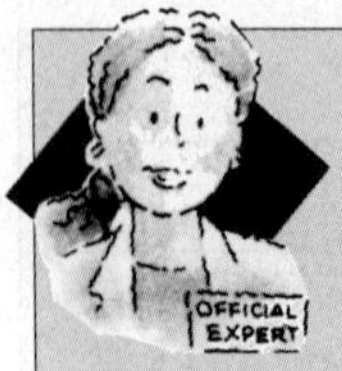
OFFICIAL
EXPERT

专家建议

计算心输出量

计算心输出量（CO）的方法之一是Fick方法：该方法是通过测定流经肺脏前后的血氧含量计算心输出量。首先从肺动脉及其分支动脉取血标本测定氧含量；然后使用肺量计测量氧消耗（每分钟进入肺的空气量）。

使用下面的公式计算CO：

$$\text{CO（L/min）} = \frac{\text{氧耗量（ml/min）}}{\text{动脉血氧含量-静脉血氧含量（ml/min）}}$$

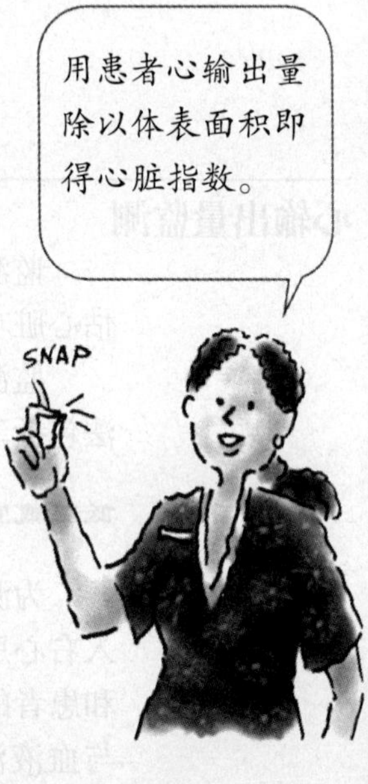
用患者心输出量
除以体表面积即
得心脏指数。
SNAP

心脏指数：更好的评估指标

由于考虑到患者的体型，用心脏指数能更好地评估心输出量，用患者的心输出量除以体表面积（身高和体重的函数）即得心脏指数。成年人正常的心脏指数为2.5～4.2L/(min·m²)，妊娠妇女为3.5～6.5L/(min·m²)。

护理措施

- 确保患者在测量期间不要移动，因为移动能导致测量上的误差。
- 至少每2～4小时测量一次心输出量并进行监测，特别是当患者正在接受血管活性药物或正性肌力药物治疗或追加及限制液体时。
- 当患者血流动力学指标稳定，停用血管活性和正性肌力药物治疗时，停止测量心输出量。
- 观察患者有无灌注不足的症状和体征，包括烦躁、疲劳、意识水平的改变、毛细血管充盈时间下降、外周脉搏减弱、少尿、皮肤苍白、湿冷。
- 为测定心输出量而注入的液体应计入患者的总摄入量。
- 记录患者在测量期间的心输出量、心脏指数和其他的血流动力学值和生命体征，注意在测量期间患者的体位。

用多普勒行血流动力学监测

经食管多普勒超声心动图是新近提出的一种非侵入性测量心输出量的方法，它通过测量经过心脏瓣膜或心室流出道的血流计算心输出量。

优点

该监测方法有几个优点：第一，它是非侵入性的；第二，该方法可在医生办公室、急诊科或手术室评估患者的血流动力学情况；最后，在检查期间可以运动或活动而没有置入管道脱位的危险。

缺点

使用该方法很难使超声束和血流成一线。如果超声束角度不正确结果就会受影响。图像的质量是另一种限制。

心导管检查

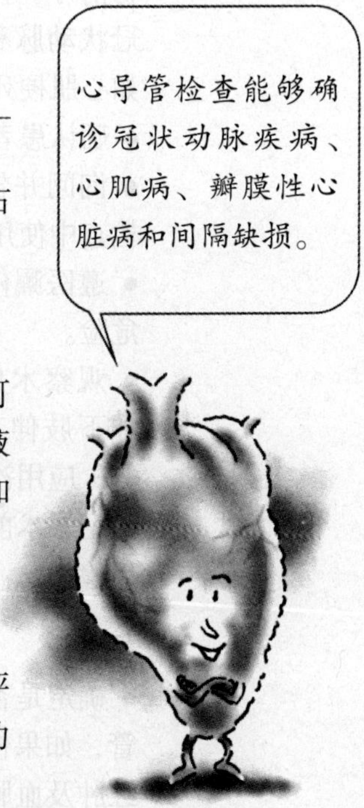

心导管检查是将导管送入右侧心脏、左侧心脏或左右心脏。

心导管检查的目的

心导管检查可以测量心脏各腔内的血压和血流，也可用于确定瓣膜功能、室壁收缩和心内分流，还可用于血液标本的采集和获得心室造影和动脉造影（冠状动脉造影和血管造影）的影像资料。

心导管检查的用途

应用热稀释法可以计算心输出量，这些数值可用于评估瓣膜关闭不全或狭窄、间隔缺损、先天性异常、心肌功能及血液供应和室壁运动。

用于常见病的诊断

心导管检查可确诊的常见病包括冠状动脉疾病、心肌病、瓣膜性心脏病和间隔缺损。

护理措施

护理接受心导管检查的患者时，应向患者讲清操作步骤和术后可能出现的并发症及采取的预防措施。

操作前

● 向患者解释该检查用于评估心脏功能和血管，在操作前至少6小时禁食水，该检查一般需要1～2个小时，告知患者在操作期间可能给予少量的镇静剂。

● 告诉患者导管经上肢或下肢的动脉或静脉送入，在对穿刺部位进行局麻时，患者可能有一过性刺痛感。

● 告知患者通过导管注射造影剂时会产生一种潮热感觉或恶心，但很快消失。告知患者按医嘱咳嗽或深呼吸。向患者说明如果在操作期间发生胸痛将会给予药物治疗。向患者说明会间歇给予硝酸甘油以扩张冠状动脉和帮助显影。告知患者该检查的并发症如心肌梗死、血栓栓塞是非常少见的。

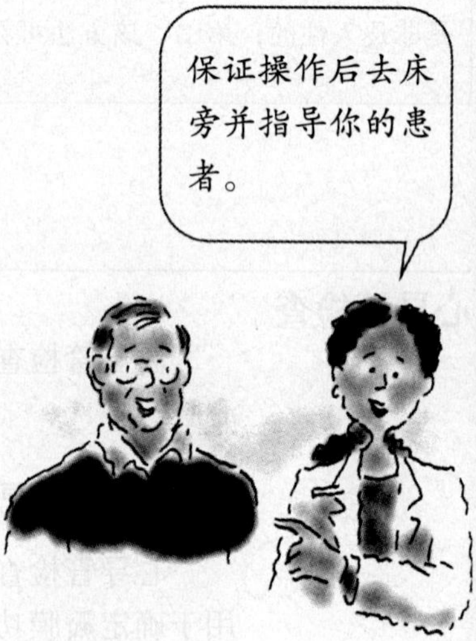

● 确认患者或家属在同意书上签字。

● 询问并告知医生患者对贝壳类、碘或其他诊断检查中使用的造影剂有无过敏。

● 遵医嘱停用抗凝剂以减少由出血引起并发症的危险。

● 观察术后限制活动情况和患者应采取的体位，如下肢伸直平卧4～6小时，如果使用股动脉鞘等，应用沙袋压迫穿刺部位。

● 记录术前外周脉搏，注意其强度，标记外周脉搏位置以便术后检查。

操作后

● 确定是否采用止血装置（如：胶原塞或缝合器）闭合穿刺血管，如果使用了止血装置，应检查穿刺部位有无出血、渗血、红肿及血肿形成，让患者在床上休息1～2小时。

● 如果未用止血装置，应强制患者在床上休息8小时。如果经股动脉入路送入导管，让患者下肢伸直6～8小时；如果采用桡动脉入路，保持上肢伸直至少3小时。

● 前2小时监测生命体征每15分钟1次，而后2小时每30分钟1次，最后2小时每小时1次。如果没有血肿或其他问题，每4小时检查1次。如果体征不稳定，每5分钟检查1次并通知医生。

● 连续观察穿刺部位有无血肿和失血，必要时加压包扎。

● 检查患者穿刺部位远端的肤色、皮肤温度和外周脉搏。

● 遵医嘱给予静脉输液（通常 100ml/h）以促进造影剂排泄，监测有无液体过量的体征。

● 观察有无胸痛、气短、异常心率、头晕、出汗、恶心、呕吐或过度疲劳，如果有这些症状立即通知医生。

影像学检查

影像学检查可提供详尽的心脏图像和功能资料，这些检查包括：超声心动图检查、心脏磁共振成像、心脏正电子发射体层摄影（PET）、心脏血池影像、锝 99 焦磷酸扫描、铊扫描、多普勒超声检查和静脉造影术。

超声心动图检查

超声心动图检查用于诊察心脏结构的大小、形状和运动。具体方法是：将换能器放在患者胸部的声波窗口（无骨骼和肺组织的区域），换能器向心脏发射声波，心脏结构反射这些声波。

回声，回声

换能器接收这些回声，将他们转化成电脉冲，并且重现在超声心动仪的显示屏上，并且记录在磁带或录像带上，最常用的超声心动图检查技术是 M 型超声和二维超声。

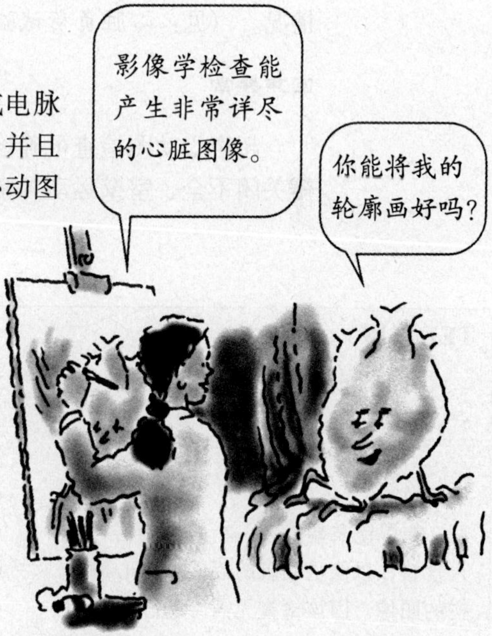
影像学检查能产生非常详尽的心脏图像。
你能将我的轮廓画好吗？

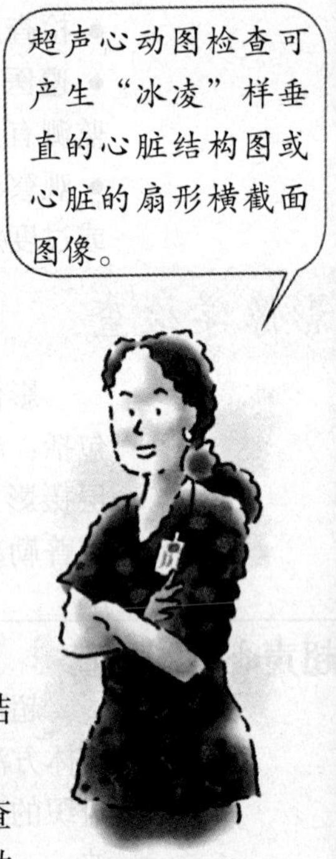
超声心动图检查可产生“冰凌”样垂直的心脏结构图或心脏的扇形横截面图像。

工作原理

在M型超声心动图检查时，单一的光束样超声波传向心脏，产生一个“冰凌”样垂直的心脏结构图，这种方式对于准确观察心脏结构图像尤为有用。

扇形二维超声心动图检查

在二维超声心动图检查中，超声快速地弧形扫描，产生一个横截面的或扇形的心脏结构图像，这种技术能准确观察室壁运动和立体心脏结构，在许多情况下，这两种技术互相弥补使用。

经食管超声心动图检查（TEE）

在经食管超声心动图检查中，超声波检查与内镜检查相结合以提供一个更好的心脏结构的图像（见：TEE详解）。

在运动超声心动图检查和多巴酚丁胺负荷超声心动图检查中，二维超声心动图记录运动或注射多巴酚丁胺时的室壁运动情况。（见：心脏负荷试验）

回声异常

超声心动图检查可确诊二尖瓣狭窄、二尖瓣脱垂、主动脉瓣关闭不全、室壁运动异常和心脏压塞（心包积液）。

TEE详解

在TEE时，超声波和内镜检查相结合以提供更佳的心脏结构图像。

如何做？

在胃镜末端安装一小的换能器并送入食管，以便从心脏的后面获得心脏结构的图像。因该检查无需穿透较深的组织，来自胸壁结构的干扰较少，故可获得高质量的胸主动脉图像（除外升主动脉，因其被气管遮挡）。

为什么要做？

TEE被用于评估瓣膜病变或修复的瓣膜，也可用于诊断：

- 胸主动脉和主动脉疾病
- 心内膜炎
- 先天性心脏病
- 心内血栓
- 肿瘤

心脏负荷试验

运动超声心动图和多巴酚丁胺负荷超声心动图属心脏负荷试验，能在运动或注射多巴酚丁胺期间通过二维超声心动图观察室壁运动的变化，在运动或注射多巴酚丁胺前后记录图像。负荷试验常用于：

- 识别胸痛的原因
- 发现心脏异常、梗阻或损伤
- 判定心肌梗死或心脏手术后心脏的功能
- 评估心肌灌注
- 测量心脏各腔
- 确定运动计划的极限

患者准备

患者准备做这些检查时，医护人员应做到以下几点：

- 向患者说明，该项试验将评估在负荷下心脏的功能和某些心脏结构及功能情况。
- 告知患者在检查开始前至少 4 小时不要进食、吸烟或饮用酒和咖啡性饮料。
- 建议患者向其负责医生询问检查前是否停用目前服用的药物。
- 告诉患者穿一个两件套衣服，因为将脱掉腰以上所有衣服，穿医院提供的衣服。
- 向患者说明，将在胸部和上肢放置电极板以记录检查前的心电图，酒精清洁干净，以保证电极与皮肤紧密连接。
- 告诉患者平卧后记录第一份心电图，注意在胸部放置电极的位置涂抹传导凝胶时可略感不适，然后将一个特殊的换能器以不同的角度放置在胸部以获取不同部位的心脏影像，强调必须保持安静以免干扰图像。
- 告知患者完成试验需 60～90 分钟。说明医生将分析这些超声心动图以判断其心脏情况。

运动超声心动图检查

完成初始超声心动图检查后，如果要做运动试验，医护人员要做到以下几点：

- 告诉患者应按指定的步骤在踏车上行走，以在预定时间内提高心率，达到预期心率后，躺下再行第二次超声心动图检查。
- 向患者解释在试验期间可感到累、出汗、轻度的气短，如果这些症状严重或出现胸痛，检查将停止。
- 确保检查期间监测血压，检查完成后 10 分钟内，将继续监测血压、心电图。

多巴酚丁胺负荷试验

如果完成初始超声心动图检查之后要行多巴酚丁胺负荷试验，医护人员要做到以下几点：

- 向患者说明要建立静脉通路以注射多巴酚丁胺，告诉患者不需要运动而是通过药物来增加心率，当开始静脉穿刺时有些不适，在注入药物期间会感到心悸、气短和疲劳。
- 告诉患者在注入药物期内行第二次超声心动图检查，在注入药物心率达到了预期心率后，行第三次超声心动图检查。
- 确保检查期间监测患者的血压。

护理措施

- 向患者说明操作步骤，让患者在检查期间保持静止，因为移动可以干扰结果，告知要在胸部涂抹传导凝胶并将 1/4 大小的换能器放置在凝胶上，因为需要施加压力以保持换能器与皮肤接触，告诉患者可能会略感不适。
- 操作后，清除皮肤上的传导凝胶。

心脏磁共振成像（MRI）

也被称为核磁共振，MRI产生高分辨的三维身体结构体层摄影的图像。它具有在无限频繁传导后按一定磁性排列的体核，放弃原排列的有利条件，这种MRI扫描器记录它们在一个过程中重新组合时核放射的信号（称为向前运行），然后，转换这些信号成为身体结构的详细的图像，这个图像结果显示除去肺或骨骼干扰的组织特征。

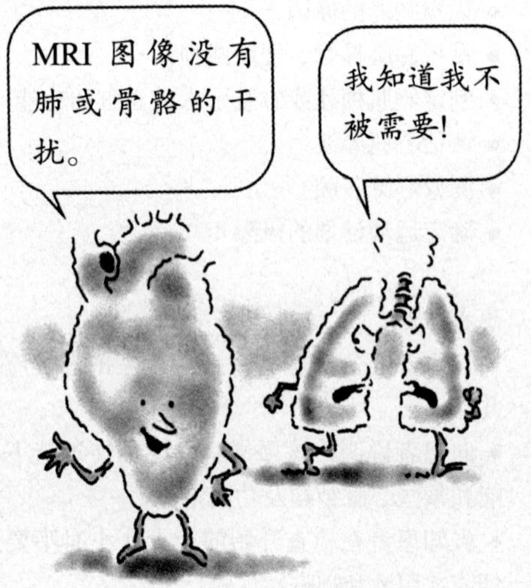
MRI图像没有肺或骨骼的干扰。
我知道我不被需要！

显示心脏结构

MRI可显示瓣膜和结构、心包异常和变化、心脏肿瘤、梗死组织、解剖学畸形和结构异常显影。它用于监测缺血性心脏病的进展和治疗的效果。

护理措施

- 告知患者在检查期间静卧不动。
- 告知患者他将会听到重击声。

拿掉贵重饰物

- 让患者在检查前拿走所有的贵重物品和其他的金属物品，体内有外科手术夹、头皮静脉针头、起搏器、金属填充物、心脏瓣膜修复术，或其他金属物品在体内的患者不能做MRI。
- 遵医嘱允许患者恢复活动。

心脏正电子发射体层摄影（PET）

心脏正电子发射体层摄影（PET）扫描，是将计算机体层摄影扫描和传统的核素影像技术相结合。其工作原理是：给患者注射放射性核素，这些同位素放射出称为“正电子”的粒子，PET扫描器可探测到正电子并重建成图像。PET扫描的一个特殊优点是：发射正电子的核素可通过化学方法标记在有生物活性的分子上，如葡萄糖，以便观察组织对其摄取和在组织中的分布情况。

心脏PET被用于确定冠状动脉疾病，评估心肌代谢和收缩功能，监测坏死心肌和存活心肌，特别是心肌梗死的早期；血流减少糖消耗增加表明心肌缺血，血流减少糖消耗降低表明心肌坏死、瘢痕组织。正常情况下，心肌扫描不应有缺血组织存在。

护理措施

- 警告患者在检查前，禁止吸烟和服用药物。
- 确认患者在相应的同意书上签字。
- 询问并汇报所有的过敏物质。
- 告诉患者将与心脏监护仪相连。
- 告知患者在检查期间应静止平卧。
- 向患者说明将通过注射、吸入或静脉注入的方法给予放射物质。
- 告诉患者该检查常是无痛的，如果计划用静脉注入方法，患者可能会因针头穿刺和止血带感到轻微不适，如通过吸入方法给予放射性核素，向患者说明这种操作是无痛的。

心脏血池成像

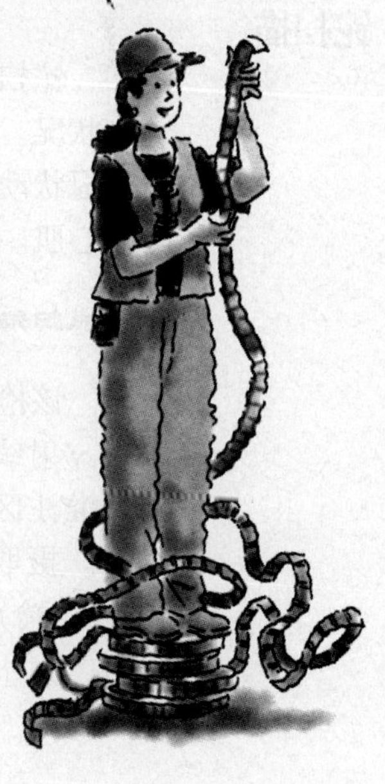

心脏血池成像〔多门电路探测扫描（MUGA）〕用于评估局部和整体的心室活动。在 MUGA 扫描期间，每一心动周期照相机拍摄 14～64 张图像，产生连续的图像，且能像动态的电影图像一样评估局部的室壁运动和射血分数及其他心脏功能指标。

不同检测方法

有多种 MUGA 扫描方法。负荷 MUGA 试验是在休息和运动后进行扫描以确定射血分数和心输出量的变化；硝酸甘油 MUGA 试验，闪烁照相机拍摄舌下给予硝酸甘油后心脏情况以评估药物对心室功能的影响。

护理措施

- 需要心电图为计算机发出信号，以便照相机在同一心动周期摄取图像。
- 如果心律失常引起心电图紊乱，则检查应予推迟。

锝99（^{99m}Tc）焦磷酸扫描

锝99（^{99m}Tc）焦磷酸扫描，也称为热点成像或PYP扫描，通过显示新的损伤心肌组织的部位和大小来帮助诊断急性心肌损伤，尤其对透壁梗死有诊断价值。该检查最好是在症状发作后12小时至6天内进行，也能帮助诊断右心室梗死、正后壁心肌梗死，评估创伤、室壁瘤和心脏肿瘤，发现新近电休克如电击除颤引起的心肌损伤。

热点扫描

检查中，给患者注入锝99焦磷酸，一种能被损伤细胞吸收的放射物质，闪烁照相机扫描心脏并显示受损伤的"热点"区域或明亮区域，热点的范围常与损伤区域相同。

护理措施

- 告诉患者医生将在检查前3小时经手臂静脉注射锝^{99}焦磷酸，该检查超过45分钟，让患者放心这种注射只引起一过性不适而且放射暴露是微不足道的。
- 告知患者在试验期间保持安静。
- 遵医嘱允许患者方可恢复活动。

铊扫描

铊扫描也称为"冷点成像"，用于评估心肌血流和心肌细胞状况。该检查有助于确定缺血心肌和坏死心肌，也有助于评估冠状动脉和心室功能及心包填塞，可在发病数小时内确定梗死心肌。（见：理解铊扫描）

冷点扫描

该检查使用铊-201，一种与钾类似的放射性同位素，能放射γ射线。静脉注射后铊-201快速进入健康心肌组织但进入低灌注区和受损细胞非常缓慢。照相机计数γ射线转换成图像。摄取同位素多的区域明亮，摄取少的区域暗淡称为"冷点"，冷点代表心肌灌注减少的区域。

我掌握了

理解铊扫描

在铊扫描中，低灌注区域和缺血的细胞不能摄取同位素（铊-201或Cardio-lite）故在扫描中显示冷点。正常时铊扫描显示同位素在左心室均匀分布无缺损区（冷点）。

静息扫描的意义

为从梗死心肌中鉴别出正常组织，可遵医嘱在静息灌注扫描后行运动铊扫描。静息灌注扫描可区别缺血区域、梗死区域或瘢痕区域。缺血心肌显示为可逆性缺损（冷点消失），梗死心肌显示为不可逆的缺损（冷点仍然存在）。

护理措施

- 告诉患者在检查前24小时，避免饮食过多、吸烟和剧烈活动。
- 如果准备行运动铊检查，建议患者穿舒适的衣服或睡衣，鞋要松紧适宜或穿拖鞋。
- 检查完后，遵医嘱允许患者方可恢复活动。

多普勒超声检查

多普勒超声检查评估上肢、下肢、腹部大动脉和颅外脑血管系统的血流。用手持式换能器向检查部位的动脉或静脉发射高频声波。

该检查的第一部分，声波经血管和周围组织反射，图像显示在显示器上。其余的声波特异性地直接进入血管内进行分析。这些声波以一个频率碰到移动的红细胞后，以另一个频率反射回换能器。频率变化产生与血管血流相对应的可接听的多普勒信号。血流的速度、方向和血流模式以波形呈现在显示器上。能测量到血管的大小和形状。

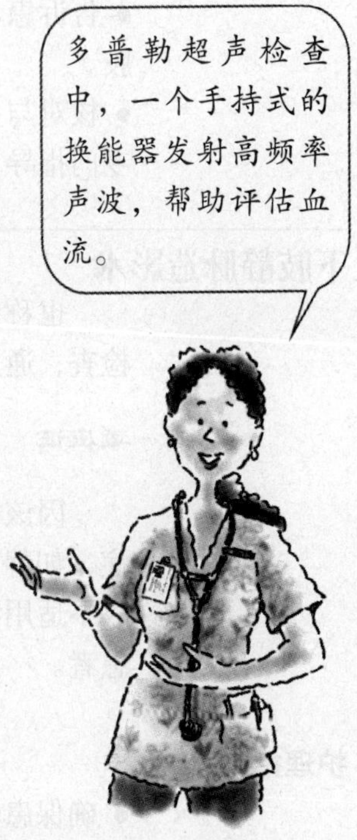
多普勒超声检查中，一个手持式的换能器发射高频率声波，帮助评估血流。

多普勒诊断

多普勒超声检查可用于动静脉系统疾病的诊断，如动脉闭塞、动脉血栓或栓塞、动脉瘤、假动脉瘤、动脉夹层、先天畸形、动静脉瘘、血栓性静脉炎和静脉机能不全。也能显示移植术后或外科分流术后患者的动静脉图像。

动脉系统分析

脉搏容积记录检测可和多普勒一并进行。该检测可定量记录上下肢各部分的动脉血流差异。几个血压监测点放在肢端，同时手持多普勒装置记录血管收缩压和波形。通过比较不同的血管段，可确定是否有外周血管阻塞以及部位和程度。

护理措施

- 向患者说明该项检查，强调这是非侵入性的检查不会感到不适。
- 告诉患者为了使声波传入身体组织将在皮肤上涂抹水溶性凝胶。
- 核对与血管有关的检查以确定是否需用特殊设备和是否需要专门指导，告诉患者该检查需要禁食。

下肢静脉造影术

也称为逆行静脉造影，静脉造影是远端静脉的X线影像检查，通过注入造影剂评估下肢深静脉的情况。

适应证

因该检查需要让患者在相对高剂量的放射下，可引起并发症，如静脉炎、局部组织损伤和偶然发生的深静脉血栓形成，故不适用常规筛查，只适用于多普勒超声检查不能明确诊断的患者。

护理措施

- 确保患者已在相应的同意书上签字。
- 询问并汇报所有的过敏物质。
- 询问病史并汇报是否对碘、含碘食物或造影剂有超敏反应。

● 使患者放心，造影剂的并发症是罕见的，但要告知患者如有恶心、严重烧灼或瘙痒、咽喉或胸部发紧、呼吸困难等症状应立即报告。

● 遵医嘱中止抗凝治疗。

● 遵医嘱给予镇静剂。

● 指导患者在检查前 4 小时限制饮食，允许喝水。

● 告知患者在注射造影剂时腿部可有烧灼感，在操作过程中可有不适感。

● 如果发现深静脉血栓，遵医嘱开始治疗（注射肝素、卧床休息、双腿抬高或使用托架）。

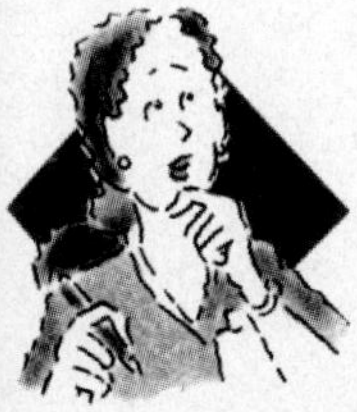

快速测验

1．为监测口服抗凝治疗，凝血酶原时间（PT）标准化测量的最佳方法是：

A．血浆凝血酶时间

B．国际标准化比值（INR）

C．部分凝血活酶时间

D．活化的出血时间

答案：B。INR 是 PT 标准化测量的最佳方法，以监测抗凝治疗。

2．对心肌损伤最具特异性的检查是：

A．CK

B．CK-MB

C．肌钙蛋白 I

D．肌红蛋白

答案：C。肌钙蛋白 I 只存在于心肌中，对于心肌损伤较其他检查更具有特异性。

3．为什么要监测胸痛患者的心肌酶水平？

A．连续监测心肌酶水平可揭示心肌损伤的程度，有助于监 测愈合过程

B．检测心肌酶有助于发现心肌损伤的部位

C．心肌酶水平下降有助于估计心肌损伤患者的康复时间

D．心肌酶结果将揭示患者是否真的胸痛

答案：A。连续心肌酶测定可明确是否有心肌损伤。

4．下列哪项检查结合而成为经食管超声心动图检查(TEE)？

A．心电图

B．经内镜下逆行胰胆管造影（ERCP）

C．内镜检查

D．乙状结肠镜检查

答案：C。在TEE中，超声检查和内镜检查结合以提供一个更佳的心脏结构的图像。

5．非侵入性评估血流的方法是：

A．多普勒超声检查

B． 静脉造影术

C．血管造影术

D．心导管检查

答案：A。多普勒超声检查通过高频声波和换能器评估上肢、下肢、腹部大血管的血流和颅外脑血管系统。

评分

☆☆☆ 如果你全部正确回答了5个问题，太棒了。测试结果是最优秀的。

☆☆ 你如果正确回答了3～4个问题，好。你的诊断水平一般。

☆ 你如果正确回答的问题不足3个，不需要再次测试，重新学习本章内容。

（高云华，陈超 译　吴云涛 校）

5

第五章　治　疗

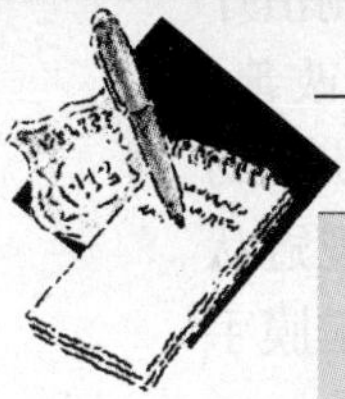

要点

在本章中，你将学习：

- ◆ 心血管疾病的治疗
- ◆ 心血管疾病患者特殊治疗前的准备
- ◆ 出院后家庭监测和护理技术

心血管疾病治疗概述

心血管疾病的治疗方法很多，心脏移植和人造心脏植入也获得了广泛关注，然而最常用的方法包括药物治疗、外科治疗、球囊导管治疗、除颤、同步心脏转复和起搏器植入。

药物治疗

有几种药物主要用于心血管疾病的治疗，这些药物包括：

- 肾上腺素能药
- 抗心绞痛药
- 抗心律失常药
- 抗凝血药
- 抗高血压药
- 降脂药物
- 利尿剂
- 溶栓药

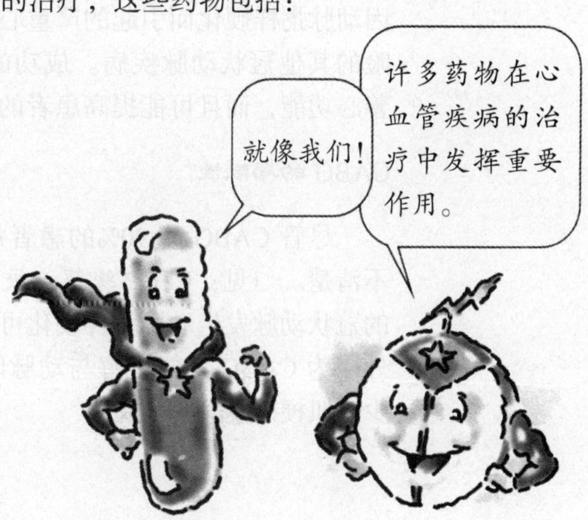
许多药物在心血管疾病的治疗中发挥重要作用。
就像我们!

关于心血管药物的详细信息见附录一：心血管药物指南。

外科治疗

尽管单器官和多器官移植取得了巨大成功，免疫抑制治疗取得了明显进步，心室辅助装置（VAD）获得了进一步改善，大多数患者还是接受传统的外科治疗。治疗心血管系统疾病的外科治疗包括冠状动脉旁路移植术（CABG）、微创直视冠状动脉旁路移植术（MIDCAB）、心脏移植、血管修补、瓣膜手术和植入心室辅助装置。

冠状动脉旁路移植术（GABG）

CABG是应用自体移植物（通常为一段隐静脉或内乳动脉）替代闭塞的冠状动脉以恢复心肌的供血。依据患者的病情和所需搭桥血管的数目不同，CABG的方法也有所差异。

旁路选择

最常用的旁路是主动脉-冠状动脉旁路，即将移植血管的一端与升主动脉连接而另一端与冠状动脉闭塞远端的血管相连（见图：冠状动脉闭塞的旁路手术）。

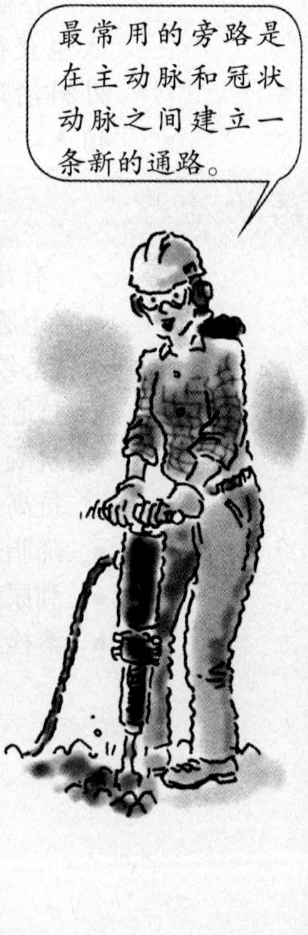
最常用的旁路是在主动脉和冠状动脉之间建立一条新的通路。

CABG的适应证

每年有超过20万的人（多数是男性）接受CABG手术，它已成为心脏外科最常见的手术之一。主要适应证包括因动脉粥样硬化而引起的严重心绞痛，具有高危心肌梗死危险的其他冠状动脉疾病。成功的CABG能缓解心绞痛，改善心功能，而且可能提高患者的生活质量。

CABG的局限性

尽管CABG使90%的患者疼痛缓解，但其长期疗效尚不清楚。（见：EECP缓解心绞痛）桥血管闭塞和其他部位的冠状动脉发生动脉粥样硬化可能需要再次行外科手术。另外因为CABG不能缓解与动脉闭塞的相关疾病，故不能减少心肌梗死复发的危险。

冠状动脉闭塞的旁路手术

当患者接受全麻后，开始分离移植血管。术者在患者的股部或腓肠肌处做一系列切口移取一段大隐静脉作为移植血管。许多术者喜欢用内乳动脉。

暴露心脏

获取自体移植血管后，术者开始行胸骨正中切开以暴露心脏，而后开始体外循环。

为了减少术中心肌耗氧和保护心脏，术者通过向主动脉根部注射低温、心脏麻醉液（高钾盐水溶液）诱导心脏低温和停搏。

精心缝合

当患者准备好后，术者将静脉移植血管的一端缝合到升主动脉上，将另一端缝合到闭塞冠状动脉的远端。为了保证血流，静脉移植血管以反方向进行缝合。术者按同一方法为每一闭塞的血管进行旁路移植。

下图显示，三支闭塞的冠状动脉由大隐静脉行旁路连接。

手术结束

当血管移植完毕后，术者从心脏中冲洗出心脏麻醉液终止体外循环。然后放置心外膜起搏电极，留置胸腔引流管，关闭切口，并用消毒敷料包扎。

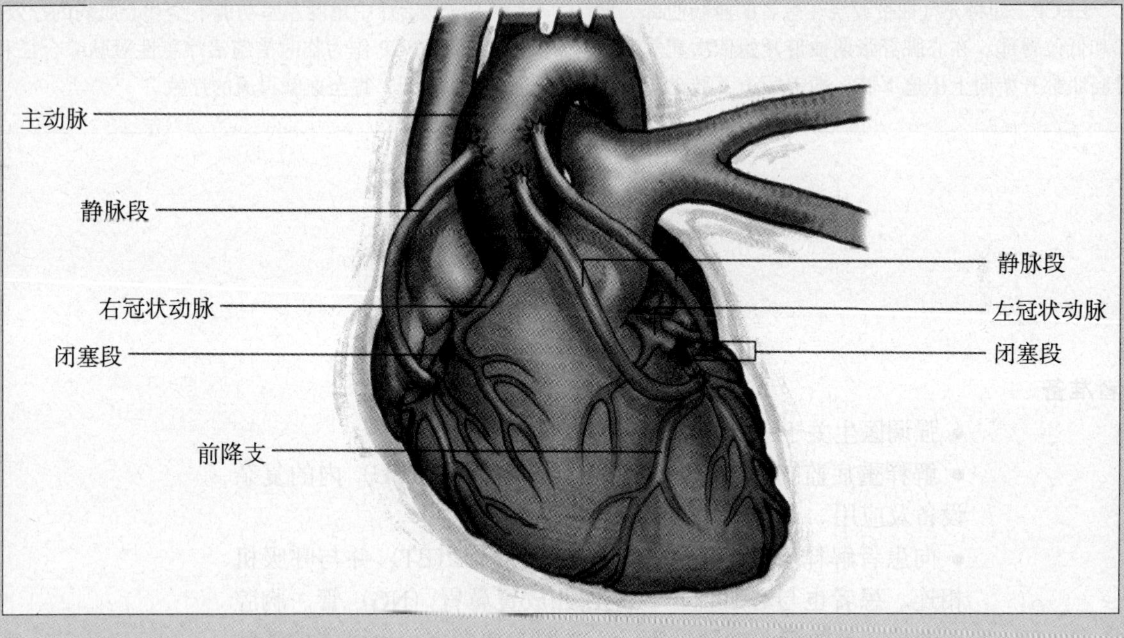

EECP 缓解心绞痛

对于常规治疗无效的反复发作的稳定型心绞痛患者，加强型体外反搏（EECP)可缓解疼痛，它能减轻冠状动脉缺血，提高运动耐力，促进侧支循环的建立。

EECP 的适应证

下列情况可考虑行 EECP：

- 不适于血管重建或血管重建术危险非常高的患者。
- 经药物治疗或血管重建后仍经常发生心绞痛的患者。
- 拒绝介入治疗。
- 因为糖尿病患者患心血管病的危险性增加且血管重建术的疗效欠佳，故可经 EECP 获益。

理解 EECP

EECP，即将充气袖带缠绕在患者的腓肠肌部、股部和低位臀部。在心脏舒张期袖带开始依次充气，自腓肠肌部开始向上压迫下肢，袖带压迫下肢动脉促使血逆流并增加冠状动脉灌注，类似于主动脉内反搏。在舒张期末袖带压迅速降低以减少血管阻力并降低心脏负荷。EECP 也可促进闭塞或狭窄冠状动脉的侧支循环。

与主动脉内反搏相比，EECP 增加了静脉回流，增加了心脏的充盈压并最终增加心输出量。

EECP 的副作用

虽然少见，但患者可能会感觉腿部不适、青紫、水疱或由于频繁的充气而导致皮肤破损。由于 EECP 增加静脉回流，对于左室射血分数减低和心衰的患者应在 EECP 的过程中和结束后密切监测肺充血或水肿。

EECP 的其他用途

EECP 可用于其他心血管疾病的治疗，目前正在观察 EECP 治疗中重度左室功能不全和心肌病的疗效。也在观察 EECP 作为临时措施治疗急性冠脉综合征和急性心肌梗死，直至血管再通的疗效。

患者准备

- 强调医生关于手术的解释。
- 解释重症监护室（ICU）或麻醉复苏室（PACU）内的复杂设备及应用。
- 向患者解释术后苏醒时要带着气管插管（ET）并与呼吸机相连。患者也与心脏监护仪相连并放置鼻胃（NG）管、胸腔引流管、导尿管、动脉导管、心外膜起搏电极，也可能放置肺动脉导管，告诉患者会有轻微的不适并且会尽可能快地停用这些设备。

● 与患者一起复习增加肺活量技术并进行深呼吸训练。

● 确认患者或有责任能力的家庭成员已签署同意书。

● 按医嘱术前为患者备皮。

● 临手术前开始心电监测并协助置入肺动脉导管和建立动脉通路。一些单位习惯术前在手术室置入肺动脉导管和建立动脉通路。

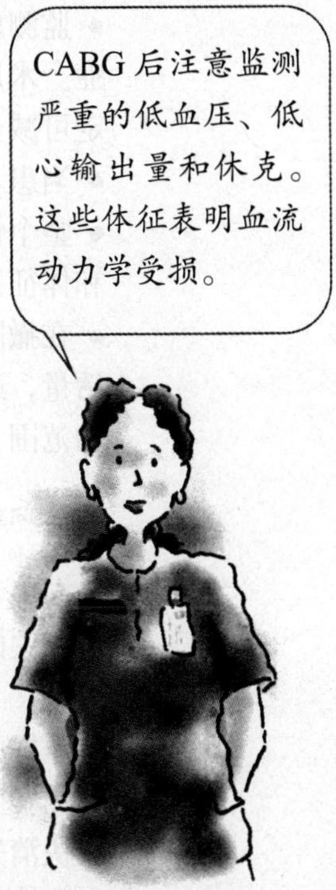
CABG 后注意监测严重的低血压、低心输出量和休克。这些体征表明血流动力学受损。

监护和术后护理

● CABG 后，监测有无血流动力学受损的征象，如严重低血压、心输出量降低和休克。

● 按照设备说明设置报警程序。

● 每 5～15 分钟检查并记录一次生命体征和血流动力学参数直至患者情况稳定。按医嘱给予药物并依据患者的反应调整滴速。

● 连续监测心电情况，观察心率和节律有无紊乱，如果发现严重的心律失常立即通知医生并准备帮助进行心外膜起搏，如果必要进行心脏转复或除颤。

观察各种参数

● 为确保充足的心肌灌注，将动脉压力维持在医生设定的范围内。通常平均动脉压低于 70mmHg 会导致组织灌注不足；压力超过 110mmHg 可能引起出血和移植血管破裂。按医嘱监测肺动脉压力（PAP）、中心静脉压（CVP）、左房压和心输出量。

● 定时检查患者的外周脉搏、毛细血管充盈时间、皮肤温度和颜色并听诊心音，发现异常及时报告。

● 通过检查呼吸音、胸廓运动幅度、胸廓膨胀是否对称评估组织氧合情况。每 2～4 小时检测动脉血气（ABG），并依据结果调整呼吸机的设置参数，保持动脉血气参数在医嘱范围内。

● 维持胸部引流管在规定的负压（通常 −10～−40mmH_2O）范围内，定期检查有无出血、引流过多（超出 200ml/h）和引流突然减少或中断。

记录出入量

- 监测患者的出入量，检查电解质平衡，尤其是低钾和低镁血症。术后即刻至少每小时检查一次尿量，并随着患者情况的稳定可减少频率。
- 当患者伤口疼痛严重时，按医嘱给予止痛剂或其他药物。
- 整个恢复过程要评估有无卒中、肺栓塞和肾灌注受损的症状和体征。
- 在撤除机械通气和拔除ET插管后，开始肺部理疗，增加肺活量，鼓励患者咳嗽，经常翻身并深呼吸。按医嘱帮助关节活动范围（ROM）练习以增进外周循环和防止血栓形成。

术后问题

- 向患者解释心脏手术后经常发生的心包切开综合征，告知患者相关的症状和体征，如发热、肌肉和关节疼痛、无力和胸部不适。
- 作好手术后患者发生抑郁的准备，术后抑郁可在患者出院后数周发生。要使患者安心，向患者解释术后抑郁是正常的并将很快消失。
- 保持禁食直至肠鸣音恢复。然后开始清淡流食并根据患者的耐受及医嘱增加膳食。告知患者应限制钠盐和胆固醇的摄入，向其说明这种饮食有助于减少再发动脉闭塞的危险。
- 监测术后并发症，如卒中、肺栓塞、肺炎和肾灌注受损。
- 按医嘱允许患者逐渐增加运动（见：心脏康复）。

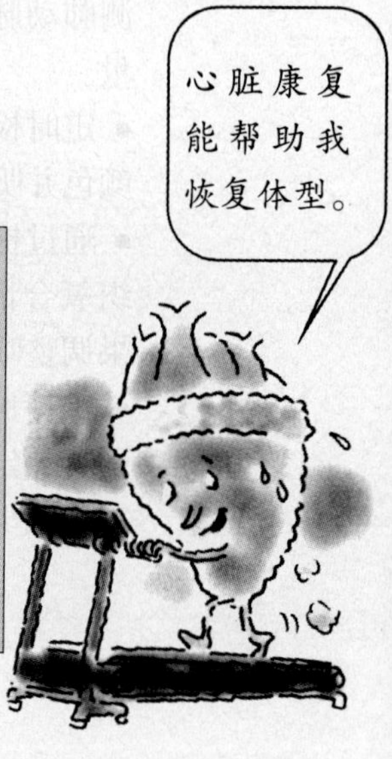

心脏康复

心脏康复是一项运动项目，目的是监测和提高心血管功能并帮助患者掌握如何处理心脏疾病。

心脏康复的内容包括：

- 个体化的运动程序
- 饮食、营养和控制体重
- 压力管理
- 减少危险因素
- 控制饮酒和胆固醇摄入

依据患者的需求和耐受情况每周进行修改，康复期内要连续监测心率、血压和症状。依据患者的个体需求进行宣教。

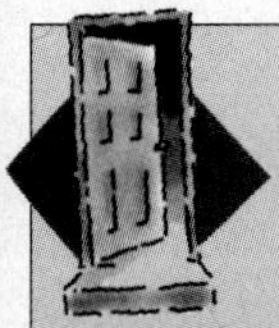

家庭护理

CABG 术后患者的宣教

出院前告知患者：

- 观察并及时通知医生任何感染（如红、肿、下肢和胸部渗出、发热或咽喉痛）或可能发生的动脉再闭塞征象（心绞痛、头晕、呼吸困难、快速或不规则的脉搏或运动恢复时间延长）。
- 体重每周增加超过 3lb（1.4kg）应通知医生。
- 按医嘱安排饮食，尤其限制钠盐和胆固醇的摄人。
- 保持运动和休息的平衡，每晚至少睡眠 8 小时，每天午后安排短时间休息，当从事较重的体力活动时要多休息。
- 按医嘱参加运动项目或心脏康复项目。
- 适应生活习惯的改变（戒烟，改善饮食结构，规律运动）以减少动脉粥样硬化的进程。
- 与地方的心脏康复俱乐部和美国心脏协会建立联系并获得相关信息和支持。
- 确保患者理解药物的剂量、服药次数和可能的副作用。

- 观察切口部位有无感染的征象或引流情况。
- 为患者和家人提供支持以适应康复过程和生活习惯的变化（见：CABG 术后患者的宣教）。

微创直视冠状动脉旁路移植术（MIDCAB）

不久前，心脏手术仍要求心脏停搏和应用心肺旁路维持血液循环和氧，但新近出现的 MIDCAB 技术能通过小的胸廓切口在跳动的心脏上完成冠状动脉旁路移植。患者只需要右肺通气辅以少量药物，如 β 肾上腺受体阻滞剂以便在手术中减慢心率和减少心脏跳动。

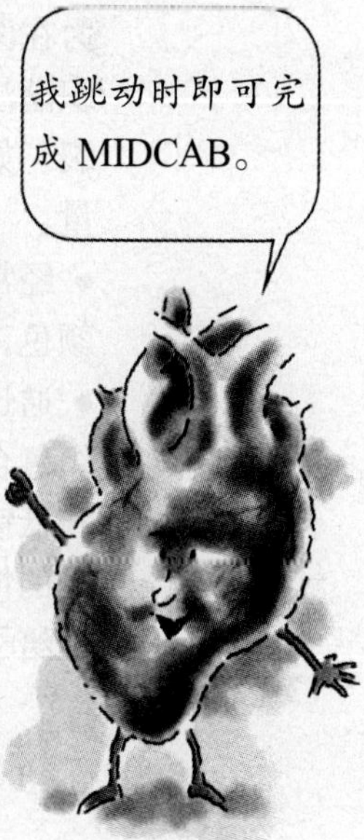

MIDCAB 的优点

MIDCAB 的优点包括：缩短住院时间、可应用短效麻醉剂、减少术后并发症（如感染）、切口小、短时间内即可恢复工作。适合 MIDCAB 的患者包括左前降支近端病变和右冠脉病变及旋支病变。

患者准备

- 与患者一起论述手术步骤并回答患者提出的问题，告诉患者可能在手术后即刻拔管或在术后2～4小时拔管。
- 教会患者固定伤口、咳嗽和深呼吸，并使用诱导性肺量器。
- 解释术后止痛药的应用并尽可能使用非药物方法控制疼痛。
- 让患者知道在手术后当天可在别人的帮助下走路，并可在48小时内出院。

监测和术后护理

- MIDCAB后，观察有无血流动力学受损的征象，如严重的低血压、心输出量减低和休克。
- 每5～15分钟检查和记录生命体征及血流动力学参数直到患者情况稳定，按医嘱给予药物并根据患者的反应调整滴速。

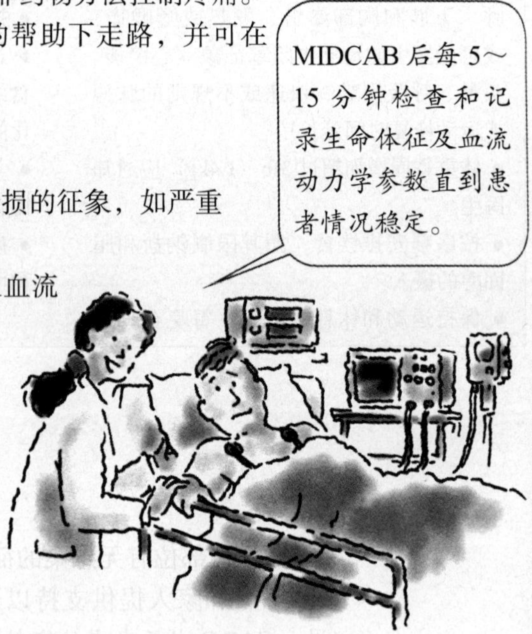

- 连续监测心电图以发现心率和心律异常，如果监测到严重异常，通知医生并准备帮助心外膜起搏，如有必要，给予心脏转复或除颤。
- 保证充足的心肌灌注，保证动脉压力在医生设定的范围内。通常平均动脉压＜70mmHg将导致组织灌注不足，压力超过110mmHg可能引起出血和移植血管破裂。如果放置了PA导管应监测PAP、CVP、左房压和心输出量。
- 经常检查患者的周围脉搏、毛细血管充盈时间、皮肤温度和颜色，听诊心音，报告异常。
- 通过检查呼吸音、胸廓运动幅度、胸廓运动是否对称评价组织氧合情况，监测患者的出入量，评价电解质平衡，尤其低钾和低镁血症，在手术结束即刻至少每小时评估一次尿量，随患者的情况稳定可减少观察次数。
- 给予止痛药，如果合适应鼓励使用患者控制的止痛药。

• 整个恢复阶段要评估有无卒中、肺栓塞、肾灌注受损的症状。

• 提供胸部理疗和诱导性肺量器，鼓励患者咳嗽，经常翻身并深呼吸。按医嘱帮助 ROM 练习，以促进外周循环并防止血栓形成。

• 解释心脏手术后常发生的心包切开综合征。告知患者相关的症状和体征，如发热、肌肉和关节痛、无力、胸部不适。

• 对患者可能出现的手术后抑郁应有所准备，术后抑郁可在出院后数周发生，让患者放心，术后抑郁是正常的并会很快消失。

• 禁食直到肠鸣音恢复。然后开始允许进食清淡流食并按医嘱及患者的承受情况增加饮食，告知患者限制钠盐和胆固醇摄入，向其解释这种饮食有助于减少再发动脉阻塞的危险。

• 按医嘱逐渐允许患者增加运动量。

• 监测切口部位有无感染的征象及引流情况。

• 为患者和他的家人提供支持以适应恢复过程及生活习惯的变化（见：对 MIDCAB 术后患者的宣教）。

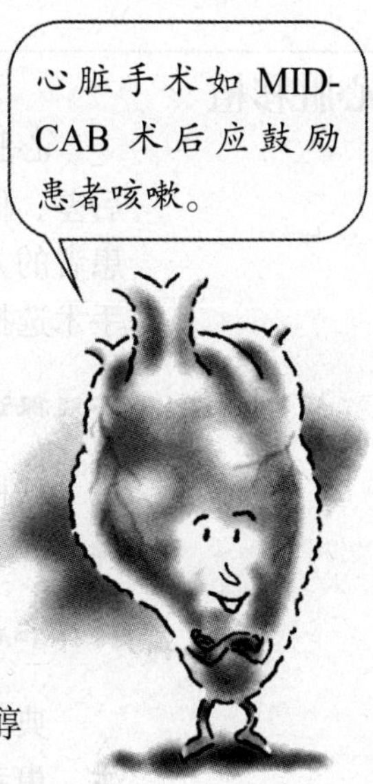

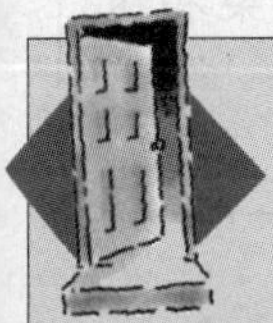

家庭护理

对 MIDCAB 术后患者的宣教

对 MIDCAB 术后准备出院的患者应给予下列指导：

• 继续进行在医院开始的训练。

• 完成咳嗽和深呼吸练习（用枕头固定切口以减轻疼痛）并使用诱导性肺量器以减少肺部并发症。

• 出院后 4～6 周避免提举＞10lb（4.5kg）的重物。

• 2～4 周后恢复性生活。

• 每天检查伤口部位，只要发现任何感染迹象（红肿、引流物恶臭），或移植血管阻塞的症状（慢、快或不规律的脉搏、心绞痛，头晕或呼吸困难）应立即通知医生。

• 完成各项必要的伤口护理。

• 适应生活习惯的改变。

• 按医嘱服药并向医生报告出现的副作用。

• 考虑参加心脏康复项目。

心脏移植

心脏移植是指用供体心脏替代患者的心脏，是治疗那些预后差、估计存活6～12个月、生活质量极差的终末期心脏疾病患者的方法。典型心脏移植的对象是不能控制症状而已无其他手术选择余地的患者。

不能保证治愈

移植不能保证治愈。严重的术后并发症包括感染和组织排异。许多患者术后发生1～2种并发症。

排异和感染

典型的排异发生在手术后的前6周内，但6周后也可发生。患者需接受单克隆抗体和有效的免疫抑制剂治疗。免疫抑制剂的应用使患者处于致命感染的危险境地。

患者准备

- 反复向患者强调医生关于手术的解释。
- 向患者解释ICU和麻醉后重症监护病房（PACU）内的复杂设备和使用方法。
- 向患者解释术后苏醒时将会带着气管内插管并与呼吸机相连，也将行心电监测并放置鼻胃管、胸腔引流管、导尿管、动脉通路、心外膜起搏电极，也可能留置肺动脉导管，告知患者不适是轻微的并且尽可能早地撤除。
- 让患者复习诱导性肺量器的使用和ROM练习。
- 确保患者或有责任能力的家庭成员签署同意书。
- 按医嘱手术前为患者备皮。
- 手术即刻开始心脏监测并帮助放置PA管和建立动脉通路，一些医院术前在手术室置入PA管和建立动脉通路。

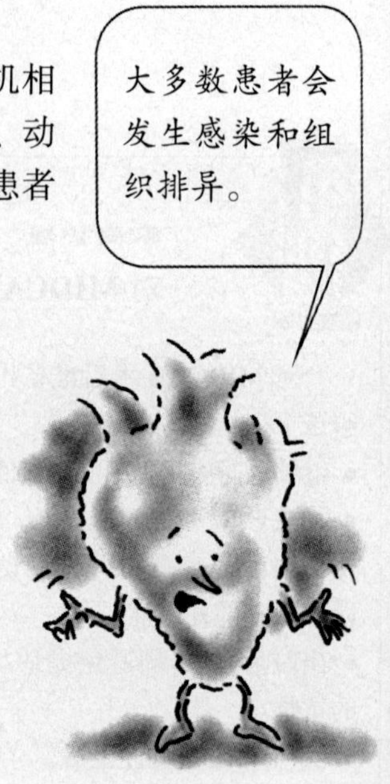

监测和术后护理

- 为患者和家属提供精神支持，通过讨论手术过程、可能的并发症、移植后的影响、移植后需长时间内康复等问题来缓解他们的恐惧。
- 手术后保持相对的隔离。
- 给予免疫抑制剂，密切监测患者有无感染的征象。因为免疫抑制剂可掩盖感染的征象，故接受移植者感染的症状可不明显。
- 每 15 分钟监测生命体征直到病情稳定，评估有无血流动力学受损的征象，如低血压、心输出量降低和休克。
- 如有必要，在最初的 24～48 小时给予硝普钠以控制血压。静注多巴胺可提高收缩力和增加肾灌注。
- 可能需要用生理盐水、血浆代用品或血液制品补充血容量以维持中心静脉压。监测患者容量负荷过重的症状和体征，如水肿、颈静脉怒张和肺动脉压升高。
- 如果患者的肺动脉压升高可给予前列腺素 E 以舒张肺血管及降低右室后负荷。
- 监测心电图有无节律紊乱。
- 保持胸腔引流管系统在指定的负压。定时观察有无出血或引流突然中断的情况。

观察身体其他异常情况

- 密切观察患者有无组织排异反应的征象（心电图显示电活动减弱、电轴右偏、房性心律失常、传导障碍、体重增加、困倦、心室衰竭、颈静脉怒张和 T 细胞计数增加）。
- 牢记去神经心肌或去神经的影响（在心脏移植手术中迷走神经被切断）使许多药物如滕喜隆和抗胆碱能药物（如阿托品）失去作用（见：心脏移植后患者的宣教）。

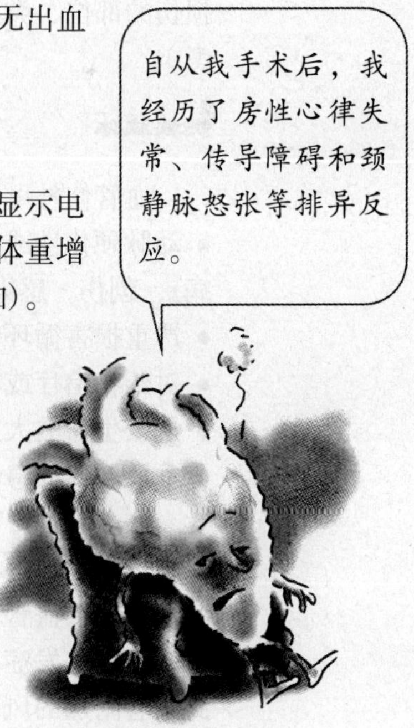
自从我手术后，我经历了房性心律失常、传导障碍和颈静脉怒张等排异反应。

家庭护理

心脏移植后患者的宣教

在患者出院前告知患者：

- 继续进行在医院开始的练习
- 练习咳嗽和深呼吸运动（用枕头固定伤口减轻疼痛）并使用诱导性肺量器以减少肺部并发症。
- 出院后4～6周避免提举＞10lb（4.5kg）的重物。
- 2～4周后恢复性生活。
- 每天检查伤口部位，如果有任何感染的征象（红肿、引流物恶臭）立即告知医生。
- 完成必要的伤口护理。
- 适应生活习惯的调整。
- 按医嘱服药（这将是终生的），并向医生报告副作用。
- 按指导参加心脏康复训练。
- 立即向医生报告任何胸痛和呼吸困难。
- 避免到人员拥挤的地方，避免与任何感染性疾病的人接触。
- 按要求定时随诊。

血管修补

血管修补包括动脉瘤切除、搭桥手术、栓子切除术、腔静脉滤器置入、动脉内膜摘除术和静脉剥脱术，依据血管闭塞或损伤的部位、类型、范围决定手术方式（见图：血管修补的类型）。

挽救肢体

血管修补可用于治疗：

- 动脉硬化性或血栓栓塞性病变（如主动脉瘤或动脉阻塞性疾病），创伤，感染，或先天性血管损伤。
- 严重损害循环的血管阻塞。
- 对药物治疗或非手术治疗（球囊导管）无效的血管疾病。
- 危及生命的大血管夹层动脉瘤破裂。
- 危及肢体的急性动脉闭塞。

血管修补的并发症

所有的血管手术都有可能出现血管损伤、栓塞、出血、感染和其他并发症。移植血管可能闭塞、狭窄、扩张或破裂，因此具有附加的风险。

血管修补的类型

有多种手术方法用于修补损伤或病变的血管，其中包括主动脉瘤修补、腔静脉滤器置入、血栓摘除和旁路移植手术。

主动脉瘤修补

主动脉瘤修补涉及瘤段血管的切除。首先切开暴露瘤体部位，如有必要行体外循环。而后术者夹闭主动脉，切除瘤体，并修补受损的主动脉。

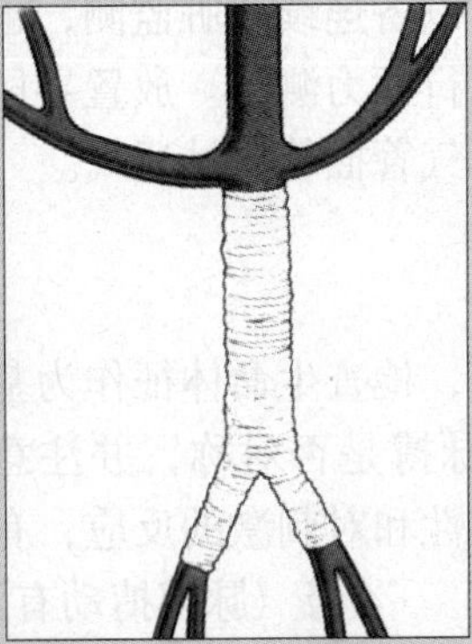

腔静脉滤器置入

腔静脉滤器能捕捉静脉腔内栓子，防止他们阻塞血管，经皮导管置入腔静脉滤器或伞，能捕捉栓子但允许血流通过。

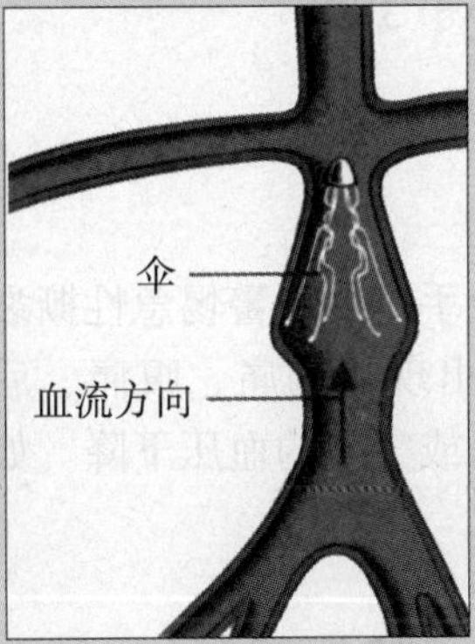

血栓切除术

为从血管中移除栓子，医生要进行栓子切除术。具体方法是先将一根尖端带有球囊的导管送入血管内，并使其通过血栓（如左下图）。然后充盈球囊回撤导管移除血栓（如右下图）。

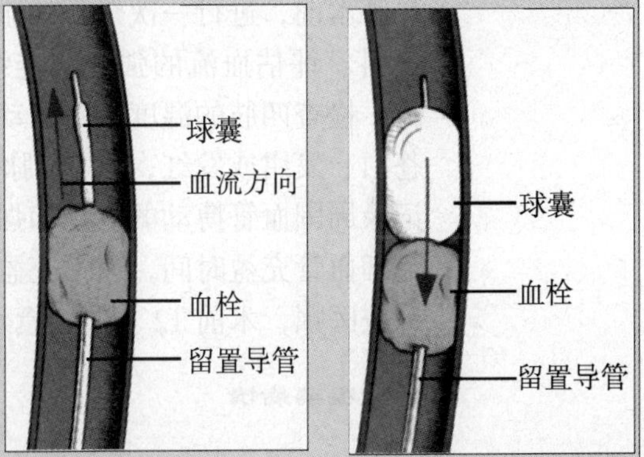

旁路移植

旁路移植是为动脉粥样硬化所致的阻塞动脉建立旁路。具体方法是，暴露受累血管后，术者吻合一个人造或自体移植血管使血流绕过阻塞的动脉血管段，可从患者身体其他部位获取静脉或动脉作为自体移植血管，图示股动脉腘动脉分流术。

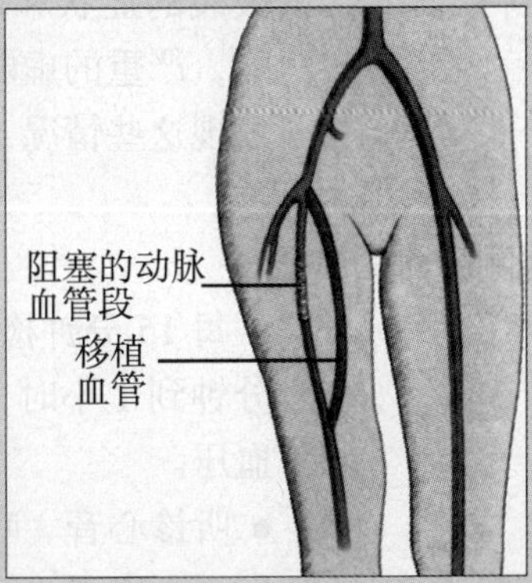

患者准备

- 确保患者及其家属理解医生对手术的解释和可能的并发症。
- 告知患者需要采用全身麻醉，在ICU或PACU行术后复苏。向其解释将建立静脉通路，放置电极以备连续心脏监测，也可能建立动脉通路或放置肺动脉导管以行压力测定。放置导尿管以精确地测量出量。向其解释需要行气管插管机械通气。

检查血流

- 手术前，进行一次全面的血管检查，检查生命体征作为基础资料。评估血流的强度、连续性和脉搏是否对称，并注意杂音。检查四肢的温度，对运动的敏感性和对刺激的反应，有无苍白、发绀或发红，以0（脉搏缺失）～4级（脉搏搏动有力）记录周围血管搏动的容积和强度，通过使指（趾）甲变白检查毛细血管充盈时间，通常充盈时间小于3秒。
- 按医嘱，术前12小时禁食水。

密切观察病情

- 如果患者正在等待行主动脉瘤修补手术，要警惕急性撕裂或破裂的症状和体征。尤其注意突然出现的胸痛、腹痛、后背痛，严重的虚弱，出汗，心动过速，或突然的血压下降。如果发现这些情况，立即通知医生。

监测和术后护理

- 每15分钟检查和记录一次生命体征直到情况稳定，然后30分钟到1小时，最后延长至2～4小时。及时报告低血压和高血压。
- 听诊心音、呼吸音、肠鸣音，报告异常发现，监测心电图以发现心率和心律异常，监测其他压力参数，认真记录出入量。
- 定期检查伤口敷料，观察有无过多出血。
- 评估患者的神经系统和肾功能，报告异常。
- 如果伤口疼痛，按医嘱给予止痛药。
- 经常评估周围血管搏动，如果触诊困难可应用多普勒超声仪，检查双侧肢体的肌力、运动、色泽、温度和毛细血管充盈时间。

● 按医嘱更换敷料行切口护理，调整体位以免压迫移植血管，减轻水肿。按医嘱给予抗血栓药物，监测相应的实验室指标以评估疗效。

● 评估有无并发症，立即报告相关的症状和体征（见表：血管修补手术并发症）。

● 随着患者情况的改善，如果情况允许逐步停用呼吸机，保持呼吸道卫生，鼓励患者咳嗽、翻身和深呼吸。

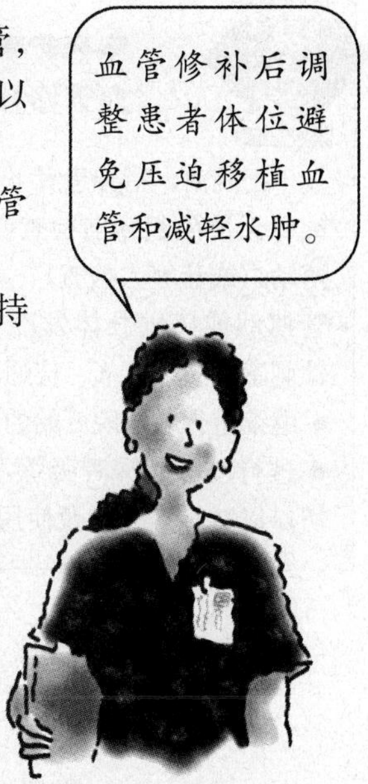
血管修补后调整患者体位避免压迫移植血管和减轻水肿。

血管修补手术并发症

患者接受血管修补手术后，监测可能出现的并发症。

并发症	症状和体征
肺感染	● 发热 ● 咳嗽 ● 充血 ● 呼吸困难 ● 异常呼吸音
感染	● 发红 ● 温暖 ● 渗出物 ● 疼痛 ● 发热 ● 心率加快 ● 高血压或低血压
肾功能不全	● 尿量减少 ● 血尿素氮和肌酐水平升高
闭塞	● 周围血管搏动减弱或缺失 ● 感觉异常 ● 严重的疼痛 ● 发绀
出血	● 低血压 ● 心动过速 ● 焦躁不安和意识障碍 ● 呼吸表浅 ● 腹痛 ● 腹围增加

家庭护理

血管修补术后患者的宣教

出院前，指导患者下列事项：

- 每天清晨起床前检查受累肢端的血管搏动（或让家人检查），如果触及不到血管搏动或感觉肢体发冷、苍白、麻木、针刺感或肢端疼痛，应通知医生。
- 继续进行在医院开始的练习。
- 进行咳嗽和深呼吸练习（用枕头固定切口以减轻疼痛）及使用诱导性肺量器，以减少肺部并发症。
- 出院后4～6周避免提举＞10Ib（4.5kg）的物体。
- 每天检查伤口，如有任何感染的症状和体征应通知医生。
- 按医嘱服药并报告副作用。
- 如果患者服用华法林，定期行实验室检测以监测国际标准化比值。

- 鼓励患者进行ROM练习，以防止血栓形成，帮助尽早行走以防制动带来的并发症。
- 为患者和家人提供支持以适应恢复过程和生活习惯的变化。（见：血管修补术后患者的宣教）

瓣膜手术

瓣膜手术的类型包括：瓣膜成形术（瓣膜修补）、联合部切除术（粘连增厚的二尖瓣瓣叶分离）、瓣膜置换（用机械瓣或人造瓣膜）。

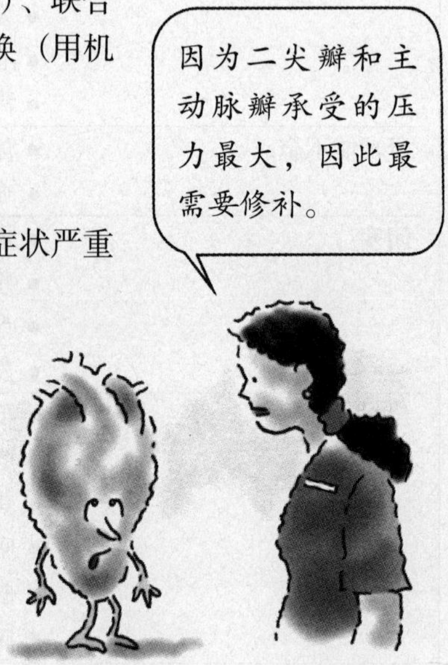
因为二尖瓣和主动脉瓣承受的压力最大，因此最需要修补。

注重预防

瓣膜手术主要用于预防瓣膜狭窄或关闭不全且症状严重不能控制的患者发生心衰。

压力因素

由于左室收缩时产生的高压、狭窄和关闭不全常累及二尖瓣和主动脉瓣，其他瓣膜手术的指征依赖患者的症状和累及的瓣膜。

● 主动脉瓣关闭不全——出现下列症状（心悸、头晕、运动时呼吸困难、心绞痛或杂音）或胸片和心电图显示左室肥大时应行瓣膜置换。

● 主动脉瓣狭窄——可能无症状，如果心导管检查显示明显狭窄应推荐进行瓣膜置换或球囊瓣膜成形术。

● 二尖瓣狭窄——瓣膜成形术或粘连切除术适合于出现疲劳、呼吸困难、咯血、心律失常、肺动脉高压或右室肥大的患者。

● 二尖瓣关闭不全——瓣膜成形或瓣膜置换适合于因这些症状（呼吸困难、疲乏和心悸）干扰了患者活动的或急性关闭不全（如乳头肌断裂）。

手术并发症

虽然瓣膜手术的死亡危险低，但也可以引起严重的并发症。例如，由于未结扎的血管、抗凝治疗或手术时体外循环引起的凝血疾病所致的出血；由于湍流通过人造瓣膜形成的血栓或体外循环时脑灌注不足引起的脑卒中；在瓣膜置换术后数天或数月内可发生感染性心内膜炎；由于人造瓣膜装置的破裂可引起瓣膜功能不全的故障。

患者准备

● 如果必要，强调和补充医生对于手术过程的解释。

● 告诉患者他将在 ICU 或 PACU 行术后复苏，接受心电监测。

● 将为其建立静脉和动脉通路，也可能留置肺动脉导管或左心房导管。解释他将通过气管内插管行机械通气，并将留置胸腔引流管。

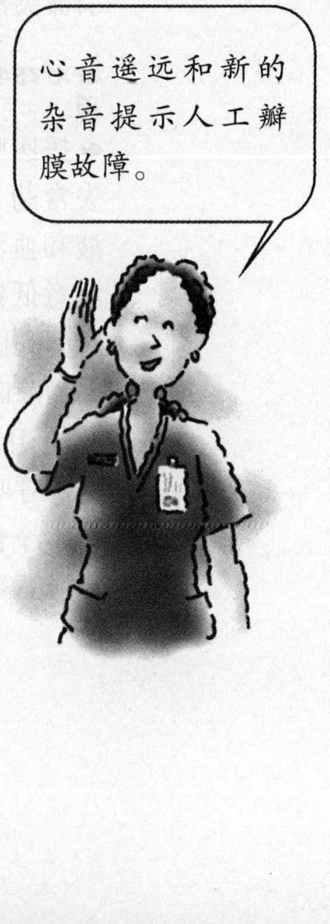

监测和术后护理

● 密切监护患者的血流动力学情况及时发现异常。尤其注意严重的低血压、心输出量下降和休克。每 15 分钟检查并记录一次生命体征直到情况稳定。经常听诊心音，如出现心音遥远和新的杂音，提示人工瓣膜故障，应立即报告。

● 持续行心电监护，观察有无心率和节律紊乱，如心动过缓、室性心动过速和心脏阻滞，这些异常可能表明传导系统的损伤，可发生在距离心房较近的瓣膜置换或距离房室结较近的二尖瓣置换时。心律失常也可能由于心肌的兴奋性增强或缺血、水电解质紊乱、低氧或低温引起。如果发现严重异常，通知医生并准备帮助安装心外膜临时起搏。

血流灌注情况检查

● 采取措施使患者的 MAP 维持在 70～100mmHg 之间，同时按医嘱监测肺动脉压和左房压力。

● 经常观察患者的周围血管搏动、毛细血管充盈时间、皮肤温度和颜色并听诊心音。借助检查呼吸音、胸廓运动幅度和胸部运动是否对称，评估组织氧合情况。如有异常通知医生。

检查呼吸

● 每 2～4 小时检查一次动脉血气数值并按医嘱调整呼吸机设置。

● 保持胸腔引流在规定的负压水平（成人通常-10～-40cmH_2O）。经常观察胸腔引流管是否有出血的征象、引流过多（>200ml/h）、引流突然减少或中断。

核对药物

● 按医嘱给予患者镇痛剂、抗凝药、抗生素、抗心律失常药、正性肌力药物和升压药物，同时给予静脉补液和血液制品。监测出入量，评估电解质平衡，尤其注意低钾。开始抗凝治疗时，通过每天检测凝血酶原时间和国际标准化比值（INR）评估疗效。

● 撤除呼吸机、拔除 ET 管后，胸部行理疗。开始使用诱导性肺量器，鼓励咳嗽，经常翻身，并深呼吸。

● 整个恢复阶段都要仔细观察患者有无并发症（见：瓣膜手术后患者的宣教）。

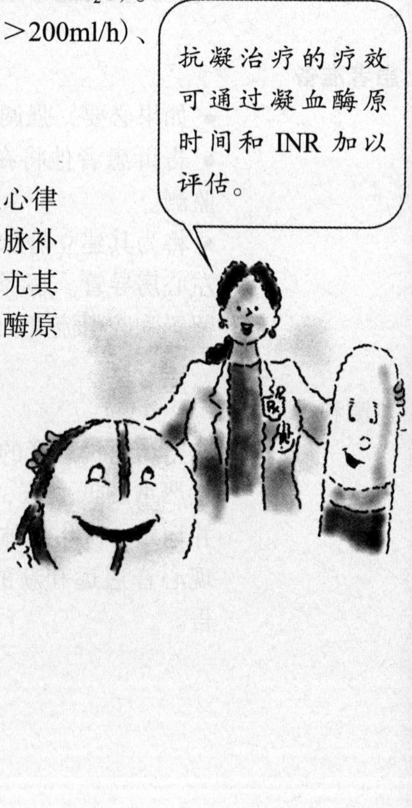
抗凝治疗的疗效可通过凝血酶原时间和 INR 加以评估。

家庭护理

瓣膜术后患者的宣教

在患者出院前，告知患者如下事项：

- 立即报告胸痛、发热、红、肿或切口部位渗出。
- 出现心衰的症状和体征（体重增加、呼吸困难或水肿），立即报告医生。
- 如果出现心包切开后综合征的症状和体征（发热、肌肉和关节痛、虚弱、胸部不适），应通知医生。
- 按医嘱服药并报告副作用。
- 按规定食谱进餐，尤其限制钠盐和脂肪摄入。
- 保持运动和休息的平衡。
- 按医嘱坚持运动和康复计划。
- 告知患者的牙医和其他医生关于人造瓣膜情况，在进行手术或牙科操作时提前预防性应用抗生素。

植入心室辅助装置（VAD）

VAD是植入性的辅助衰竭心脏的设备，VAD由血液管道系统和由气体或电驱动的动力系统组成。

多输出，少工作

设计VAD的目的是减轻心室衰竭患者的心脏负荷，增加心输出量。

临时分流

VAD通常用于等待心脏移植的患者，通过手术将血液自心室分流到人造泵内。该泵与心电图同步，其功能相当于心室。（见图：VAD：帮助衰竭的心脏）

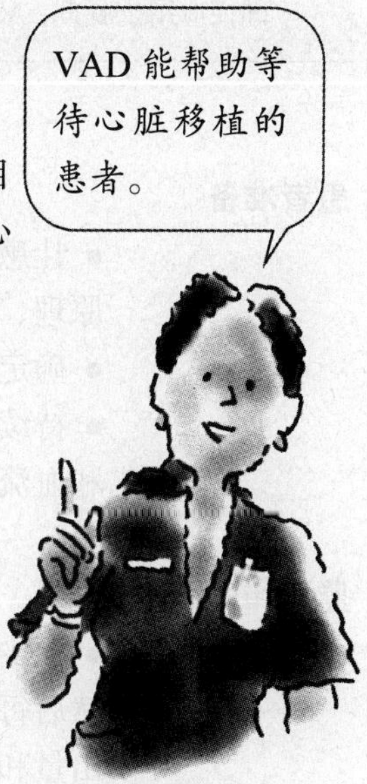

右侧、左侧或双侧？

VAD可用来支持体循环、肺循环或双侧：

- 右侧VAD（RVAD）通过将血液自右室分流到VAD，支持肺循环，然后借助VAD与肺血管的连接将血液泵到肺循环。
- 左侧VAD（LVAD），血流从左室到VAD，然后VAD再通过与主动脉的连接将血液泵回身体。
- 当双室需要支持，可同时使用RVAD和LVAD。

VAD：帮助衰竭的心脏

植入左室 VAD

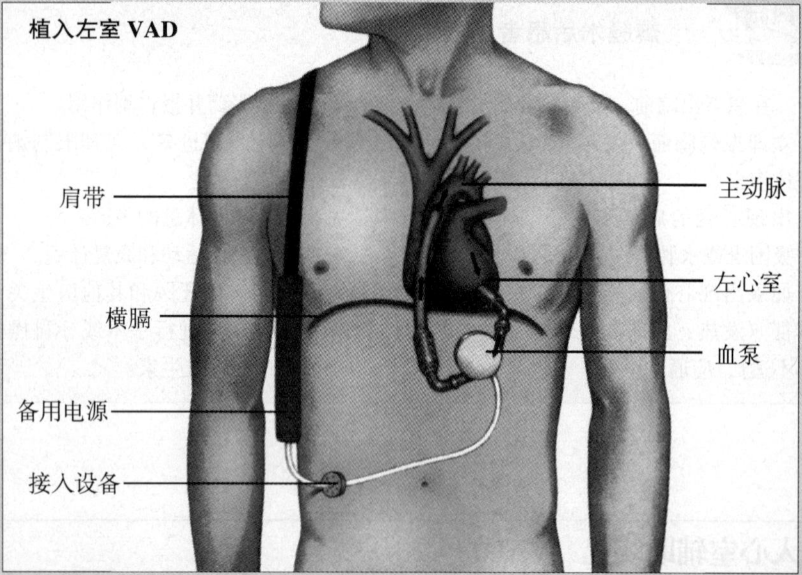

心室辅助装置（VAD）常被称作“移植的桥梁”，是一台机械泵，在心脏移植或等待心脏移植期间用于减轻心脏负荷。

植入

通常将 VAD 植入在上腹壁。一流入套管将血液从左室引流到泵内，然后经流出套管将血液泵入主动脉。

泵的选择

VAD 泵分为连续流动泵和搏动性泵。老年人连续流动泵持续充盈血液并将血液以恒定的速率泵到主动脉。搏动性泵有两种方式工作：一种是在收缩期充盈，在舒张期将血液泵入主动脉，另一种是不考虑患者的心动周期。

有许多类型的 VAD 可供选择。该图示植入在患者左腹壁上的 VAD，并由一条经皮导线与外部控制器相连。

可能的并发症

即使应用抗凝剂，VAD 也可引起血栓形成，导致肺栓塞或卒中。其他并发症有心衰、出血、心脏压塞或感染。

患者准备

- 让患者和家属做植入 VAD 的准备。向患者解释设备的工作原理、植入的目的、植入后的预期疗效。
- 确定已签知情同意书。
- 持续密切观察患者，包括持续的心电图监测、肺动脉压监测和血流动力学参数监测、出入量监测。

监测和术后护理

- 至少每 15 分钟评估一次患者的心血管参数，直到病情平稳，然后每小时评估一次。监测血压和血流动力学参数，包括心输出量和心脏指数、心电图、周围血管搏动。

- 开始至少每小时观察一次切口和敷料，以后依据患者的情况每 2～4 小时一次。
- 监测每小时尿量，按医嘱维持静脉液体治疗，观察容量负荷过重的体征和尿量减少。
- 密切观察胸腔引流管的引流量及是否通畅。如 2 小时引流量超过 150ml 时应通知医生。听诊肺部以发现呼吸音异常的证据。评估氧饱和度或混合静脉血氧饱和水平，按医嘱根据需要给予吸氧。

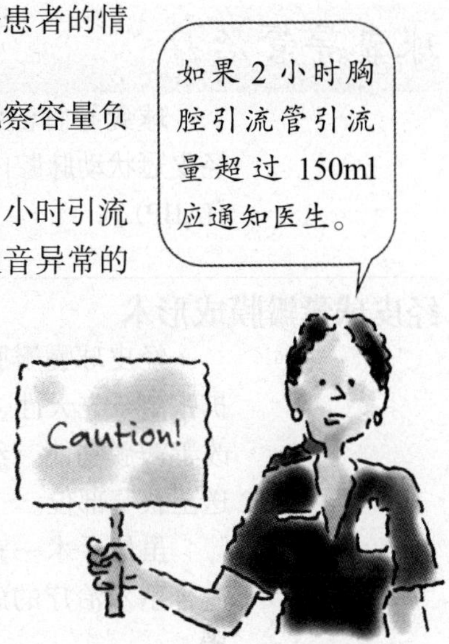

- 根据医嘱，检测血红蛋白、血细胞比容和血凝情况。按医嘱或指征给予成分输血。
- 每 2 小时翻身一次。当病情平稳时，开始 ROM 练习，根据医嘱预防性应用抗生素。（见：VAD 植入患者的宣教）

家庭护理

VAD 植入患者的宣教

在 VAD 植入患者出院前应进行下列宣教：

- 立即报告切口部位红肿、渗出、胸痛或发热情况。
- 如出现心衰的症状或体征（体重增加、呼吸困难或水肿）立即通知医生。
- 按处方服药并报告副作用。
- 服从处方饮食，限制钠盐和脂肪摄入。
- 维持运动和休息的平衡。
- 按医嘱执行运动或心脏康复计划。
- 如果患者服用华法林，定期行实验室检查，监测 INR。

球囊导管治疗

球囊导管治疗心血管疾病包括经皮球囊瓣膜成形术、经皮冠状动脉腔内成形术（PTCA）和主动脉内球囊反搏术（IABP）。

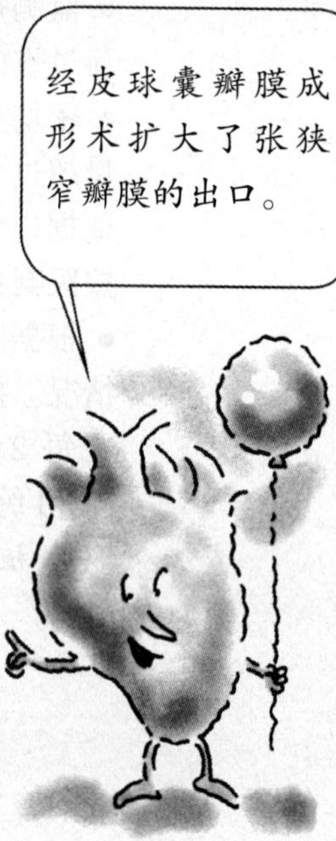
经皮球囊瓣膜成形术扩大了张狭窄瓣膜的出口。

经皮球囊瓣膜成形术

经皮球囊瓣膜成形术可在心导管室完成。目的是通过扩张由于先天性、钙化、风湿热或老龄引起的心瓣膜狭窄，改善瓣膜功能，经皮穿刺股静脉将小的球囊瓣膜成形导管送至狭窄部位。

虽然手术一直是瓣膜性心脏病的治疗选择，但对于不适合手术治疗的患者经皮球囊瓣膜成形术提供了另一种选择。

球囊治疗的并发症

遗憾的是，老年主动脉疾病患者在经过瓣膜成形术后1～2年常发生再狭窄。另外尽管降低了与介入性治疗有关的危险，但球囊瓣膜成形术仍可导致一些并发症，包括：

- 由于使瓣膜变形导致不能完全闭合，加重瓣膜关闭不全。
- 钙化瓣膜的碎片可以随血液流到脑部或肺脏引起栓塞（罕见）。
- 严重损伤脆弱的瓣叶，要求立即手术进行瓣膜置换（罕见）。
- 在血管穿刺部位的出血或血肿。
- 心肌梗死（罕见），心律失常，心肌缺血，导管穿刺部位远端的循环障碍。

患者准备

- 向患者和家属解释手术过程，手术需要1～4小时完成。
- 告知患者导管经腹股沟静脉或动脉送入，导管在血管腔内移动时可能有压迫感。
- 让患者放心，尽管在手术过程中他是清醒的，但要给予镇静剂。告知患者在手术过程中出现心绞痛要立即报告。

- 核对患者的过敏史，如果有对虾蟹、碘或造影剂过敏史，应通知医生。
- 确保患者已签知情同意书。
- 至少术前 6 小时禁食水。
- 核对凝血系列，全血细胞记数（CBC）和血电解质、血型和交叉配血、尿素氮（BUN）和血肌酐结果。
- 获取基础生命体征，评估周围血管搏动。
- 建立静脉通路和安装心电图电极（如未做）。
- 通过鼻导管吸氧。
- 按照医院规定备皮。
- 按医嘱给予镇静剂。

监测和术后护理

- 在最初的 1 小时每 15 分钟监测一次生命体征，除非患者情况需要频繁的检查，后 4 小时每 30 分钟监测一次。观察输液情况，如有指征给予肝素或硝酸甘油。
- 观察穿刺部位远端外周血管搏动、毛细血管充盈时间和颜色、感觉、温度。
- 持续监测心律，严密监测血流动力学参数的变化。
- 指导患者至少卧床 8 小时并保持手术肢体伸直，如果需要压迫穿刺部位，给予沙袋压迫。抬高床头 15°～30 °。如果使用止血设备缝合穿刺部位血管，患者仅需数小时就可下床行走。
- 观察导管穿刺部位有无血肿、瘀斑和出血。如果发生出血，确定血管部位并给予徒手加压，然后通知医生。
- 按医嘱静脉给予液体（通常 100ml/h）以利于造影剂的排泄。严密观察容量负荷过重的征象。
- 记录手术过程中患者的耐受情况和术后情况，包括生命体征、血流动力学参数、导管穿刺部位的情况、心电图、穿刺部位远端情况、并发症和必要的干预措施。（见：经皮球囊瓣膜成形术后患者的宣教）

家庭护理

经皮球囊瓣膜成形术后患者的宣教

撤除各种设备前指导患者：

- 恢复正常活动。
- 如果在穿刺部位出现出血或瘀斑增加或出现瓣膜关闭不全的症状如呼吸费力或运动耐力下降时通知医生。
- 坚持定期随诊。

经皮冠状动脉腔内成形术

PTCA为需要冠状动脉旁路手术的患者提供了非手术治疗方法。具体方法是用一根尖端带球囊的导管扩张由于动脉粥样硬化斑块引起狭窄的冠状动脉血管（见图：认识PTCA）。

认识PTCA

PTCA能开通闭塞的冠状动脉血管而不需要开胸，其手术步骤简述如下：

1. 首先医生必须将导管送入动脉。下图显示导管进入冠状动脉。
2. 当导管位于狭窄部位后，医生将通过导管缓慢送入一根细小的双腔球囊导管并将球囊置于狭窄部位。
3. 然后医生扩张球囊，使动脉扩张和斑块破碎，如下图所示。可能需要反复扩张球囊数次直至扩张成功。

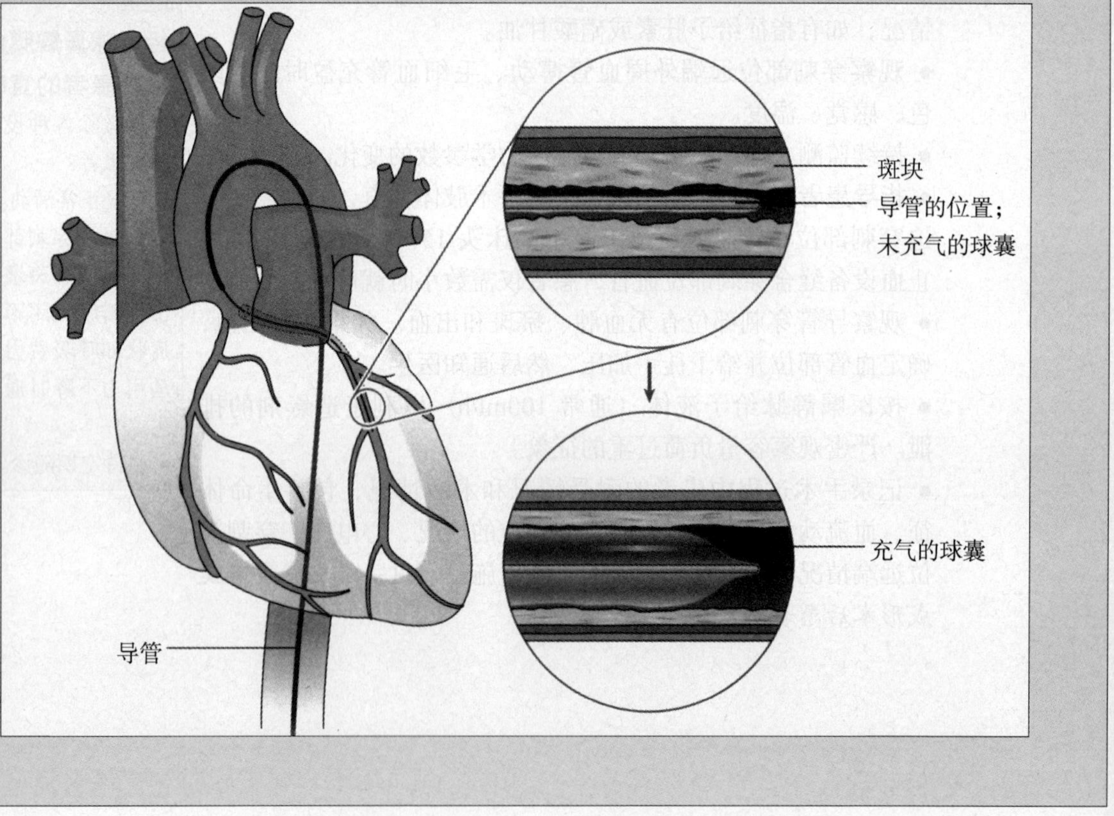

住院时间短，花费少

在心导管室内完成 PTCA，因 PTCA 不用开胸在局麻下进行，所以费用低、住院时间短。患者术后第二天即可行走，2 周后重返工作岗位。

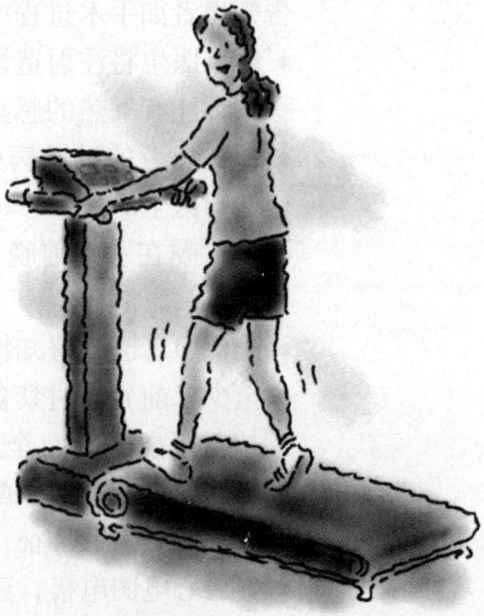
尽管患者没有准备好在跑步机上运动，但 PTCA 术后第二天即可行走。

最佳适应证

PTCA 的最佳适应证是血管病变稳定，无钙化，病变长度少于 10mm，同心型，孤立，且逐渐变细。患者的严重心绞痛病史小于 1 年是最佳适应证，因为此时的病变软并更具可压缩性。

PTCA 的并发症

PTCA 的并发症是急性血管闭塞和迟发再狭窄。为了防止再狭窄，可置入支架、行粥样斑块切除术或激光血管成形术。另外发现，近距离放射和新型药物洗脱支架可以减少再狭窄事件的发生。（见：预防再狭窄）

我掌握了

预防再狭窄

标准的成形术是消除冠状动脉内斑块造成的狭窄。然而常发生血管再狭窄的并发症，再狭窄是由于瘢痕组织形成而非新生斑块所致。

血管内近距离放射治疗

血管内近距离放射治疗是在冠状动脉血管内进行放射治疗以抑制瘢痕组织形成，预防血管再狭窄的发生。具体操作是：将一根特殊的放射导管送至成形后的部位，直接行射线照射，治疗数分钟后将放射物和导管撤除，不留放射源在体内。

冠状动脉药物洗脱支架

支架常被用于开通供应心脏血液的血管，改善心肌组织的循环。支架的一个并发症是血管再狭窄。药物洗脱支架在开通血管的同时释放一种药物阻止支架部位的平滑肌增殖，减少再狭窄的发生。

在导管成形术的过程中放置药物洗脱支架同放置普通支架的过程一样。术后的护理过程也相同。

患者准备

- 向患者和家属讲述手术过程，手术需要1～4小时。
- 向患者解释将从腹股沟部位的动脉或静脉送入导管，当导管沿着血管腔移动时可能有压迫感。
- 让患者放心，虽然在清醒状态进行手术，但要给予镇静剂。告知患者如手术过程中发生心绞痛要立即报告。
- 解释医生将注射造影剂以显示病变情况。提醒患者在注射过程中可能有潮热的感觉或短暂恶心。
- 核对患者的过敏病史，如果有对虾蟹、碘或造影剂过敏史，应通知医生。
- 遵医嘱在手术前晚上让患者服650mg阿司匹林，以防血小板聚集。
- 确保患者已签署知情同意书。
- 至少术前6小时禁食水。
- 核对凝血系列、全血细胞记数和血电解质、血型和交叉配血、血尿素氮和血肌酐结果。
- 获得基础生命体征，评估周围血管搏动。
- 安放心电图电极，建立静脉通路。
- 经鼻导管吸氧。
- 按照医院规定备皮。
- 按医嘱给予患者镇静剂。

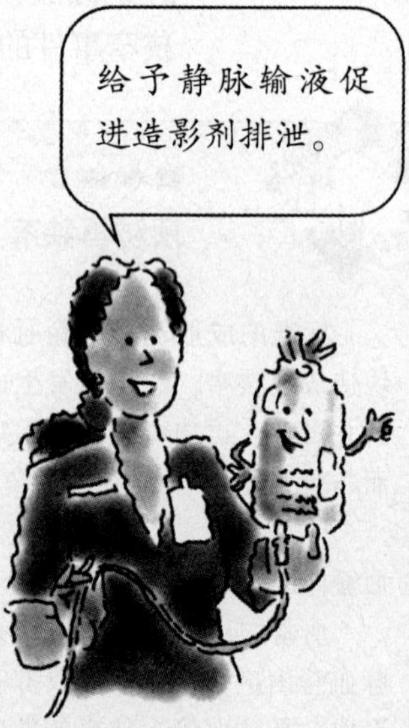

监测和术后护理

- 术后第一小时每15分钟监测一次生命体征，除非病情需要密切监护，而后4小时每30分钟监测一次。观察静脉输液情况，如有指征给予肝素和硝酸甘油。
- 评估导管穿刺部位远端周围血管搏动并同时注意肢端的皮肤颜色、感觉、温度和毛细血管充盈时间。
- 持续监测心律，密切观察血流动力学参数的变化。
- 指导患者卧床8小时，并保持受影响肢体伸直。如果导管穿刺部位需要压迫，给予沙袋压迫。抬高床头15°～30°角。如果应用止血装置闭合穿刺部位，患者只需几个小时即可下床活动。
- 按医嘱给予静脉输液（通常100ml/h）以利于造影剂的排泄，

家庭护理

PTCA 后患者的宣教

如果 PTCA 后没有并发症，患者可以在术后 6～12 小时回家。出院前，告知患者下列内容：

- 如果在血管穿刺部位出现出血或青紫应通知医生。
- 按医生随访要求进行运动负荷心肌显像检查和追踪血管造影。
- 因 PTCA 后可能发生再狭窄，如有胸痛立即向医生报告。

但要注意容量负荷过重的征象。

- 观察穿刺部位有无血肿、瘀斑和出血。如果发生出血，确定血管部位并徒手压迫，然后告知医生。
- 当医生撤除导管后，要求至少直接压迫穿刺部位 10 分钟并密切观察穿刺部位。
- 记录手术过程中患者的耐受情况和术后各种参数，包括生命体征、血流动力学参数、导管部位的外观、心电图、穿刺部位远端的情况、并发症和必要的处理（见：PTCA 后患者的宣教）。

主动脉内球囊反搏术（IABP）

IABP 能暂时减轻左室负荷并提高冠状动脉灌注（见图：理解球囊泵）。

适应证

IABP 可能对下列患者有益：

- 由于急性心肌梗死所致的心源性休克。
- 脓毒性休克。
- 等待手术的顽固性心绞痛。
- 顽固性室性心律失常。
- 室间隔或乳头肌破裂。

IABP 同时可用于心脏手术前后泵衰竭的患者。

我掌握了

理解球囊泵

主动脉内球囊泵由聚氨基甲酸酯球囊及外部泵箱组成，二者借助大口径导管相连。经皮穿刺通过股动脉将球囊植入降主动脉（左锁骨下动脉开口以下）及肾动脉以上。

推……

外部泵以与左室非常精确的同步节律进行工作，在舒张期早期用氦气充盈球囊并在收缩期前放出气体。随着球囊的充盈，推动血液流向主动脉瓣，所以升高主动脉根部的压力并增加舒张压以提高冠状动脉灌注，它同时借助推动血流向由主动脉干发出的头臂动脉、颈总动脉和锁骨下动脉以改善周围循环。

拉……

在舒张期末球囊快速放气，在主动脉内产生真空。这减少了主动脉的容积和压力，所以降低了左室射血的阻力（后负荷）。工作负荷下降，反过来减少了心脏对氧的需求，同时提高了心肌的灌注，这有助于预防或减少心肌缺血。

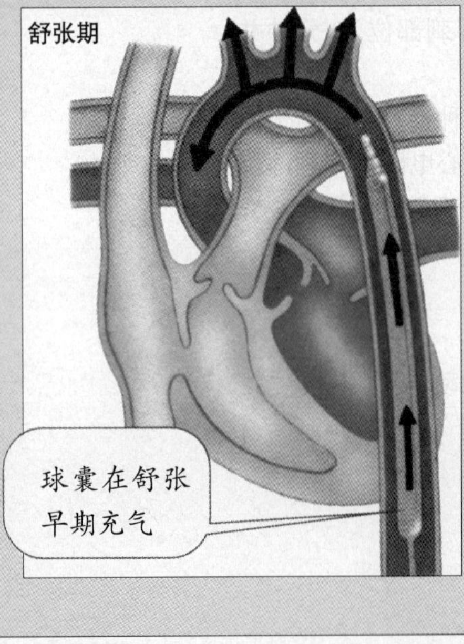

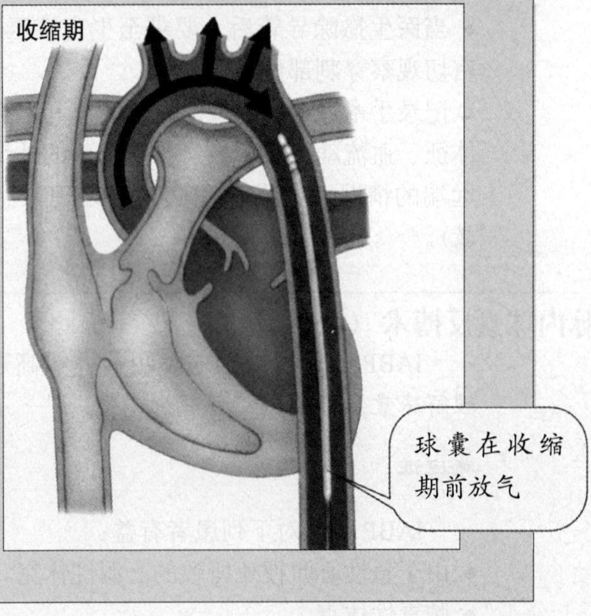

具体操作

作为急救措施医生可以在患者的床旁或手术室完成球囊导管植入。

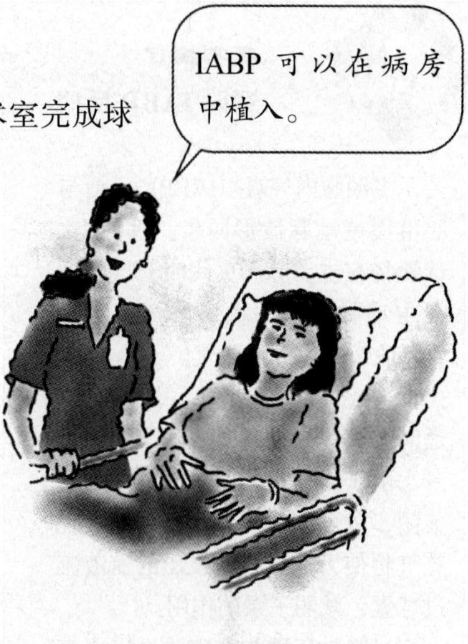

患者准备

- 向患者解释医生将一个球囊导管放在主动脉处以帮助心脏泵血。告诉患者，一旦导管被植入，就不能坐起来、屈膝或髋部屈曲超过 30°。
- 持续心电监护，确保患者已建立动脉通路，置入肺动脉导管和外周静脉通路。
- 准备经皮导管植入的手术托盘、肝素、普通盐水、IABP 导管、泵箱。将心电监测与泵箱相连，然后在腹股沟准备穿刺。

监测和术后护理

- IABP 导管被植入后，选择心电图或动脉波形以调节球囊的充气和放气。用心电图波形控制时，泵在 T 波的中点时充盈球囊（舒张期），由 R 波触发放气（收缩期）。用动脉波形控制时，由动脉波形的上升支触发球囊充气（见图：适时 IABP 反搏）。
- 密切观察穿刺部位，床头抬高不能超过 30°，防止导管向上移动并阻塞左侧锁骨下动脉。如果球囊阻塞了动脉，可发现左侧桡动脉波动减弱，患者可出现头晕。球囊错位可引起腰部疼痛或尿量突然减少。
- 在植入后的最初 4 小时，每 15 分钟观察一次远端脉搏、颜色、温度和患者肢端的毛细血管充盈时间，4 小时后 IABP 治疗过程中，每小时观察一次。
- 观察血栓形成的征象，如突然的足背动脉搏动减弱、疼痛和运动或感觉的缺失。
- 如果需要，使用抗血栓长筒袜。
- 鼓励上肢、未受影响的腿、受影响的踝部每 2 小时进行 ROM 练习。
- 给予适当的液体以帮助预防血栓形成。
- 如果在穿刺部位发生出血，给予直接压迫并通知医生。

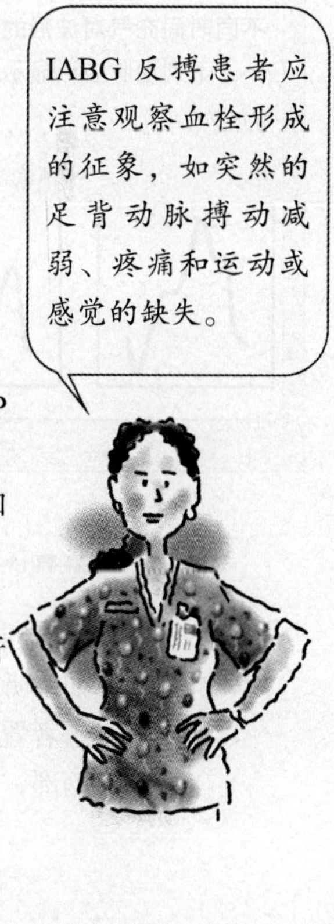

我掌握了

适时 IABP 反搏

主动脉内气囊（IABP）反搏与心电图或动脉波形同步。理论上，球囊将在主动脉瓣关闭时充气，即在主动脉波形的重搏波切迹时充气。收缩期前开始放气。

适时充气是关键

由于提早充气可迫使主动脉瓣关闭，故可损坏主动脉瓣，而过晚充气将使大量从心室泵出的血液流过球囊，减弱了泵的作用。

过晚放气增加左室泵血需要克服的阻力，可能引起心脏停搏。

在尖峰

下图说明了 IABP 反搏如何提高舒张压峰值、降低收缩压峰值和舒张末压。

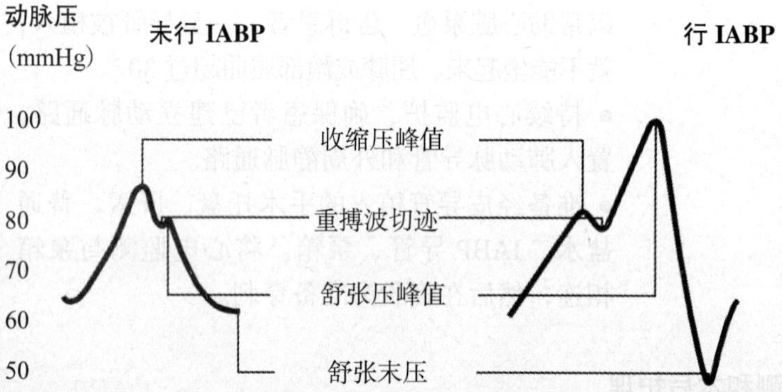

不同时间充气对波形的影响

下列动脉波形显示不同时间充气放气对波形的影响。

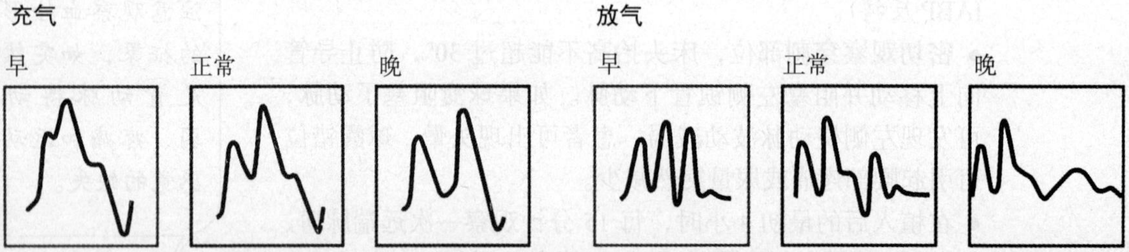

需要快速反应

- 控制板上的报警提示气体从损坏的导管或破裂的球囊漏出。如果听到报警或看见血液进入导管，关闭泵的控制器并立即将患者置于 Trendelenburg 体位（垂头仰卧位）以防止栓子到达脑部，然后立即通知医生。

家庭护理

IABP 治疗后患者的宣教

在出院前，对患者进行下列指导：

- 如果穿刺部位出现出血或青紫立即通知医生。
- 按照医生的要求随访检查。
- 如有胸痛，应向医生报告。

停用 IABP 的方法

- 当患者左心衰竭的症状和体征消失，仅需要小量的药物维持时，医生开始通过降低 IABP 泵的频数和减少球囊的容量来逐渐停用 IABP，必须维持最小的容量和泵的频率以防止血栓形成。许多控制器具有震动功能用来震动球囊防止血凝块形成。当患者已停用反搏治疗，但导管尚未撤除时应使用设备的震动功能。
- 停用 IABP 后，医生将球囊放气，剪断缝线，撤除导管，让穿刺部位流血 5 秒钟冲除凝块。
- 在医生停用 IABP 后，要求直接压迫穿刺部位 30 分钟并给予 加压包扎。前 4 小时检查穿刺部位有无出血和血肿（见：IABP 治疗后患者的宣教）。

心血管再同步化技术

心脏的电传导出现障碍时，心输出量将减少，全身组织的血液灌注和供氧将受到影响，需要迅速治疗以恢复正常传导，治疗措施包括除颤、埋藏式心脏复律除颤器(ICD)、同步心脏转复和起搏器植入。

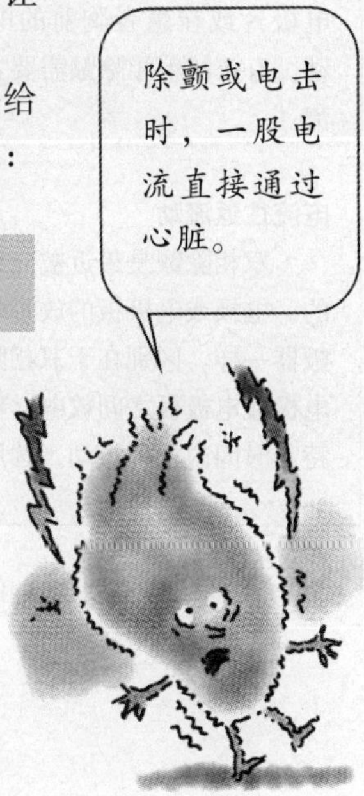

除颤

除颤时，除颤电极用来传导电流通过患者的心脏。电流使心肌除极，反过来促使窦房结恢复对心脏电活动的控制。

释放电流的除颤电极可以放在患者的胸部或在心脏手术时直接放在心肌上（见：双相除颤器）。

及早迅速行动

一些心律失常，如室颤，如果不及时纠正可引起死亡，因此除颤成功与否取决于早期识别和快速处理。

除治疗室颤外，除颤可用于治疗那些不能有效泵血的室性心动过速。

自动体外除颤器

自动体外除颤（AED）有一套心律分析系统。AED 能分析患者的心律，而且能为操作者提供详细指导。许多 AED 具有快速浏览功能，在电极连接之前允许用电极板观察心律。

双相除颤器

许多医院的除颤器是单相的，释放单一的电流以一个方向在两个电极片或在患者胸前的电极间流动。有效的单相除颤需要大量的电流。

电流往返流动

双相除颤是最近被介绍到医院的。电极或电极板的放置与单相除颤器一样。区别在于双相除颤时在电极或电极板之间放电，电流在一特定时间内正向流动，然后在剩余的放电时间内以相反的方向释放电流。

低能高效

双相除颤器释放双相电流并降低了心肌除颤阈值，使应用较小的能量除颤成为可能。初始用 150J 而非 200J 电击即可成功除颤。

可调节

双相除颤器能根据阻抗（电流通过胸部的阻力）的不同调节能量。这减少了终止室颤所需的电击次数。

心肌损伤小

因为双相除颤器需要较少的能量和较少的电击次数，所以对心肌的损伤小。双相除颤器在临床上以适当的能量除颤，同样以同步模式可进行同步心脏电转复。

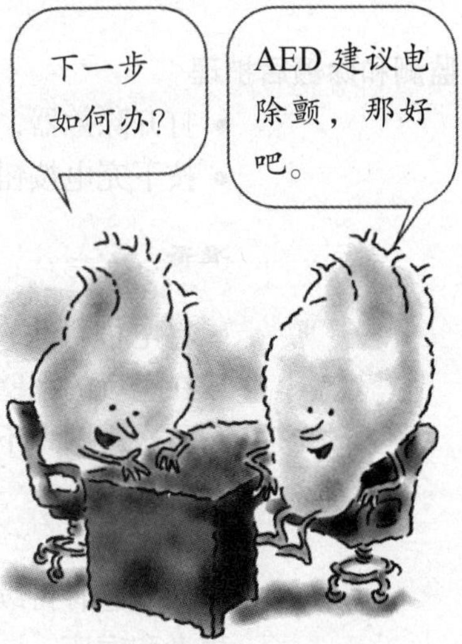

谁指挥除颤？

AED 配备有微型计算机，在打开按钮后能分析患者的心律，然后用声音或图像提醒你进行电击除颤。

患者准备

- 检查患者是否无脉搏。呼叫帮助，并进行心肺复苏（CPR）直到除颤器和其他急救设备到位。
- 连接除颤器的监护导联，用两个导联评估患者的心律。
- 暴露患者的胸部，在电极位置放置导电垫（见图：除颤器电极的放置）。

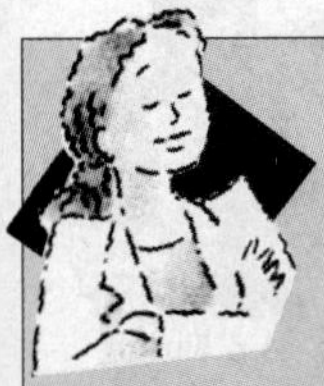

关键技术

除颤器电极的放置

下面为除颤器电极板正确放置指南。

前侧位放置

前侧位放置时，将一个电极置于胸骨右侧右锁骨下的位置，而另一个放置在左侧腋前线第 5 或第 6 肋间。

后前位放置

后前位放置时，直接将前面的电极板放置在心前区，即胸骨下缘的左侧，将平的电极板放在肩胛骨下恰好位于心脏的后面。

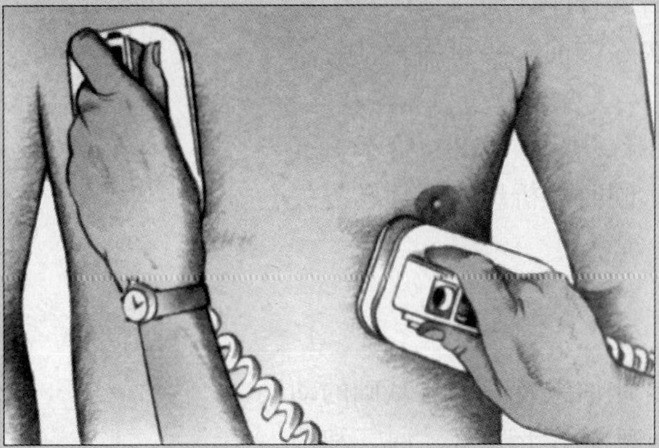

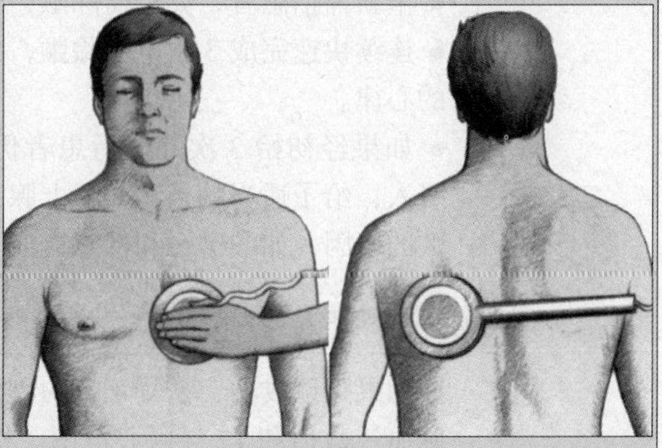

监测和除颤后护理

- 打开除颤器，如为成人进行体外除颤，能量设置为200J。
- 按下充电按钮充电，充电按钮位于机器和电极板上。

准备……

- 将电极板放在导电垫上，然后用11.3kg的压力将电极板紧压在患者的胸壁上。
- 再次用两个不同的导联观察患者的心律。

……设置……

- 如果患者持续室颤或无脉性室速，让所有的人员不接触患者和病床，同时再看一次以确保每一个人不接触患者和病床。

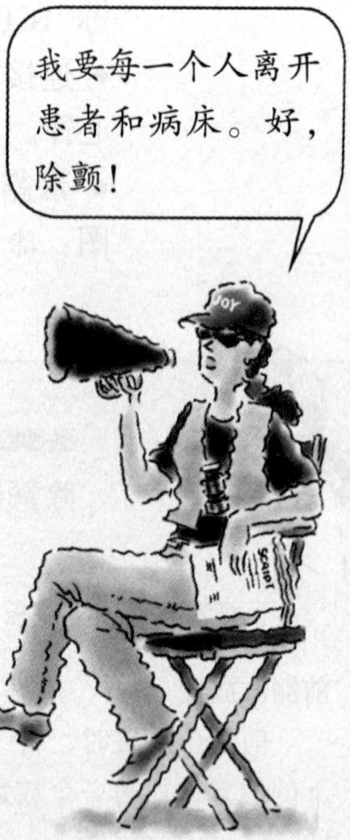

……开始！

- 同时按下两侧电极板的放电按钮开始释放电流。
- 再次检查心律时，将电极板留置在患者胸部的适当位置，让其他人检查脉搏。
- 如果必要持续CRP并准备第二次除颤。让他人重新将除颤器的能量设置为300J或更高（双相除颤）或360J（单相除颤）。告知大家准备除颤，而后的程序如上所述。

再次除颤

- 重新评估患者，如仍需除颤，随后的程序如前。
- 连续快速完成3次电击除颤，每次除颤前都要重新评估患者的心律。
- 如果经初始3次除颤后患者仍无脉，恢复CPR，给予氧气吸入，给予适当的药物如肾上腺素。同时分析患者心律转复失败的原因，如酸中毒和低氧血症。

成功复律

- 如果除颤成功，恢复正常的心律，评估患者。获取基础的动脉血气数值和12导联心电图。根据需要给予吸氧、通气和药物。备好除颤器以备再用。

家庭护理

除颤后患者的宣教

出院前告知患者：

- 向医生报告任何的胸痛事件。
- 鼓励家属掌握心肺复苏技术，同时学会如何应用自动体外除颤器。
- 如果医生建议，应考虑植入埋藏式心脏复律除颤器。

- 记录除颤过程，包括除颤前后患者的心电图、除颤次数，每次除颤所用能量，每次除颤后脉搏是否恢复，给予每种药物的次数、剂量、途径，是否进行 CPR，如何维持气道，患者的预后（见：除颤后患者的宣教）。

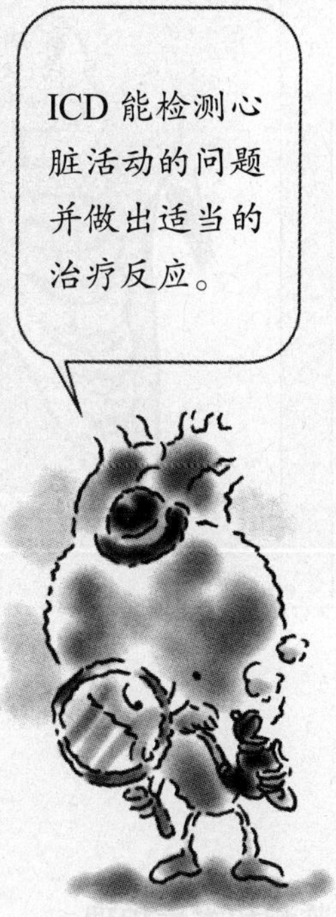
ICD 能检测心脏活动的问题并做出适当的治疗反应。

埋藏式心脏复律除颤器（ICD）

ICD 具有程序控制的脉冲发生器和能检测心脏活动的导联系统，可检测出室性心动过缓和室性心动过速，并做出适当的治疗反应，被用于抗心动过速和过缓起搏、心律转复和除颤。一些除颤器同时具有起搏心房和心室的功能。

附近的能源站

植入 ICD 时，心脏病专家经静脉将单一电极（或双电极）置于患者的右室心内膜（和右心房，如果需要双腔起搏时）。导联线与埋藏在左或右锁骨附近胸壁内的发生器相连接（见图：ICD 的位置）。

患者准备

- 向患者和家属强调心脏病专家的指导建议，回答他们可能有的任何问题。
- 一定要强调安装 ICD 的必要性、可能的并发症和 ICD 的术语。
- 术前 12 小时禁食水。
- 手术早晨按医嘱给予镇静剂，帮助患者放松。

ICD 的位置

植入 ICD 时，术者先在锁骨附近切一小口并以锁骨下静脉为入路。导管经锁骨下静脉送入心脏并固定于心内膜。

囊袋位置

导线与脉冲发生器相连，发生器被放置在特殊准备的囊袋内，位置在左或右胸壁上（与常用的起搏器囊袋位置相似）。然后术者关闭切口并程控 ICD。

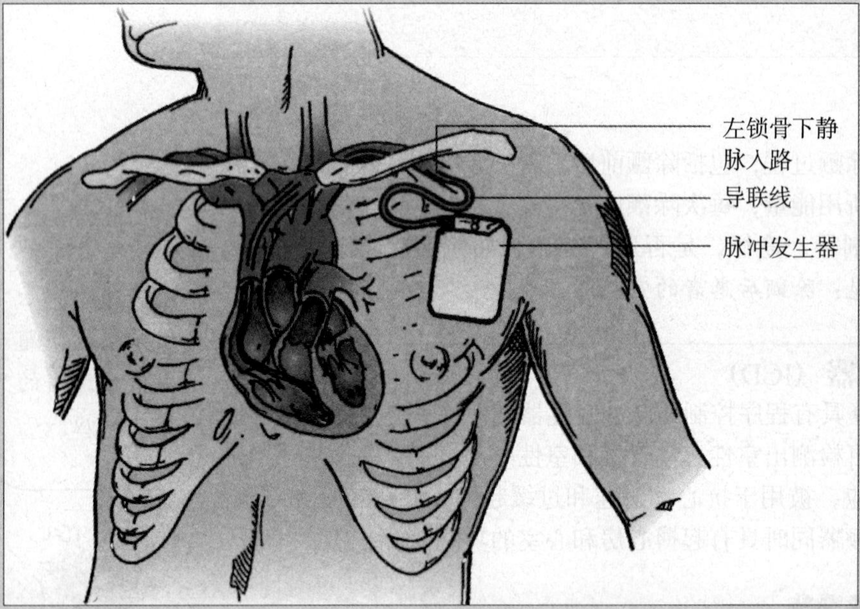

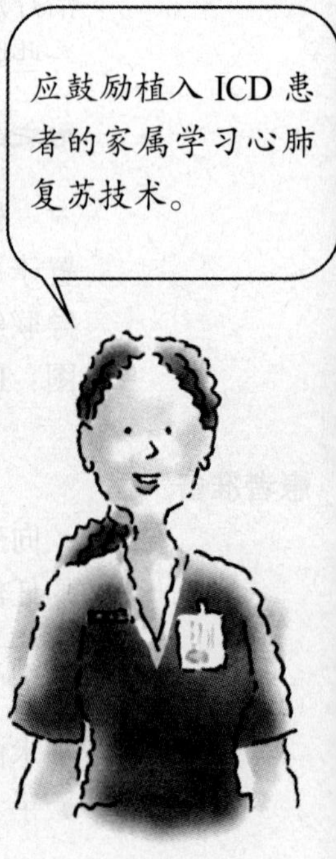

监测和术后护理

- 患者将在监护室进行监护。
- 监测是否有心律失常和设备功能是否正常。
- 按医嘱允许患者逐渐增加活动量。
- 观察切口部位有无感染征象和渗出情况。
- 给患者及家属帮助，支持他们应对恢复和生活习惯的改变。

家庭护理

ICD 植入患者的宣教

患者出院前，向患者进行下列宣教：

- 避免重压、移动或牵拉切口部位直到术后复查。
- 每天检查伤口部位，发现感染的任何症状和体征立即报告医生。
- 随时佩带医学警示证并携带关于植入 ICD 的相关说明。
- 根据医嘱增加运动和性生活。
- 按医嘱服药并报告不良反应。

- 鼓励家庭成员学习 CPR。（见：ICD 植入患者的宣教）

同步心脏转复

心脏转复（同步电除颤）是一个可选择的或急救的过程，常被用来纠正心动过速（如房性心动过速、房扑、房颤和症状性室性心动过速），也可用于药物治疗无效的心律失常。

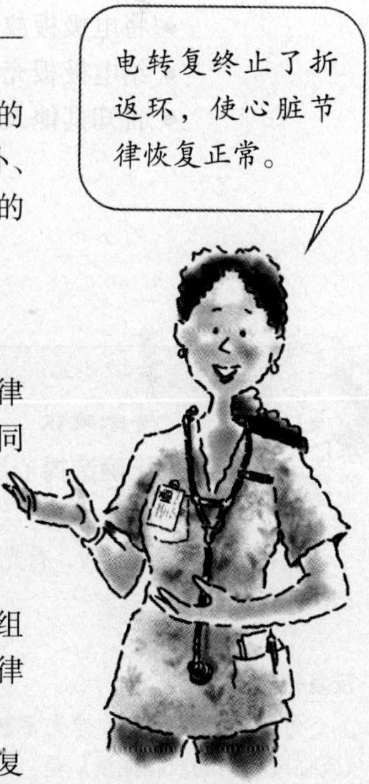

小的电击

同步心脏转复时，向心脏释放微弱电流以纠正心律失常。与除颤相比所用的能量较小并且在 R 波的波峰同步放电。

恢复正常节律

同步转复可立即引起除极，终止折返环（当心肌组织二次或多次激动时产生的异常传导，引起折返性心律失常），使窦房结重新控制节律。

与 R 波同步确保不在易损期的 T 波上放电而干扰复极，所以，减少了电流通过相对不应期而诱发室颤的危险。

患者准备

- 向患者讲述转复的过程，并确定已签知情同意书。

● 操作前6～12小时禁食水，如果紧急转复，应尽早禁食水。
● 描记基础12导联心电图。
● 给患者连接脉冲血氧仪和戴血压袖带。
● 如果患者清醒，按医嘱给予镇静剂。
● 在患者的胸前放置电极并评估患者的心律。
● 在电极板上涂导电膏或在患者的胸壁上粘贴除颤用电极片，将一个电极板放在胸骨右侧锁骨下，另一个放在左腋前线第5或第6肋间。

转复后监测和护理

● 打开除颤器并选择合适的能量，通常用50～100J（见：正确选择心脏转复能量）。
● 按下同步按钮启动同步模式。
● 检查机器是否对R波正确感知。
● 将电极板放在患者的胸部并适当加压。
● 给电极板充电。
● 告知其他人不要接触患者和病床以避免电击危险。

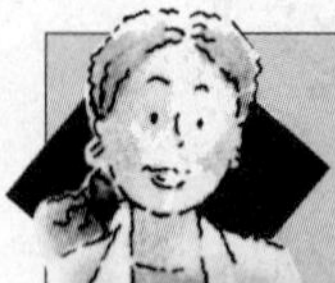

专家建议

正确选择心脏转复能量

选择心脏转复能量时，首先使用低的能量。如果心律失常没有被纠正，使用下一个档次的能量重复。

反复转复

可反复转复直到心律失常被纠正或达到最高能量为止。用于心脏转复的单相能量（或临床相当的双相能量）是：

● 100、200、300、360J用于有脉的不稳定室性心动过速。
● 50、100、200、300、360J用于不稳定的阵发性室上性心动过速。
● 100、200、300、360J用于不稳定的伴有快速室率的房颤。
● 50、100、200、300、360J用于不稳定的伴有快速室率的房扑。

- 同时按下两个电极板上的放电按钮进行放电。
- 如果心脏转复没有成功，再重复进行 2～3 次，按医嘱逐渐增加电击的能量。
- 如果恢复正常心律，继续监护患者并根据需要吸氧。
- 如果患者的心律变成室颤，迅速将机器同步模式转换到除颤模式，充电后立即除颤。

使用手柄

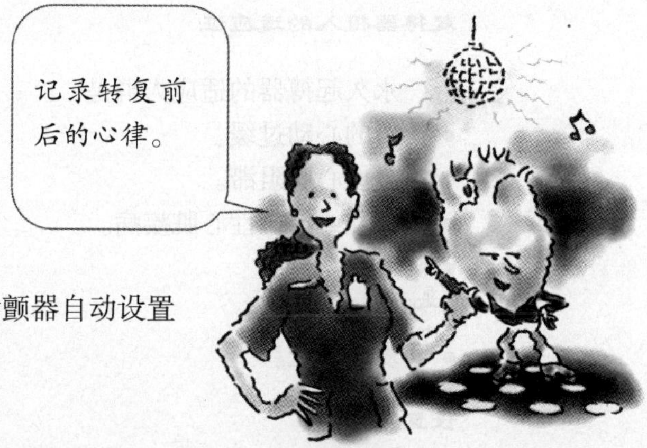

- 应用带手柄的电极板时，将电极板放在患者的胸部直到能量释放。
- 一定要牢记每一次同步电转复后要重新设置同步模式。重新设置是必需的，因为许多除颤器自动设置为非同步模式。

记录过程

- 记录同步心脏转复过程，转复前后的心律、使用的能量和患者对操作的耐受情况（见：同步心脏转复后患者的宣教）。

家庭护理

同步心脏转复后患者的宣教

在出院前告知患者下列内容：

- 出现胸痛或心悸时应向医生报告。
- 鼓励家属学习心肺复苏和应用体外自动除颤器。
- 按建议服药和随访。

植入永久起搏器

永久起搏器是一自控装置，经手术植入在患者的皮下囊袋内。需要在手术室或心导管室内进行安装。

永久起搏器的功能是按需模式，允许患者自身的心脏搏动，预防心率低于预先设置的数值。

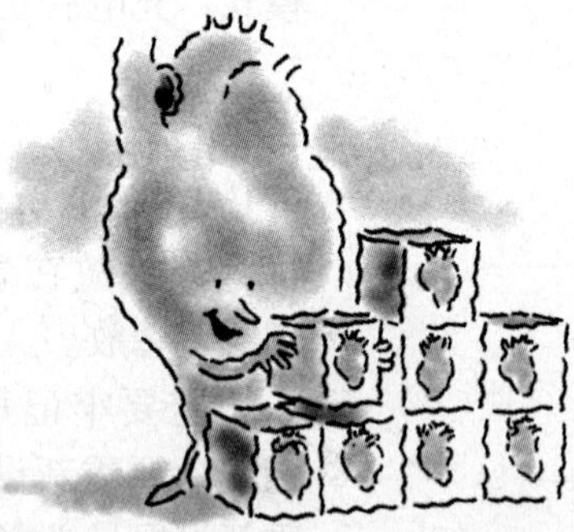
完全性心脏阻滞只是我需要起搏器的一个原因。

起搏器植入的适应证

永久起搏器的适应人群是：

- 持续的心动过缓。
- 完全性心脏阻滞。
- 先天性或退行性心脏疾病。
- 阿-斯综合征。
- 预激综合征。
- 病窦综合征。

设置起搏

起搏电极可放在心房、心室或双腔（房室顺序或双腔）。双心室起搏可应用于一些心衰患者的心脏再同步治疗（见：理解起搏器代码）。

最常用的起搏模式是VVI单腔起搏和DDD双腔起搏。为了保证患者健康而活跃，新设计的起搏器可随运动增加心率（见图：双心室起搏器）。

患者准备

- 向患者解释手术过程。
- 植入前，在医生选择的体侧备皮，包括腋窝至正中线、锁骨下至乳头的范围。
- 建立静脉通路。
- 记录基础生命体征和心电图。
- 按医嘱给予镇静剂。

监测和术后护理

- 监测患者的心电图以发现心律失常，确保起搏功能正常。
- 检查敷料，观察有无感染和出血的征象。

我掌握了

理解起搏器代码

起搏器的功能用 5 个字母编码系统表示，通常仅应用前 3 个字母。

第一个字母

起搏的心腔。这些字母表示

- V＝心室
- A＝心房
- D＝双腔（心房和心室）
- O＝无

第二个字母

起搏器感知的心腔

- V＝心室
- A＝心房
- D＝双腔（心房和心室）
- O＝无

第三个字母

起搏器对感知自身心房或心室电活动的反应：

- T＝触发起搏
- I＝抑制起搏
- D＝双腔；当有自身电活动时依据模式能被触发或抑制
- O＝无；起搏器不能对感知到的电活动进行模式转换。

第四个字母

起搏器的程控性能；说明起搏器能否被外部的程控仪改变模式

- P＝程控基本功能
- M＝多项程控参数
- C＝传输功能如遥测
- R＝频率应答（为适应患者的代谢需要和维持正常的血流动力学状态）
- O＝无此功能

第五个字母

对心动过速的反应：

- P＝起搏功能；起搏器以高于心脏自身频率快速短阵起搏心脏，目的是超速抑制心动过速
- S＝电击：一个植入性心脏转复除颤器能辨认室性心动过速并释放电击终止心动过速
- D＝电击和起搏双重功能
- O＝无此功能

- 按医院规定更换敷料。
- 术后 1 小时每 15 分钟检查一次生命体征和意识水平(LOC)，接下来的 4 小时每小时一次，然后每 4 小时一次。
- 为患者提供证明卡，标明起搏器的型号和制造商、序列号、起搏频率设定、植入日期和医生姓名（见：植入永久起搏器患者的宣教）。

我掌握了

双心室起搏器

双心室起搏器是最近用来治疗心衰的一种起搏器。

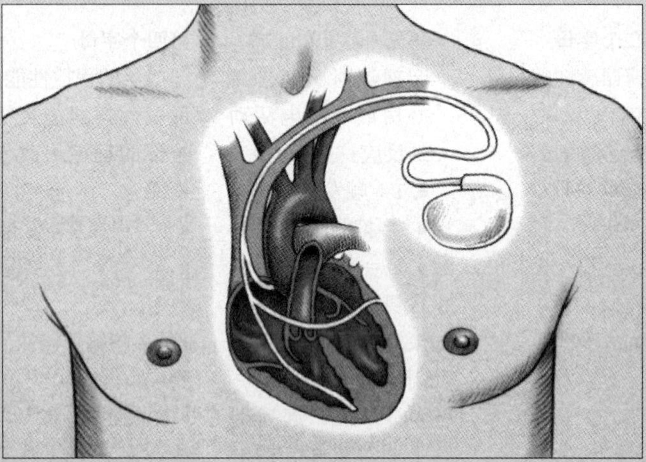

同步起搏

它发送微弱的电信号同时到达左、右心室，最终使左、右心室同时泵血。结果是心脏更有效地泵血，改善循环，减少体液在心肌和肺内的潴留。

多一根电极

植入过程同普通的起搏器。然而，除了多数起搏器具备的两根电极外，第三根电极被植入心脏静脉以起搏左室。

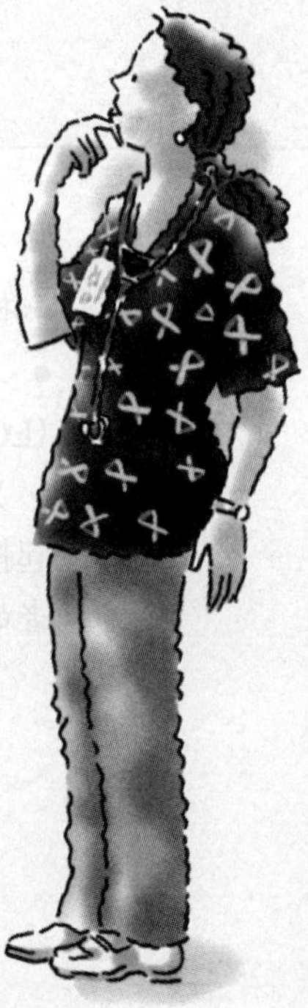

植入临时起搏器

临时起搏器经常用于急救。设备由一个体外的以电池做能源的脉冲发生器和一根电极或电极系统组成。

临时起搏器通常分为 3 种类型：

- 经皮
- 经静脉
- 心外膜

直接经皮起搏

在威胁生命的情况下，经皮起搏是最好的选择。脉冲发生器通过两个电极向患者的心脏发送电脉冲，将电极放在患者的胸前和后背。

家庭护理

植入永久起搏器患者的宣教

在出院前应进行下列宣教：

- 如果有胸痛和心悸的症状应向医生报告。
- 随时佩带有关起搏器信息的医学警示标志。
- 遵从医生建议定期检测起搏器功能。

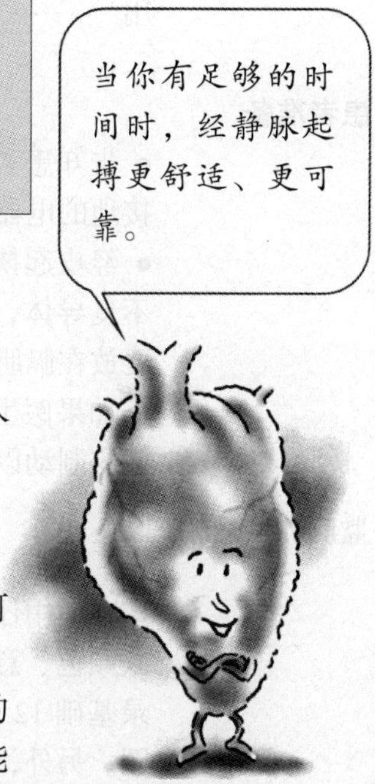

经皮起搏迅速而有效，但只在经静脉起搏或安装永久起搏器前使用。

当你有更多的时间时

除了患者更舒适以外，经静脉起搏比经皮起搏更可靠。

经静脉起搏涉及通过静脉送入一条电极导管至患者的右心房或右心室，电极导管与外部的脉冲发生器相连，能直接刺激心内膜。

适应证

临时经静脉起搏的适应证包括：

- 心动过缓
- 快速性心律失常
- 其他传导系统障碍

经静脉临时起搏的目的是：

- 提供待机起搏防止突然的完全性心脏阻滞，以维持正常的循环。
- 在症状性心动过缓时增加心率。
- 偶尔用于控制室上性或室性心动过速。

禁忌证

起搏器的禁忌证是电机械分离和室颤。

心外膜起搏

心外膜起搏一般在心脏手术时应用，术者将起搏电极植入右房。术后经胸壁保留起搏电极，需要时继续使用。

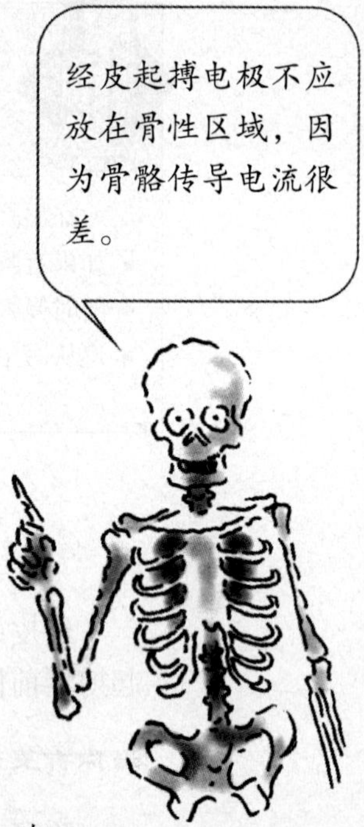
经皮起搏电极不应放在骨性区域，因为骨骼传导电流很差。

患者准备

- 告知患者防止微电击的措施，提醒患者不要用任何未接地的电器。
- 经皮起搏时，不要放置电极在骨性区域，因为骨骼为不良导体，如果是女性患者，放置电极在乳房下，但不要放在膈肌上。
- 如果医生经肱或股静脉送入起搏电极，患者的臂或下肢应制动以避免牵拉起搏电极。

监测和术后护理

- 在使用任何种类的临时起搏后，应评估患者的生命体征、皮肤颜色、意识水平和外周血管搏动以检测起搏心律的效果。记录基础12导联心电图，然后每天或临床情况变化时记录心电图。另外，如果可能记录起搏器植入前后的心律条图和任何起搏器的设置变化时的心律条图，以及任何时候由于起搏器的并发症给予治疗时的心律条图。
- 持续监测心电图，注意夺获、感知、自身搏动、起搏与自身心律的竞争情况。如果感知正常，心脏每跳动一次脉冲发生器上的感知显示灯就会闪一下。
- 记录起搏器植入的日期和时间、起搏器的类型、植入的原因和患者的反应。注明起搏器的设置。记录并发症及解决措施。
- 如果患者放置心外膜起搏电极，每日消毒切口部位更换敷料，同时，观察切口部位的感染征象。确保脉冲发生器在附近以备随时起搏。
- 如有适应证，为患者作植入永久起搏器的准备。

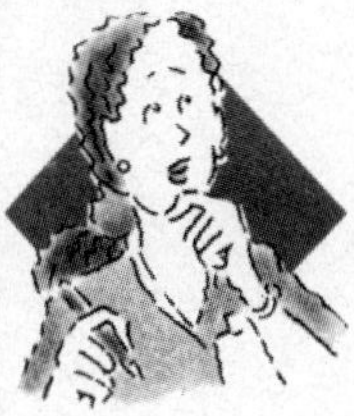

快速测验

1. 冠状动脉旁路移植术（CABG）后，应立即采取哪一项措施？

A. 走动、12 导联心电图和清淡饮食

B. 生命体征、心律和指尖血氧测定

C. 生命体征、心律和清淡饮食

D. 12 导联心电图、生命体征和走动

答案：B。CABG 后应立即检查患者的生命体征，评估心律，指尖血氧测定以观察氧合情况。

2. 血流动力学受损的体征是什么？

A. 低血压、心输出量降低和休克

B. 心动过速、高血压和尿量增加

C. 休克、出汗和心输出量增加

D. 心动过缓、高血压和尿量减少

答案：A。血流动力学受损的体征包括低血压、心输出量降低和休克（皮肤湿冷，尿量减少，开始心动过速然后心动过缓）。

3. 心脏移植术后患者的宣教重点是：

A. 冬季足不出户

B. 手术后至少服用免疫抑制剂 6 个月

C. 因为服用药物有发生危及生命的感染的危险

D. 6 个月后不再有排异反应的危险

答案：C。接受心脏移植的患者需要服用单克隆抗体和强效免疫抑制剂治疗，结果是免疫抑制使患者有发生危及生命的感染的危险。

4. 在威胁生命的情况下，哪一种起搏器是最好的选择？

A. 永久起搏器

B. 经皮起搏器

C. 经静脉起搏器

D. 心外起搏器

答案：B。经皮起搏器迅速而有效，但只在经静脉起搏或安装永久起搏器前使用。

5．替代冠状动脉旁路手术的非手术方法是：

A．经皮腔内冠状动脉成形术（PTCA）

B．心室辅助装置（VAD）

C．埋藏式心脏复律除颤器（ICD）

D．微创直视冠状动脉旁路移植术（MIDCAB）

答案：A。对于冠状动脉旁路手术而言，PTCA是一非手术替代方法。在心导管室即可完成PTCA，仅需局部麻醉，不用开胸，所以所需费用低，住院时间短，患者在第二天可活动，2周后可返回工作岗位。

得分

☆☆☆ 如果你答对5个问题，太好了!你能进行各种心脏操作。

☆☆ 如果你答对4个问题，好的!从移植到PTCA，你已经记住了。

☆ 如果你答对的问题少于4个，太不熟练，最好的方法是重新学习本章内容。

（高峰，关利民 译 杨小星 校）

6

第六章　心律失常

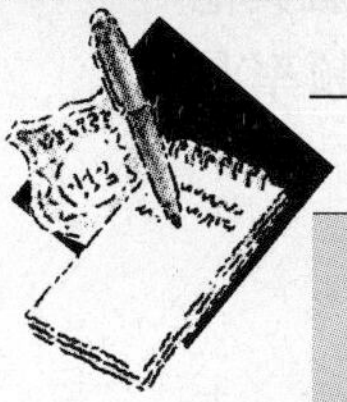

要点

在本章中，你将学习：

- 各种心律失常的诊断方法
- 每种心律失常的原因
- 每种心律失常的临床意义、治疗和护理
- 每种心律失常的评价

心律失常概述

心律失常不同于心脏的正常电活动，其严重程度差异很大，可以是轻微的、无症状的、不需要治疗的失常（如窦性心律），也可以是要求紧急抢救的失常（如致命性的室颤）。依据起源部位心律失常通常分为室性或室上性。他们对心输出量和血压的影响决定其临床意义。致命性心律失常，如无脉性室速和室颤，是心源性死亡的主要原因。

最常见的心律失常包括窦性心律失常、房性心律失常、房室交界性心律失常、室性心律失常和房室传导阻滞。

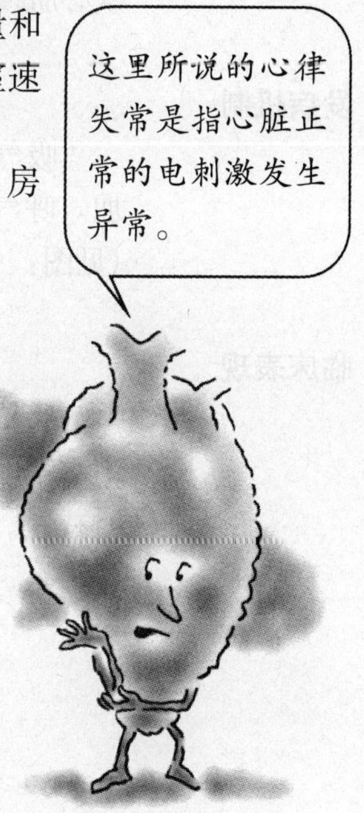

窦性心律失常

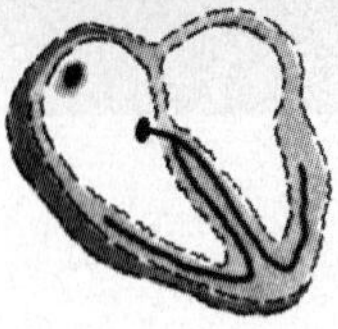

心脏正常工作时，窦房结(也称作窦结)作为主导起搏点。窦房结发挥此项功能，是因为它的固有起搏频率超出心脏其他部位的起搏点。在静息状态下，成人窦房结的固有频率是60～100次/分。

神经支配!

窦房结的血液供应来自右冠状动脉和左冠状动脉旋支，丰富的自主神经系统支配着窦房结，包括迷走神经（副交感神经）和许多交感神经。刺激迷走神经减慢窦房结的冲动发放，刺激交感神经增加发放。窦性心律失常包括窦性心律不齐、窦性心动过缓、窦性心动过速、窦性停搏和病窦综合征。

窦性心律不齐

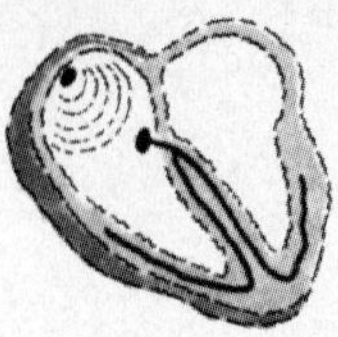

窦性心律不齐时，窦房结的起搏细胞无规律地发放冲动，心率在正常范围内，但节律不规整并受呼吸节律的影响。窦性心律不齐通常发生在运动员、儿童和年龄稍长的人，但很少发生在婴儿。与呼吸无关的疾病也可产生窦性心律不齐，包括前壁心肌梗死、高龄、应用地高辛和吗啡、颅内压增高。

发病机制

吸气时，回心血量增加，使迷走神经张力降低，心率增加。呼气时，静脉回流减少，迷走神经张力增加，心率减慢。(见图：呼吸与窦性心律不齐)

临床表现

为确定窦性心律不齐，观察患者呼吸期间的心脏节律。房率和室率在正常范围（60～100次/分)，但在吸气时增加呼气时减慢。心电图复合波群在吸气时间隔变小，P-P间期（相邻

呼吸与窦性心律不齐

当窦性心律不齐与呼吸节律有关时，可看到吸气时心率增加，呼气时心率减慢，如下图所示。

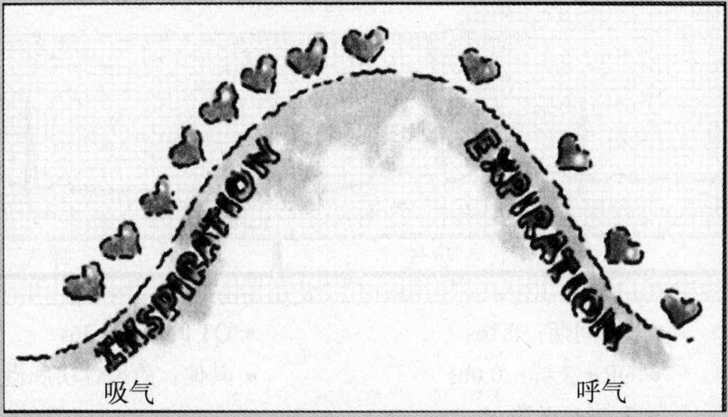
INSPIRATION
EXPIRATION
吸气
呼气

的两个 P 波间的时限）变短。在呼气时，P-P 间期延长。缩短的和延长的 P-P 间期差别大于 0.12s。(见图：识别窦性心律不齐)

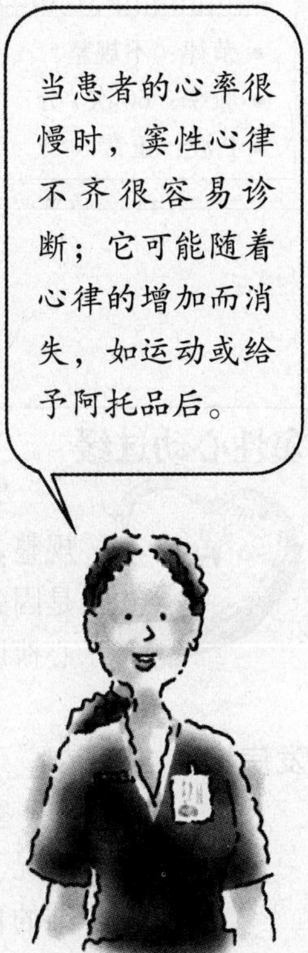
当患者的心率很慢时，窦性心律不齐很容易诊断；它可能随着心律的增加而消失，如运动或给予阿托品后。

平静呼吸

检查患者的外周血管搏动，其频率也应随着吸气增加呼气减慢。如果心律不齐由原发疾病所致，应同时注意原发疾病的症状和体征。

评估窦性心律不齐时，一定要仔细监测，老年病人 P-P 间期变异增加可提示病窦综合征，后者与窦性心律不齐有关，但病情非常严重。（见：长时间观察窦性心律不齐）

治疗

除非患者有症状，一般不需要治疗。如果窦性心律不齐与呼吸无关，需要对原发疾病进行治疗。

密切观察

如果窦性心律不齐是由药物引起，如吗啡或其他镇静剂，医生可能决定继续应用。如果服用地高辛的患者突然出现窦性心律不齐，应立即通知医生，患者可能为地高辛中毒。

识别窦性心律不齐

下图为窦性心律不齐，注意主要特征。

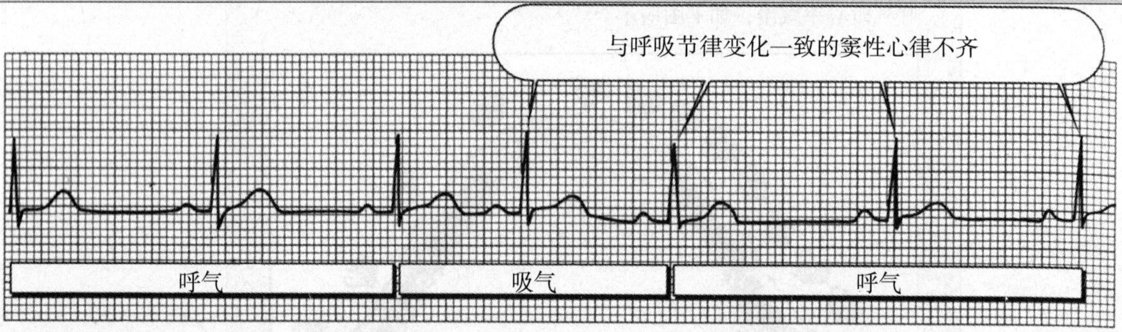

- 节律：不规整
- 频率：60 次 / 分
- P 波：正常
- PR 间期：0.16s
- QRS 波群：0.06s
- T 波：正常
- QT 间期：0.36s
- 其他：阶段性快和慢

窦性心动过缓

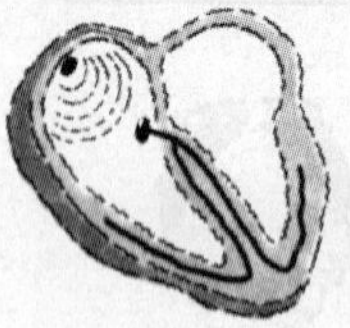

窦性心动过缓时，窦性心率低于 60 次 / 分，而节律保持规整。可发生在正常睡眠或心脏状态良好的人，如运动员，这是因为状态良好的心脏每次收缩可以泵更多的血液，用很少的心搏即可维持正常的心输出量。

发病机制

窦性心动过缓通常是对血流需求减少的正常反应，在这种情况下，迷走神经兴奋增加而交感神经兴奋降低，结果是窦房结的自律性（细胞自发激动的趋势）降低。

由于右冠状动脉供应窦房结血液，故窦性心动过缓常发生于下壁心肌梗死的患者，其他一些情况和使用某些药物也可引起窦性心动过缓（见：窦性心动过缓的病因）。

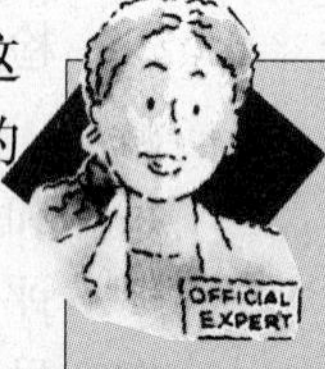

专家建议

长时间观察窦性心律不齐

不要将窦性心律不齐误认为其他心律失常，乍一看，它可能像房颤、正常窦性心律伴房性期前收缩、窦房阻滞、窦性停搏。观察监护仪和病人的呼吸节律几分钟以确定频率和节律，通常要检查患者的脉搏。

窦性心动过缓的病因

窦性心动过缓可由下列病因引起：

- 非心脏疾患，如高钾血症、颅内压增高、甲状腺功能减退、低体温、睡眠和青光眼。
- 迷走神经刺激增加或交感神经刺激减少的情况，如睡眠、过度松弛、Valsalva动作、颈动脉窦按摩和呕吐。
- 心脏疾病，如窦房结病变、心肌病、心肌炎、心肌缺血和心脏阻滞；下壁心肌梗死时可立即出现窦性心动过缓。
- 一些药物，尤其是β受体阻滞剂、地高辛、钙通道阻滞剂、锂剂和抗心律失常药，如索他洛尔、胺碘酮、盐酸普罗帕酮和奎尼丁。

临床表现

窦性心动过缓时，心搏规律但频率低于60次/分。心电图的其他表现正常：先于每一个QRS波群的P波和PR间期、QRS波群、T波和QT间期完全正常。（见图：识别窦性心动过缓）

没有症状就没有问题

窦性心动过缓的临床意义取决于心率和患者是否有症状。大多数成年人能够耐受45～59次/分的窦性心动过缓。

有症状就有问题

然而，如果心率低于45次/分，患者常有心输出量减少的症状和体征，如低血压、头晕、意识模糊或晕厥（心源性缺血）。记住，如果患者有原发心脏疾病时对心率下降的耐受性减低。

窦性心动过缓可触发许多严重的心律失常，如室性心动过速和室颤，也可发生早搏，如交界性早搏或室性早搏，并引起心悸和脉搏不规律。

急性下壁心肌梗死时，除非合并低血压，窦性心动过缓可认为是预后良好的指标。因为随着心率下降，心肌耗氧量减少并避免心肌缺血。

窦性心动过缓很少见于儿童。如果发生于儿童，则认为是不祥征兆。

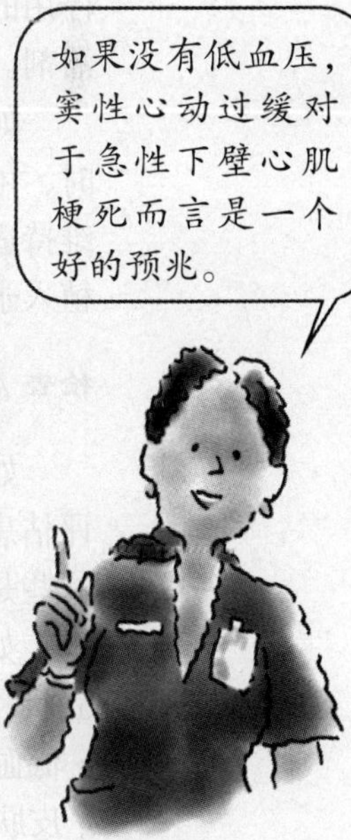
如果没有低血压，窦性心动过缓对于急性下壁心肌梗死而言是一个好的预兆。

识别窦性心动过缓

下图显示了窦性心动过缓，注意它的主要特征。

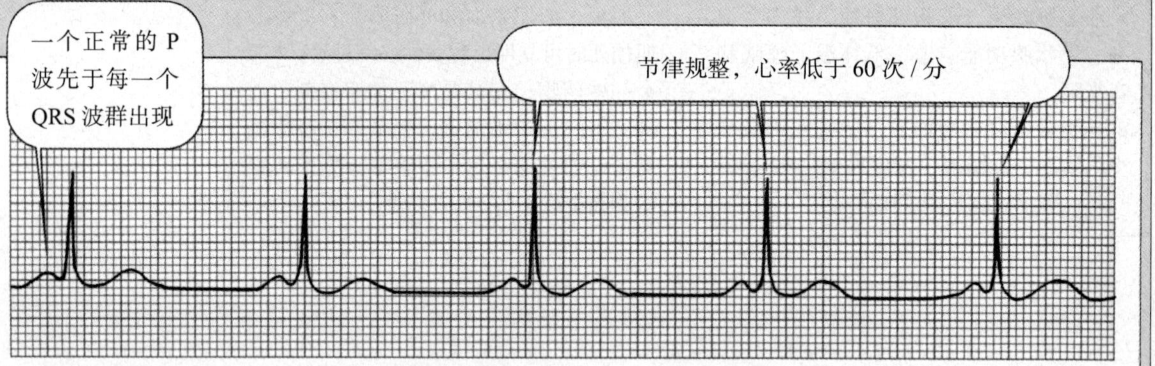

- 节律：规律
- 心率：48次/分
- P波：正常
- PR间期：0.16s
- QRS波群：0.08s
- T波：正常
- QT间期：0.50s
- 其他：无

治疗

如果患者没有症状且生命体征平稳，则不需要治疗。持续观察心律，监测有无进展和心动过缓的持续时间。评估休息和运动时对心律的耐受情况。同时检查所服用的药物，核对医生停用的抑制窦房结的药物如地高辛、β受体阻滞剂和钙通道阻滞剂。在给患者服用这些药物之前，确保心率在安全范围内。

如果患者有症状，治疗目标是确定和纠正原发病因。同时，可给予阿托品、肾上腺素、多巴胺或临时起搏器，以帮助维持适当的心率。对于慢性有症状的窦性心动过缓，可以建议植入永久性起搏器。（见图：症状性心动过缓的治疗）

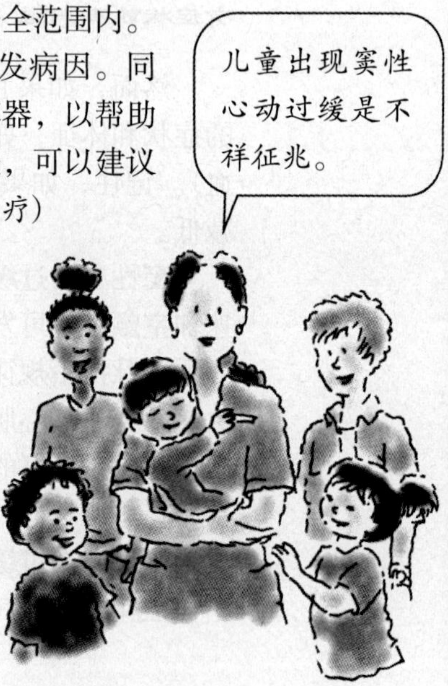

检查ABCS

如果患者突然出现严重的窦性心动过缓，评估患者的气道、呼吸和循环（ABCS），如果这些是正常的，检查患者是否有有效的心输出量，如果没有有效的心输出量，可能出现下列症状和体征：

- 低血压
- 皮肤湿冷

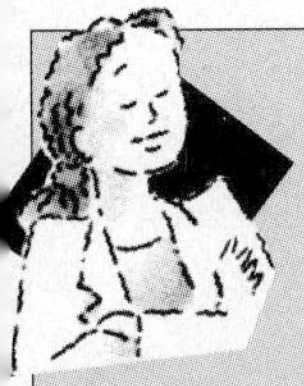

关键技术

症状性心动过缓的治疗

该流程图显示无心脏停搏的心动过缓患者的治疗。

完成初期评估和早期干预

- 评估气道、呼吸和循环
- 用非侵入性方法保证患者气道通畅
- 评估是否需要侵入性气道保证措施
- 确保监护除颤器到位
- 评估生命体征，测指尖血氧饱和度和自动血压
- 进行体格检查
- 回顾病史
- 作出鉴别诊断
- 获得并分析 12 导联心电图
- 获得并分析胸部 X 线片

1

心动过缓

心率 <60 次 / 分并伴有灌注不足的临床表现

2

- 继续保证患者气道通畅，必要时建立人工气道支持
- 给氧
- 监测心电图（识别节律）、血压、血氧饱和度
- 建立静脉通路

3

是否有心动过缓引起灌注不足的症状和体征？（例如：急性神志改变、持续性胸痛、低血压或者其他休克表现）

血流动力学稳定 → **4A** 观察 / 监测

血流动力学不稳定 → **4**

- 准备经皮起搏；立即治疗高度房室阻滞（二度 II 型或三度房室阻滞）
- 等待起搏治疗时，首次给予阿托品 0.5mg，总量 3mg。如果无效，准备经皮起搏
- 给予肾上腺素（2～10μg/min）或多巴胺（2～10μg/kg·min），如果无效，准备经皮起搏

5

- 准备临时起搏器
- 治疗原发病
- 考虑专家的意见

如发生无脉性心脏停搏，参见美国心脏协会建议。

寻找和治疗心跳骤停可能的促成因素，例如：

- 酸中毒
- 低血糖
- 低血钾或高血钾
- 低体温
- 低血容量
- 低氧
- 心包填塞
- 张力性气胸
- 血栓栓塞（冠脉或肺）
- 中毒
- 创伤（颅高压、低血容量）

摘自：2005 *American Heart Association Guidelines for Cardiopulmonary Resuscitation and Emergency Cardiovascular Care.* ⓒ2005, American Heart Association.

- 神志改变
- 头晕
- 视物模糊
- 肺部捻发音，呼吸困难，第三心音（S_3），这些提示心衰
- 胸痛
- 昏厥

给予阿托品时，要确保给予正确的剂量：剂量低于 0.5mg 可产生矛盾效应，进一步减慢心率。记住：心脏移植的患者对阿托品没有反应，可能需要起搏器进行急救治疗。

窦性心动过速

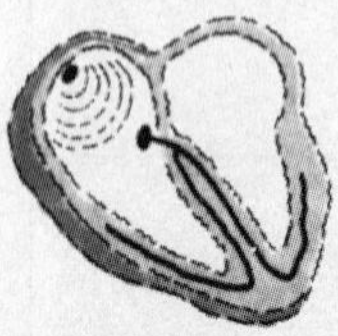

窦性心动过缓和窦性心动过速就如同龟兔赛跑中的乌龟和兔子。成年人窦性心过速的特征是心率超过 100 次 / 分。心率很少超过 180 次 / 分，除非在极量运动情况下，随运动达到的最大心率随年龄下降。

发病机制

窦性心动过速的临床意义取决于原发病（见：窦性心动过速的病因）。急性心梗的患者出现窦性心动过速提示心肌损伤面积大，预后不良。持续的窦性心动过速也是即将发生心衰和心源性休克的标志。

窦性心动过速的病因

窦性心动过速可以是对运动、疼痛、应急、发热、强烈的情感变化，如恐惧或焦虑的正常反应。

- 某些心脏病变如心衰、心源性休克、心包炎。
- 作为休克、贫血、呼吸窘迫、肺栓塞、脓毒血症和甲亢的代偿机制。
- 药物影响，如阿托品、多巴胺、肾上腺素、异丙肾上腺素、氨茶碱、酒精、咖啡因、尼古丁和苯丙胺。

临床表现

窦性心动过速时，心房和心室节律是规整的，两者的频率相等，通常为 100～160 次 / 分。窦性心动过速时，P 波的形状和大小正常，位于每一个 QRS 波群前，但也可以有振幅的增加。随着心率的增加，P 波可以和前面的 T 波融合在一起而无法辨认。PR 间期、QRS 波群和 T 波正常，在心动过速时 QT 间期通常是短的。（见图：识别窦性心动过速）

检查脉搏

评估窦性心动过速的患者时，应检查脉搏频率，确定脉率是否超过 100 次 / 分，节律是否规整。患者通常无症状。

识别窦性心动过速

下图显示窦性心动过速，注意主要特征。

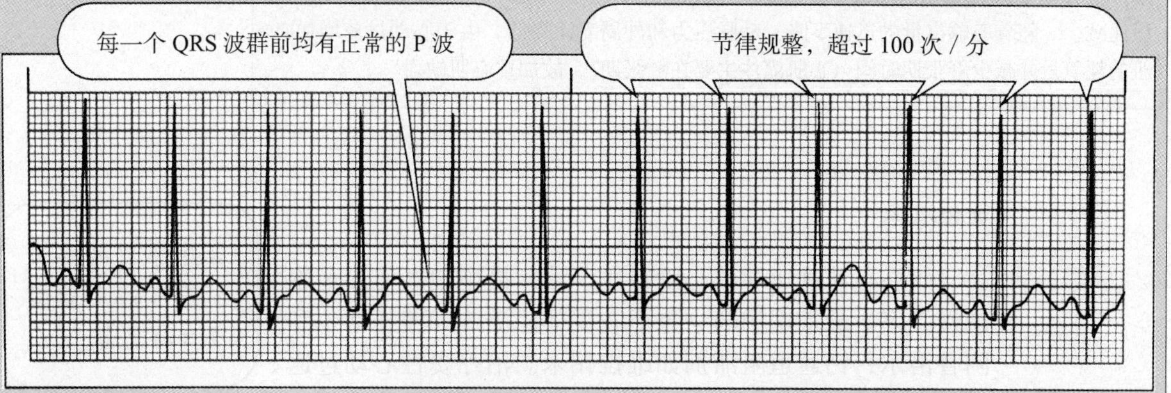

- 节律：规整
- 频率：120 次 / 分
- P 波：正常
- PR 间期：0.14s
- QRS 波群：0.06s
- T 波：正常
- QT 间期：0.34s
- 其他：无

如果心输出量降低且代偿机制失败，患者会出现低血压、晕厥、视物模糊。也可主诉胸痛或心悸，常描述为胸部碰击或心脏漏搏感。感觉紧张或焦虑。如果出现心衰，肺部可出现捻发音、额外的第三心音 (S_3)、颈静脉怒张。（见：心动过速的影响）

对心脏的不利影响

心动过速时，心脏需氧量增加，心动过速可诱发冠心病患者发生胸痛，心率增快对于阻塞性心脏疾病如主动脉狭窄和肥厚型心肌病也是有害的。

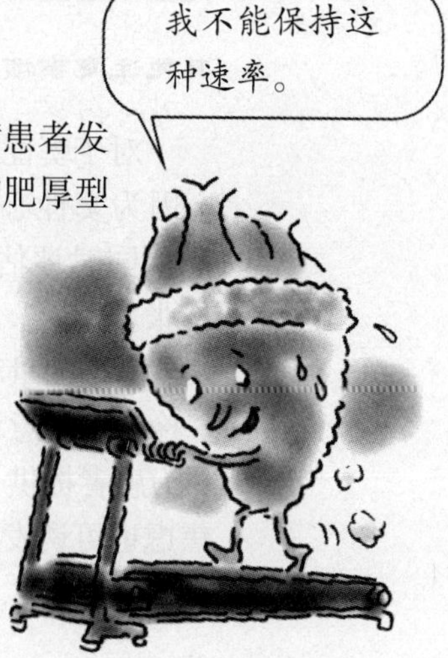

治疗

无需治疗无症状或由运动诱发的心动过速。在有原发病因时，可以通过治疗原发病解决心动过速问题。例如，如果心动过速是由于出血引起，治疗措施包括止血和输血补液。

心动过速的影响

心动过速时，由于心室充盈时间减少和每次收缩时泵血量降低故心输出量减少。通常，舒张期心室容量可达120～130ml。心动过速时，心室容量下降导致低血压和外周灌注减少。随着心输出量的迅速下降，动脉压力和外周灌注降低。由于心动过速增加心肌的耗氧量并减少舒张期时间（心肌灌注主要在舒张期），故加重心肌缺血。

减慢心率

如果心动过速导致心脏缺血，治疗措施包括使用药物减慢心率。最常用的药物包括β受体阻滞剂如美托洛尔和阿替洛尔，钙通道阻滞剂如维拉帕米。治疗窦性心动过速患者的目的是维持有效心输出量和组织灌注并确定和纠正原发疾病。

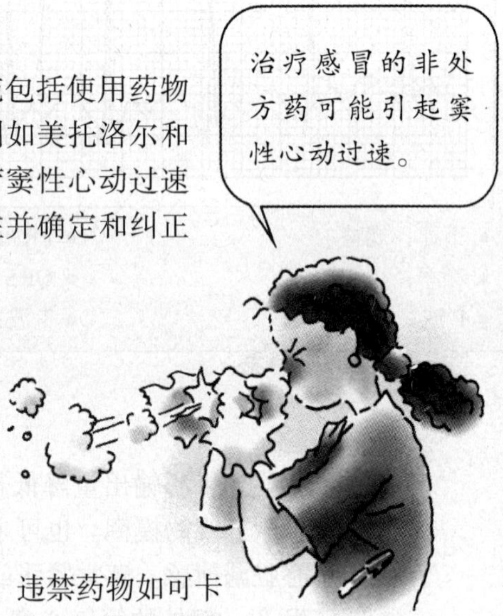

询问病史

询问患者的服药史。非处方药中的拟交感神经药物，具有拟交感神经系统的作用，可以引起心动过速。这些药物常包含在滴鼻液和治疗感冒的药物中。

也应询问患者使用咖啡、尼古丁、酒精、违禁药物如可卡因和苯丙胺的情况，上述物质均能触发心动过速，建议患者避免应用这些物质。

其他注意事项

对于窦性心动过速的患者应注意下列事项：

- 因为窦性心动过速可导致心肌受损，检查有无胸痛或心绞痛。同时评估心衰的症状和体征，包括捻发音、S_3和颈静脉怒张。
- 监测出入量和每日的体重。
- 检查患者意识水平以评估脑部灌注。
- 为患者提供一个安静的环境。帮助减少恐惧和焦虑，恐惧和焦虑也可诱发心律失常。

- 告知患者有关的治疗程序，包括提供放松的技巧。
- 要注意心梗后突然出现的窦性心动过速提示梗死扩展。及时识别是开始治疗的关键。

窦性停搏

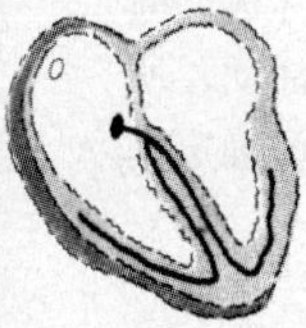

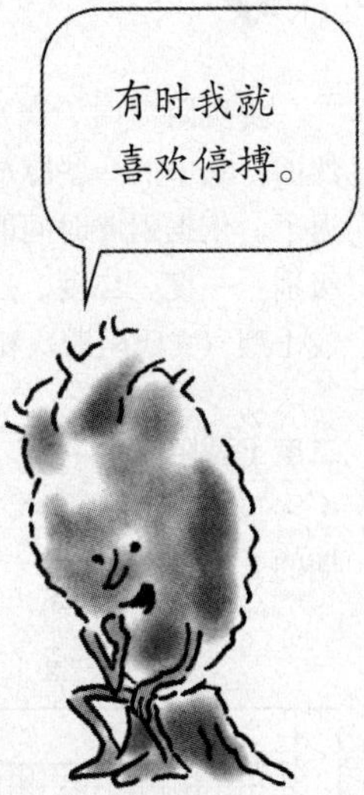

窦性停搏是脉冲形成障碍，源于心房缺乏电活动引起心房静止。在心房静止时，心房无激动以致在心电图上 PQRST 波消失。

除了缺失的波群或停搏外，心电图通常是正常的，当 1～2 个心搏消失时心房静止也被称为窦性静止，而当 3 个或更多心搏消失时称为窦性停搏。

在心电图上窦性停搏与三度窦房阻滞相似，通常也被称作死亡阻滞。（见图：理解窦房阻滞）

发病机制

当窦房结不能产生冲动时即产生窦性停搏。这种情况可以由严重的疾病所致，如急性感染、心脏疾病、迷走神经刺激。健康成人在睡眠时可以出现 2～3s 的停搏，偶尔在迷走张力增高或在高敏感性颈动脉窦患者中发生。窦性停搏与病窦综合征关系密切。（见：窦性停搏的病因）

临床表现

当评估窦性停搏时，除了在心房静止时会出现波群的缺失外你将会发现心电图上心房和心室的节律是规整的。心房和心室的频率相等且在正常范围内。然而，由于停搏，心率变异很大。（见图：识别窦性停搏）

形态正常

正常形态和大小的 P 波先于 QRS 波群出现，但在间歇期时缺如。有 P 波时，PR 间期正常并且固定，但当 P 波缺如时无法测量 PR 间期。QRS 波群、T 波、QT 间期只要存在就是正常的，但在间歇期缺如。

我学握了

理解窦房阻滞

窦房阻滞时，窦房结以规律的间期发放脉冲。然而，其中的一些脉冲在向心房传导的过程中被延迟了。依据阻滞时间的长短，窦房阻滞被分成三个级别：一度、二度、三度。二度阻滞又被进一步分成Ⅰ型（文氏阻滞）和Ⅱ型。

一度窦房阻滞是指窦房结兴奋至心房除极的时间延迟，由于心电图不能显示窦房结的电活动，所以在心电图上不能确定一度窦房阻滞，但可确定其他类型的窦房阻滞。

二度Ⅰ型阻滞

二度Ⅰ型阻滞时，窦房结至周围心房组织的传导时间逐渐延长直到出现一次漏搏。停搏时间短于 P-P 间期的 2 倍。

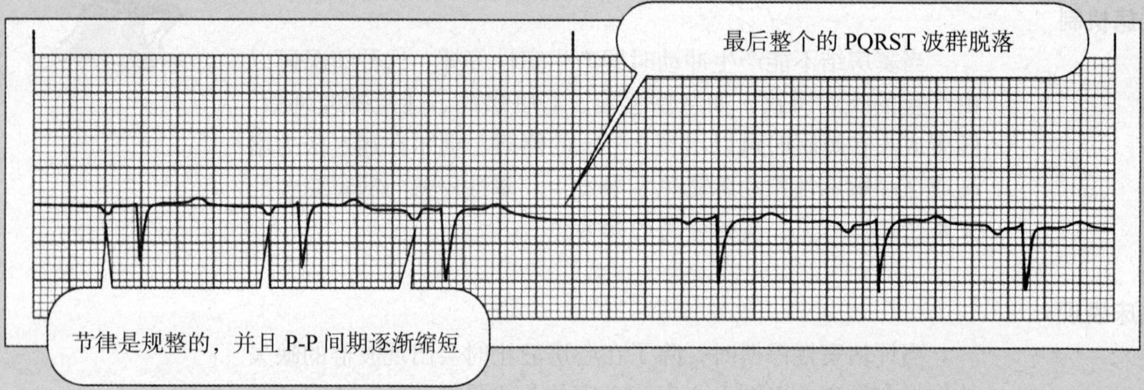

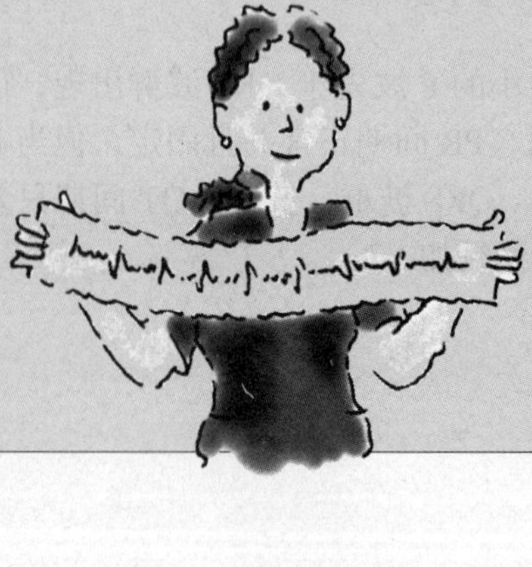

二度Ⅱ型阻滞

二度Ⅱ型阻滞时，脉冲阻滞前窦房结到心房组织的传导时间是正常的。停搏的时间是 P-P 间期的整数倍。

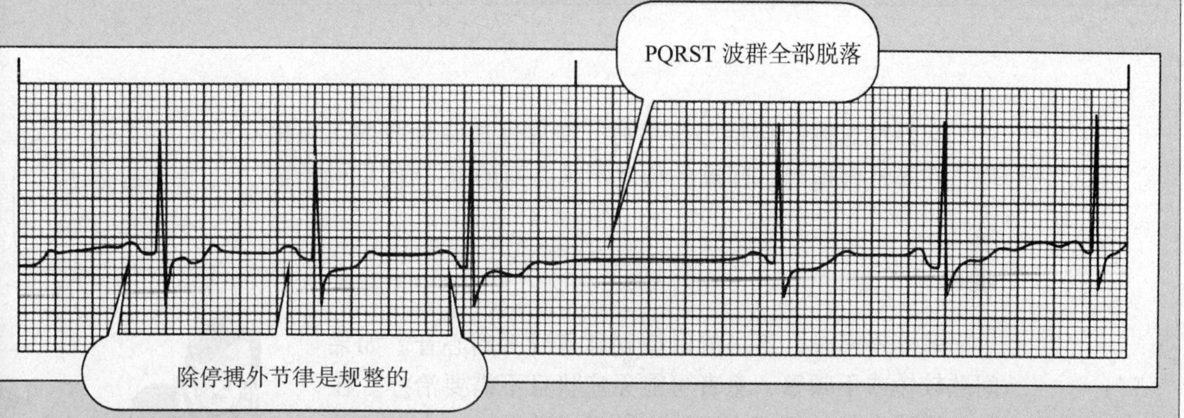

三度阻滞

三度阻滞时，一些脉冲被阻滞，引起长时间的窦性停搏。停搏时间不是窦性节律的倍数。在心电图上，三度窦房阻滞与窦性停搏相似，但病因不同。

三度窦房阻滞是由于脉冲传导障碍所致；窦性停搏是由于脉冲形成障碍所致，三度窦房阻滞和窦性停搏均可导致心房停止活动。

窦性停搏时，间歇期通常会出现交界性逸搏。在三度阻滞，间歇会持续固定的时间并以出现窦性心搏而结束。

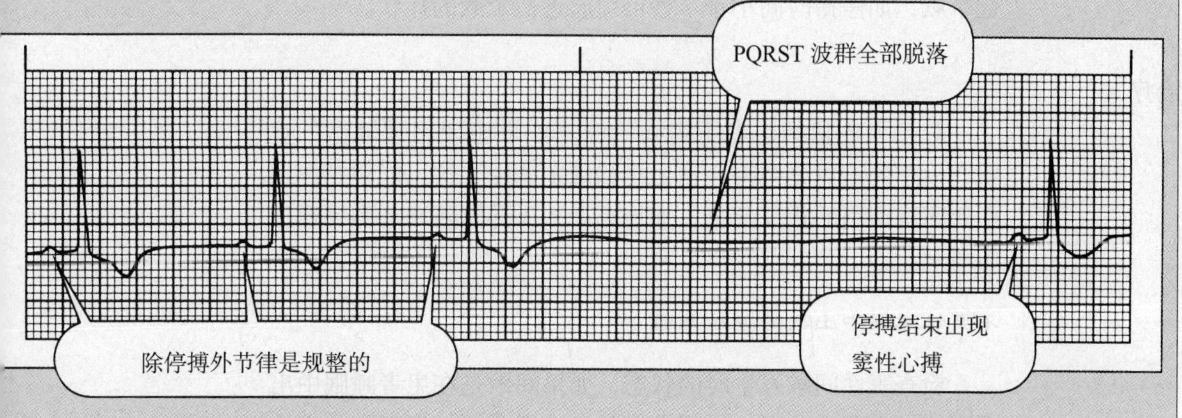

窦性停搏的病因

可能引起窦性停搏的原因：

- 窦房结病变，如纤维化和特发性退行性病变。
- 迷走张力增加，如 Valsalva 动作、颈动脉窦按压、呕吐。
- 地高辛、奎尼丁、普鲁卡因胺、水杨酸盐等药物，尤其在中毒量时。
- 超量的 β 受体阻滞剂，如美托洛尔和普萘洛尔。
- 心脏本身的疾病，如慢性冠状动脉疾病、急性心肌炎、心肌病、高血压性心脏病。
- 急性下壁心肌梗死。

交界性逸搏，包括心房早搏，交界性或室性收缩可以出现，在窦性停搏时，间歇的长度不是前面的 R–R 间期的整数倍。

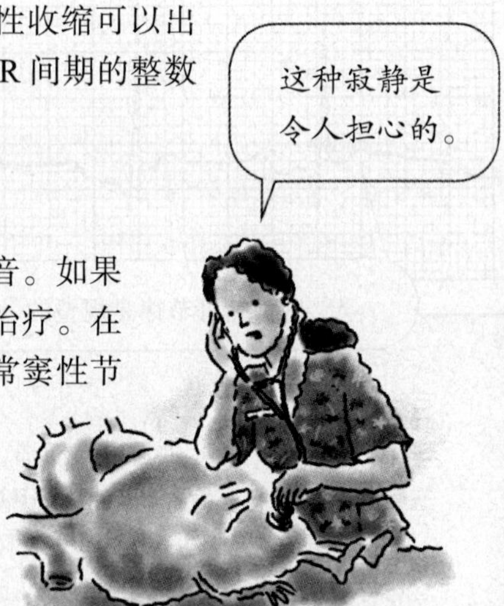

漏搏

窦性停搏时，不可能触摸到脉搏或听到心音。如果间歇较短或不频繁，患者可能无症状且不需要治疗。在窦性停搏发作的间期内可能有数天或数周的正常窦性节律，患者可能根本感觉不到症状。

过于频繁或过长停搏引起的症状

频繁发生的和过长的间歇可引起心输出量减少的体征，如低血压，精神状态的改变、发凉、皮肤湿冷。患者诉说头晕或视物模糊。停搏可引起晕厥，如停搏时间小于 7 秒可引起近似晕厥的症状。

治疗

对于无症状的患者不需要治疗。如果患者出现轻微的症状，治疗的重点是维持心输出量和确定病因，这可能包括停用引起窦房抑制的相关药物，如地高辛、β 受体阻滞剂和钙通道阻滞剂。

不要让睡眠中出现的间歇欺骗

检查窦性间歇发生时的状态，如果间歇是在患者睡眠中出现可能没有意义，但如果间歇经常发生则要评估患者有无心输

识别窦性停搏

下图显示窦性停搏，注意主要特征。

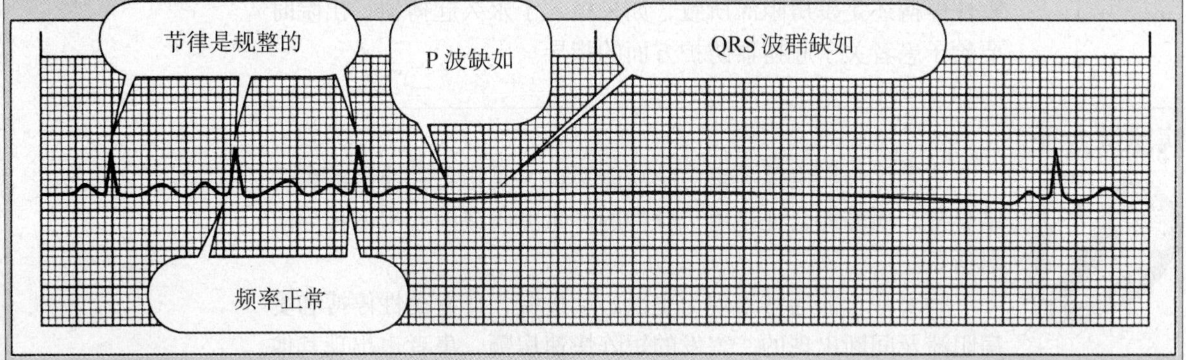

- 节律：除 PQRST 波群缺如外，节律规整
- 频率：40 次 / 分
- P 波：正常，间歇期缺如
- PR 间期：0.20s
- QRS 波群：0.08s，间歇期缺如
- T 波：正常，间歇期缺如
- QT 间期：0.40s，间歇期缺如
- 其他：无

出量降低的证据，如精神状态改变、低血压、发凉、皮肤湿冷。

询问患者是否有眩晕或头晕或视物模糊，是否有濒死的感觉，如果有，可能是由于过长的窦性停搏引起的晕厥。

记录患者间歇出现时的生命体征和感觉，同时记录下当时病人正在从事的活动。增加迷走刺激的活动如 Valsalva 动作或呕吐，都会增加窦性停搏的可能性。

病情加重时

观察心律失常的进展情况，如果患者情况出现不稳定立即通知医生。停用引起窦性停搏的药物并与医生一起核对是否继续应用。

如果有服药史，要警惕地高辛、奎尼丁、普鲁卡因胺中毒的征象，检查血地高辛浓度和血清电解质水平。

恢复心输出量

对有循环衰竭征象的患者需要立即治疗，对于窦性心动过缓，急救治疗包括给予阿托品或肾上腺素和植入临时起搏器。

永久起搏器可以作为长期的治疗措施。

对于窦性停搏患者的治疗目标是维持合适的心输出量和灌注，确保描记并记录停搏发生的频次和持续时间，确定停搏是窦性停搏还是窦房阻滞所致，如果植入了永久起搏器，出院时要给予患者关于起搏器防护方面的指导。

病窦综合征

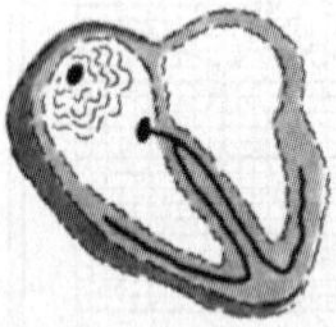

病窦综合征也称为窦房结功能不良，是指各种原因的窦房结异常。病窦综合征是由于脉冲的产生障碍或向心房的传导阻滞所致。

病窦综合征通常表现为窦性心动过缓，伴有窦性停搏和窦房阻滞及间断出现的、突发的短阵快速房颤，患者也出现其他形式的阵发性房性心动过速，如房扑和异位房性心动过速，有时称为心动过缓-心动过速（或慢-快）综合征。

大多数病窦综合征的患者是年龄超过60岁的老年人，但其他人也可发生这种心律失常。在儿童除开胸手术损伤窦房结外，窦房结病变罕见。男女患病率均等。病程是慢性进展、隐蔽的过程。

发病机制

病窦综合征既可由窦房结的自律功能不良或传导功能不全或结区的传导阻滞所致，也可由自主神经系统的退行性病变和窦房结的部分破坏所致，如在下壁心肌梗死时窦房结血供减少。（见：病窦综合征的病因）

传出阻滞

另外，一些病因也能累及窦房结周围的心房组织并引起传出阻滞。引起心房组织炎症和退行性病变的疾病也可引起病窦综合征，但许多患者的确切病因不清。

病窦综合征的病因

病窦综合征可以由下列原因引起：

- 引起窦房结纤维化的疾病，如年龄增长、动脉硬化性心脏病、高血压、心肌病。
- 心脏直视手术引起的窦房结损伤（尤其是瓣膜手术）、心包炎、风湿性心脏病。
- 自主神经功能紊乱影响神经支配，如迷走神经张力过高和自主神经系统的退化。
- 影响心脏的药物，如地高辛、β受体阻滞剂、钙通道阻滞剂。

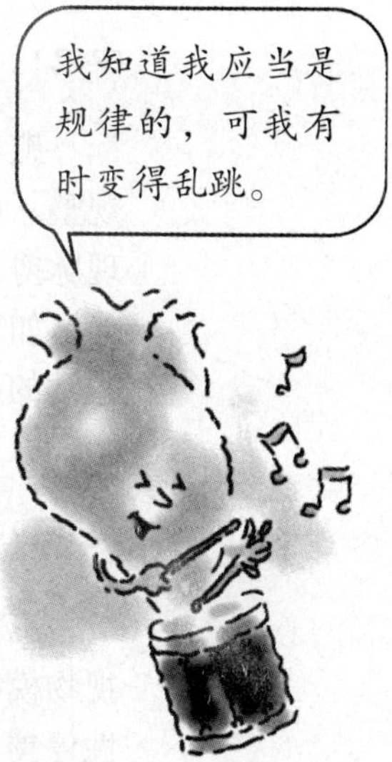

临床表现

病窦综合征包括几种可能的节律紊乱，这些心律失常可以是间断发作的或慢性的（见图：识别病窦综合征）。这些节律紊乱包括下列情况的一种或多种的组合：

- 窦性心动过缓
- 窦房阻滞
- 窦性停搏
- 窦性心动过缓和心动过速交替
- 发作性快速房性心律失常，如房颤和房扑
- 运动时窦房结频率不能增加

检查心率

检查窦性停搏引起的不规则节律和突发心率的改变。由于停搏的影响房率和室率可以为快、慢或快与慢交替。

P 波依据节律的变化而不同并且先于 QRS 波群出现，PR 间期通常在正常范围但可以随节律的变化而改变。QRS 波群和 T 波通常正常，QT 间期也一样，随节律的不同而改变。

识别病窦综合征

下图显示病窦综合征，注意主要特征。

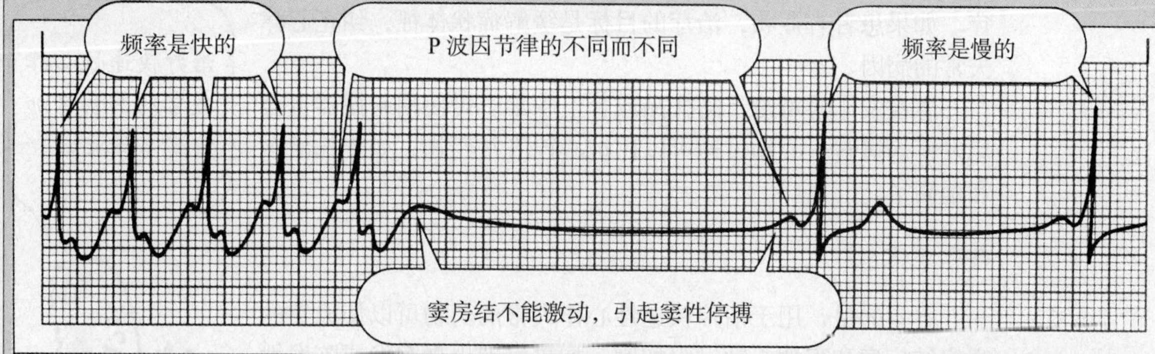

- 节律：不规整
- 频率：房率－60 次 / 分，室率－70 次 / 分
- P 波：形态不同
- PR 间期：因节律不同而不同
- QRS 波群：0.10s
- T 波：形态各异
- QT 间期：因节律不同而不同
- 其他：无

牢记！

患者的脉率可以快、慢或正常，并且节律可以是规整或不规整。可通过监护仪或触摸脉搏发现节律不规整，触诊时可发现脉搏不适当的减慢而后变快。

如果在运动或用力时监测患者的心率，可以观察到心率对运动的反应不相称，如心率不能增加，也可以监测到慢-快综合征、房扑、房颤、窦房阻滞、窦性停搏。

心输出量下降的表现

患者可以表现出心输出量下降的症状和体征，如低血压、视物模糊、晕厥。晕厥是窦性停搏的常见症状，引起晕厥的窦性停搏时间取决于患者的年龄、发作时的体位和脑血管的情况。一般认为超过2～3秒的停搏是有意义的。

其他检查发现取决于患者的情况，如果是心肌病，肺部可闻及捻发音、S_3或心尖搏动移位、范围扩大。

治疗

病窦综合征的意义取决于患者的年龄、是否存在其他疾病、相关心律失常的类型和持续时间，如果存在房颤则预后不良，主要危险是栓塞并发症。

对于其他窦房结心律失常，如果患者没有症状则不需治疗。如果患者有症状，治疗的目标是缓解症状体征，纠正心律失常的病因。

急性发作时可给予阿托品或肾上腺素。可使用起搏器直至原发疾病缓解。心动过速可以用抗心律失常药物，如美托洛尔和地高辛。

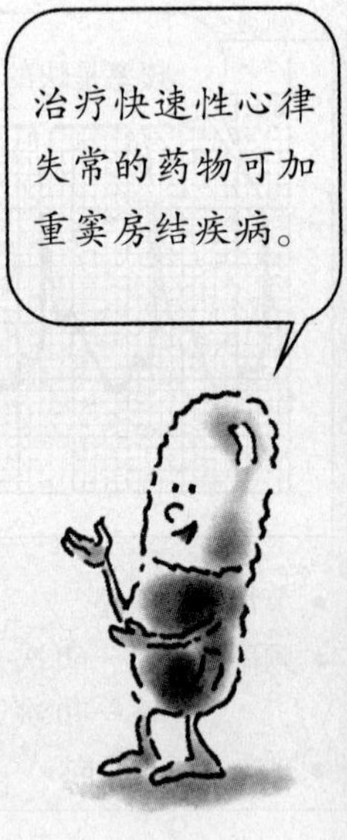
治疗快速性心律失常的药物可加重窦房结疾病。

其他治疗

不幸的是，用于治疗快速性心律失常的药物可以使原发的窦房结疾病和窦性心动过缓加剧。如果患者出现突发或阵发性房颤时需要抗凝治疗，抗凝治疗有助于预防房颤并发症——栓塞和卒中发生。因为该综合征是进行性的和慢性的，有症状的患者需要终生治疗。

认真护理

当护理这样的患者时，监测和记录所有的心律失常和发作时的症状和体征，评估节律对运动和疼痛的反应并观察运动时的节律变化。

在开始给予钙通道阻滞剂、β 受体阻滞剂，或其他抗心律失常药物时要仔细观察反应。如果治疗包括抗凝和植入起搏器，确保患者及其家属接受充分的指导。

房性心律失常

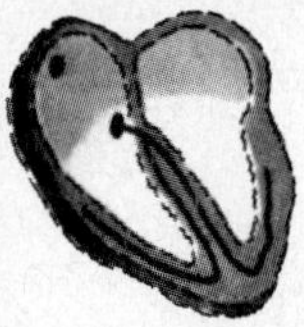

房性心律失常，是由于窦房结周围的组织发放冲动所致的心律紊乱，是最常见的心律失常。这些心律失常会影响心室的充盈时间和减弱心房收缩，正常情况下心房收缩能为心室提供约 30%的血液。

三种发生机制

目前认为房性心律失常的发生机制有三种：自律性改变、折返、后除极。

下面就特殊房性心律失常及病因进行概述。

- 自律性改变：心房纤维的自律性增高（心肌细胞自动产生脉冲的能力）可触发异常冲动，引起自律性增高的原因包括细胞外因素，如低氧、低钙、地高辛中毒和心脏正常起搏点窦房结功能减退。如，迷走神经张力增加或低血钾可增加窦房结的不应期，使心房纤维发放冲动。
- 折返：在折返中，脉冲在一个慢传导径路被延迟传导，尽管延迟，脉冲仍继续传导，足以在心肌复极期产生另外一个脉冲，折返可以发生在冠状动脉疾病、心肌病及心梗的患者。
- 后除极：后除极可以由细胞损伤、地高辛中毒和其他情况引起。损伤的细胞有时仅部分复极。部分除极能导致重复的异位激动，称为触发活动。由触发活动引起的除极称为后除极并能导致房性和室性心动过速。

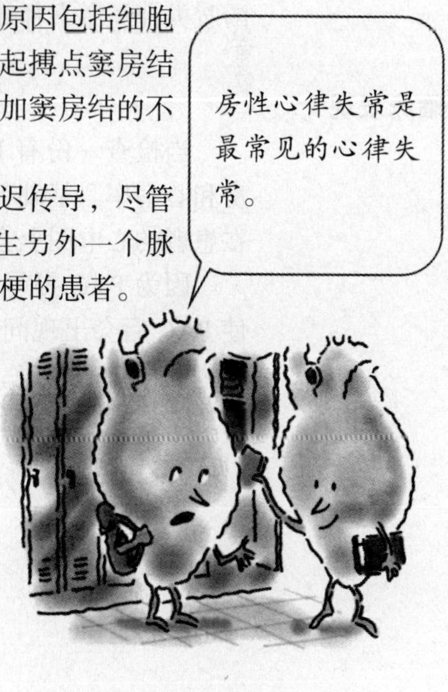

房性心律失常包括房性期前收缩（PAC）、房扑、房颤和房性心动过速，下面讨论每一种房性心律失常。

房性期前收缩

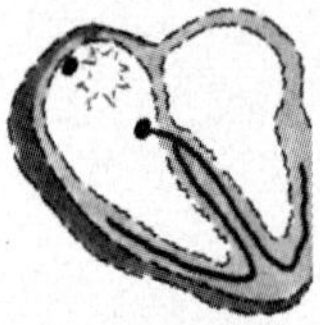

PAC起源于窦房结周围组织，通常起源于心房的易激灶或点，作为起搏点产生一次或多次心搏。窦房结发放脉冲，但是易激灶在窦房结激动这部分组织前就提前激动并发放自己的脉冲。PAC可以不通过房室结和心脏的其他部分下传，这主要取决于他们的提前程度及房室结和室间传导系统的状态，未被传导或被阻滞的PAC不能触发一个QRS波群。

发病机制

PAC通常发生在正常的心脏并且对于没有心脏疾病的患者很少有危险。实际上房性早搏通常没有症状，持续数年而不被发现。（见：PAC的病因）

某些疾病的征象

然而，在有心脏疾病的患者，PAC可能导致更严重的心律失常，如房颤和房扑。在急性心梗的患者，PAC可能是心衰或电解质紊乱的早期征象。PAC也可由疼痛或焦虑时儿茶酚胺类神经激素释放所致。

临床表现

当检查一份有PAC的心电图时，可以观察到不规律的心房和心室率。基础节律可以是规整的。当PAC被传导到心室，在患者的心电图上会出现正常的QRS波群。

因为PAC提早使窦房结除极，窦房结重新调整周期，这使PAC后会出现间歇，干扰正常周期。下一个窦性心搏将比它平时出现的较晚，使两个被PAC干扰的心搏之间的P–P间期短于连续3个窦性心搏间期。这种情况被称为不完全代偿。（见图：识别PAC）

PAC的病因

房性期前收缩可以由下列病因引起：

- 饮酒和吸烟
- 焦虑
- 疲劳
- 发热
- 感染
- 冠脉或瓣膜性心脏病
- 急性呼吸衰竭或低氧
- 肺部疾病
- 地高辛中毒
- 电解质失调

识别 PAC

下图显示房性期前收缩（PAC），注意主要特征。

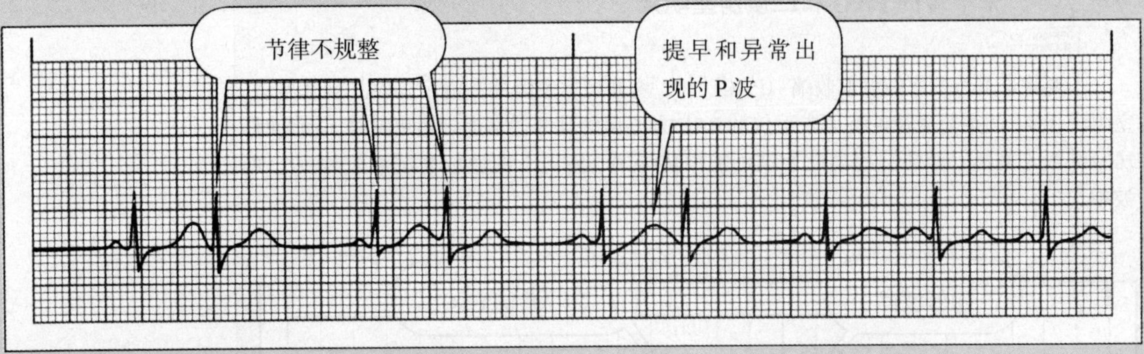

- 节律：不规律
- 频率：90 次 / 分
- P 波：PAC 时异常，一些隐藏在 T 波中
- PR 间期：0.20s
- QRS 波群：0.08s
- T 波：P 波融入引起 T 波异常
- QT 间期：0.32s
- 其他：不完全性代偿间歇

关键特征

PAC 特征性的心电图特点是提早出现的 P 波，形态异常（与窦性 P 波相比）。P 波可能埋藏在前一个 T 波中，而使 T 波的形状变形（T 波可能变得高尖或基底增宽）。形状不同的 P 波表明有更多个异位起搏点。（见图：未下传的 PAC 和二度房室阻滞）

PR 间期通常正常，但也可以变短或轻度延长，取决于异位起搏点的部位。如果提前的 P 波后没有 QRS 波群，表明 PAC 未下传。

PAC 可以二联律（一个正常心搏，一个 PAC）、三联律（三个心搏中有一个 PAC），或成对出现（两个 PAC 同时出现）。当 PAC 出现时，患者的脉搏或心尖搏动变得不规律。患者可有心悸、漏搏或扑动感，在有心脏疾病的患者，可出现心输出量减少的症状和体征，如低血压和晕厥。

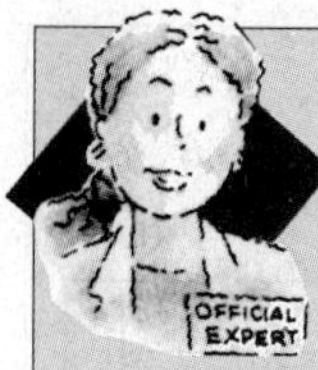

专家建议

未下传的 PAC 和二度房室阻滞

不要将未下传的房性期前收缩（PAC）与二度Ⅱ型房室阻滞相混淆。在二度Ⅱ型房室阻滞，P-P 间期是规律的。而未下传的 PAC 是心房的脉冲过早地到达房室结，而此时房室结尚未复极。结果，提早的 P 波不能被传导到心室。下图显示 P 波落入前一个 T 波中。

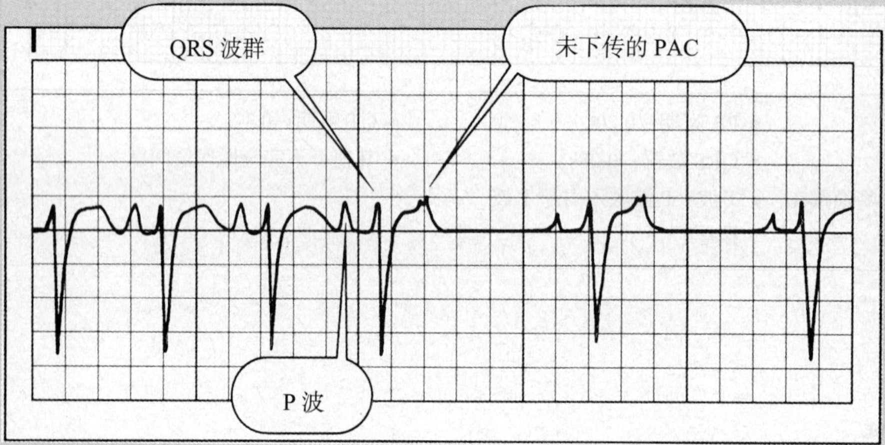

治疗

大多数无症状的患者不需要治疗。如果患者有症状，治疗应集中在祛除病因，如咖啡因和酒精。经常发作 PAC 的患者可以用延长心房不应期的药物进行治疗。药物包括地高辛、普罗帕酮和奎尼丁。

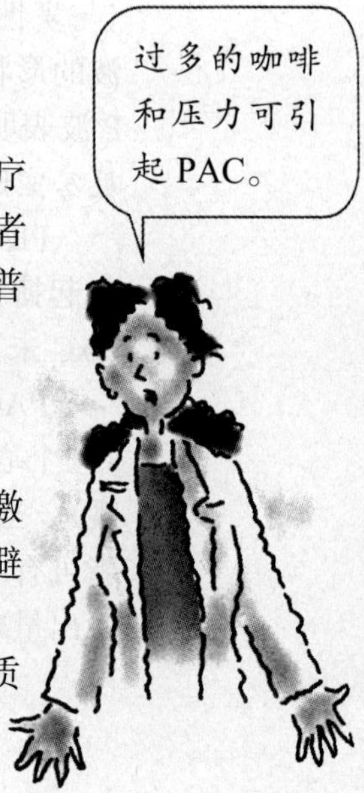

患者的注意事项

当护理 PAC 患者时，帮助患者查找是什么触发了异位激动。因人施教帮助患者纠正或避免潜在诱因。例如，患者应避免咖啡因或吸烟，学会减轻压力的技巧以缓解焦虑。

如果患者有缺血或瓣膜性心脏病，监测有无心衰、电解质紊乱，以及更严重房性心律失常的症状和体征。

房扑

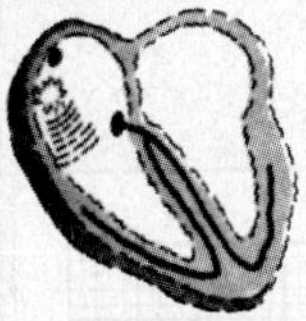

房扑是室上性心动过速，特点是心房的频率在 250～400次 / 分，通常在 300 次 / 分。起源于心房的单一病灶，机制是折返或自律性增高。

发病机制

房扑通常与二度阻滞有关，此时，房室结不能允许所有的脉冲传导到心室，结果室率相对较慢。房扑很少发生在正常的健康人，一旦发生，就表明心脏本身存在问题。（见：房扑的病因）

临床表现

房扑的特征是 P 波因房率增快而失去正常形态类似锯齿状，称为扑动波或 F 波。不同的房室阻滞使心房激动以 2∶1 至 4∶1 的比例传导到心室。QRS 波群可以正常，但如果扑动波融合在 QRS 波群内，QRS 波群可增宽。因为难以确定 T 波，故不能测量 QT 间期。（见图：识别房扑）

颤动，扑动

心房节律可在颤动波和扑动波之间相互转变，这种心律失常通常称为房颤和房扑。心房多个起搏点发放的紊乱脉冲形成的房颤波无等电位线，这是由于心房颤动代替收缩不能以统一方式除极的结果。

评估传导的比率

房扑的临床意义决定于通过房室结的脉冲数量。用传导比率表示，如 2∶1 或 4∶1，传导比率决定心室率。如果心室率太慢（<40 次 / 分）或太快（>150 次 / 分），心输出量将严重受损。

通常心室率越快，心律失常的危害越大。快速的室率减少心室的充盈时间和冠脉的灌注，这可引起心绞痛、心衰、肺水肿、低血压和晕厥。

> **房扑的病因**
>
> 房扑可由下列原因引起：
>
> - 心房扩大和房压增高的疾病，如严重的二尖瓣疾病、甲亢、心包炎、心肌病
> - 心脏手术
> - 急性心肌梗死
> - 慢性阻塞性肺疾病
> - 动脉血氧降低

识别房扑

下图显示房扑，注意主要特征。

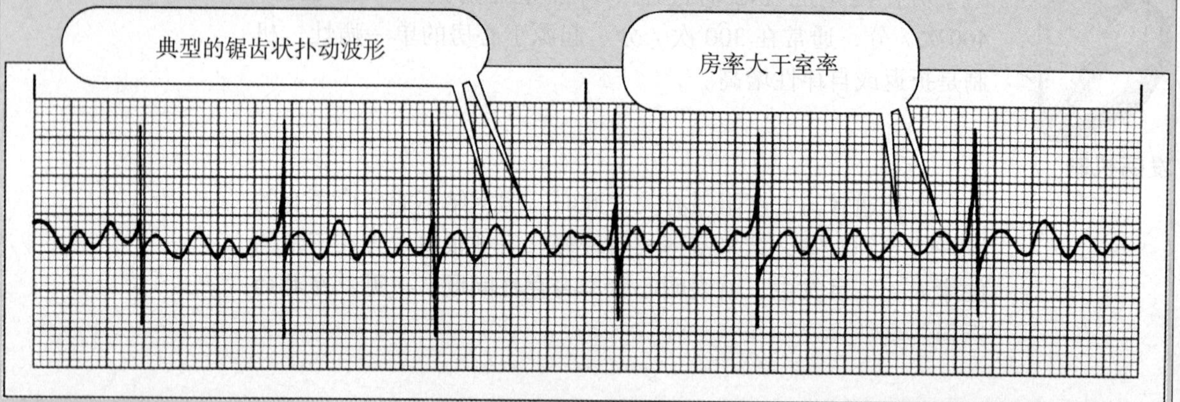

- 节律：房律规整，室律不规整
- 频率：房率 280 次 / 分，室率 60 次 / 分
- P 波：典型锯齿状
- PR 间期：无法测量
- QRS 波群：0.08s
- T 波：不能确定
- QT 间期：不能确定
- 其他：无

最常见的心室率为 150 次 / 分，心房率为 300 次 / 分，这种节律为 2∶1 阻滞（见：房扑和窦性心动过速）。

脉搏短绌

当护理房扑患者时，可发现外周血管搏动或心尖搏动的频率和节律是正常的。这是因为脉搏反映的是心室收缩的次数，而不是心房激动的次数。

如果心室率正常，患者可以无症状。如果心室率过快，患者可以出现心输出量减少和心脏失代偿的症状和体征。

治疗

房扑伴有快速心室率和心输出量降低要立即予以治疗。治疗的目标是控制心室率和转复心房异位节律为窦性节律。虽然

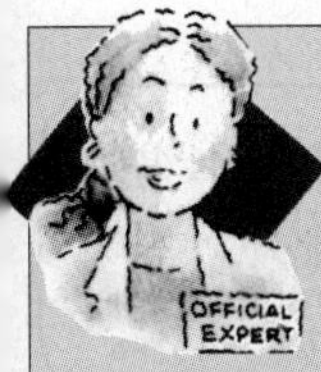

专家建议

房扑和窦性心动过速

无论何时发现 150 次 / 分的窦性心动过速时，都要仔细看一下，这种频率通常是房扑伴 2∶1 传导，认真查找有无扑动波，如果它们隐藏在 QRS 波群中就很难发现。可能需要检查其他导联以确定扑动波。

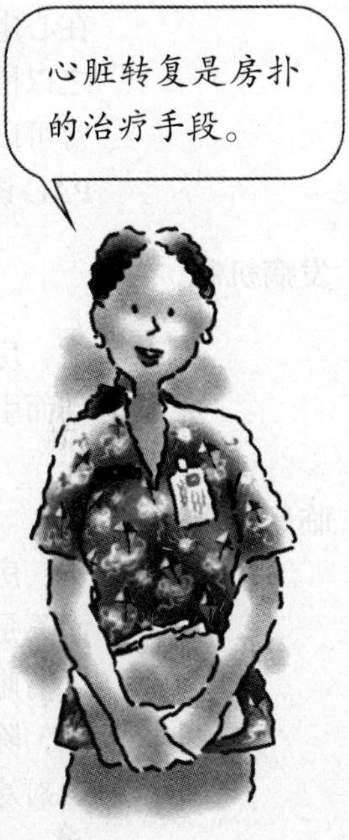

刺激迷走神经可以临时增加阻滞比率减慢室率，但效果不持久。基于这个原因，心脏转复仍是治疗的选择。

电击转复

同步心脏转复能在除极时释放电刺激。刺激使部分心肌对异位冲动产生不应期，从而终止折返环。

药物转复

药物治疗包括地高辛和钙通道阻滞剂，他们能减慢房室传导时间。奎尼丁可用来将房扑转为房颤，而房颤的治疗较容易。如果运用地高辛和奎尼丁治疗，必须给予地高辛负荷量。依布利特可以用来将新发的房扑转为窦性心律，如果可能应治疗导致房扑的原发疾病。

持续观察

因为房扑可能是心脏原发疾病的表现，应密切监测患者心输出量不足的症状和体征。如果准备心脏转复，建立静脉液路以备给予镇静剂或按医嘱给予麻醉剂，将抢救设备置于床旁。警惕地高辛的影响，它可以抑制窦房结，同时要注意心动过缓，因为心脏转复能减慢心率。

房颤

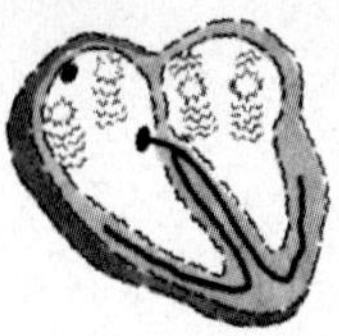

房颤，有时被称为A-fib，其定义是心房内紊乱、非同步的电活动。异位冲动以400～600次/分的频率激动心房，引起心房颤动而不是收缩。

心室仅对那些能够通过房室结的脉冲产生反应，在心电图上，心房的电活动不再以P波代表，而代之以围绕基线游走的颤动波，或F波。这种心律失常可以是持续的或阵发的（突然发生）。它也可以由PAC诱发或终止。

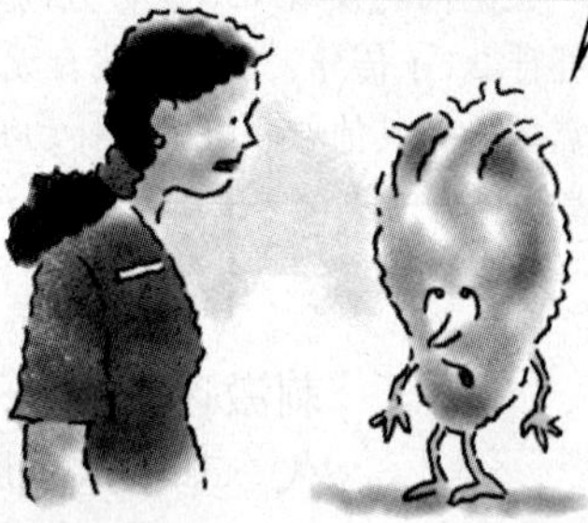
有时我的心房被如此激动以致不能很好地收缩。

发病机制

房颤较房扑或房速更为常见。它是脉冲在折返环内反复激动而引起的。（见：房颤的病因）

临床表现

房颤时，各部分心房组织独立激动。这引起心房肌的颤动而不是收缩。在心电图上，可观察到基线凹凸不平的F波代替了清晰的P波。同时，由于心房中许多异位的兴奋点产生脉冲，除极不能连贯传导，这导致心室不规律的反应。（见图：识别房颤）

惊人的颤动

房室结如同滤器一样阻滞一些冲动以保护心室免受来自心房的每分钟达400～600次的异位冲动刺激。房室结本身不能

房颤的病因

房颤可由下列病因引起：

- 心脏手术
- 心脏疾病，如二尖瓣关闭不全、二尖瓣狭窄、甲亢、感染、冠状动脉疾病、急性心肌梗死、心包炎、低氧、房间隔缺损
- 咖啡、酒精、吸烟
- 疲劳或紧张
- 某些药物，如氨茶碱和地高辛
- 运动时儿茶酚胺释放

识别房颤

下图显示房颤，注意主要特征。

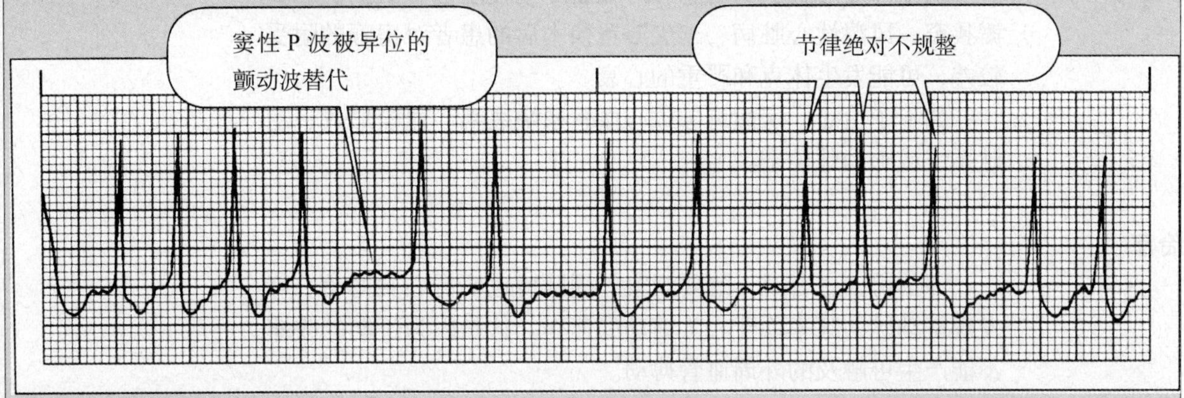

- 节律：绝对不规整
- 频率：房率无法辨认；室率 130 次 / 分
- P 波：消失，代之以纤细的颤动波
- PR 间期：无法辨认
- QRS 波群：0.08s
- T 波：无法辨认
- QT 间期：无法测量
- 其他：无

接受所有的脉冲。如果围绕房室结的肌肉组织处在不应期，脉冲从心房的其他区域也不能传导到房室结，这进一步减少了脉冲传导到心室的次数。这两个因素能解释在房颤时 R–R 间期变异较大的原因。

快而无序

心房率超过 400 次 / 分时几乎无法辨认。心室率在 100～150 次 / 分范围内，或可能更低。如果能辨认 F 波，房颤通常被称之为粗颤；如果不能辨认就称为细颤。房颤和房扑可以并存。可看到颤动和扑动两种不同形状的波形出现。

相对于其他形式的房性心律失常，心房颤动时心房失去了收缩功能（也称为心房驱血）。加之由于快速室率造成的充盈时间减少，可导致严重的临床症状。如果心室率超过 100 次 / 分，这种状态称之为未控制的房颤，患者可以出现心衰、心绞痛或晕厥。

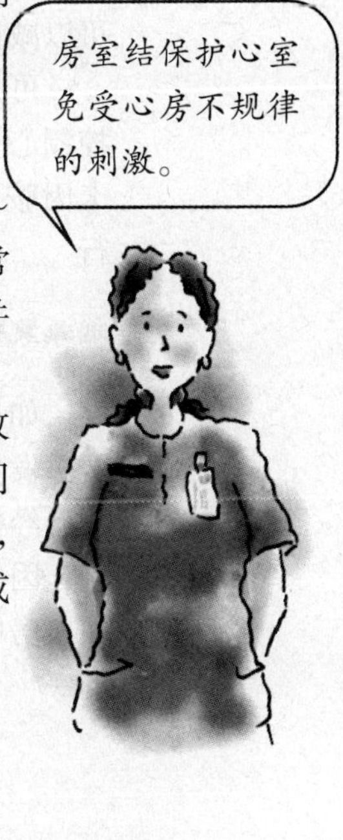

原有心脏疾病

既往存在心脏疾病的患者，如肥厚型梗阻性心肌病、二尖瓣狭窄、风湿性心脏病、二尖瓣置换术后的患者对房颤的耐受较差，可能发生休克和严重的心衰。

如不予治疗，房颤可导致心血管系统衰竭、血栓形成、动脉系统或肺动脉栓塞。

治疗

评估房颤患者时，既要观察外周脉搏也要看心尖搏动。可发现桡动脉的脉率低于心尖搏动的速率。这是因为过弱的收缩不能产生可触及的外周血管搏动。

如果心室率过快，患者可出现心输出量减少的症状和体征，包括低血压和轻度头晕。如果房颤长时间持续转为慢性，患者心脏将对心输出量减少进行代偿。然而慢性房颤患者患肺动脉栓塞、脑栓塞及其他部位栓塞的危险增加，可出现上述部位栓塞的征象。

治疗目标：减慢心室率

房颤的主要治疗目标是减慢心室率，使其低于100次/分。当房颤急性发生时且患者能够合作，刺激迷走或颈动脉窦按压可以减慢心室反应但不能转复心律失常。

可以用地尔硫䓬、维拉帕米、地高辛和β受体阻滞剂来控制心室率。依布利特可用于转复新发房颤。奎尼丁和普鲁卡因胺也可用于将房颤转复为窦性心律，但通常在抗凝后进行。

迅速复律

如果患者有症状，必须立即进行同步心脏电转复。如果在房颤发生的前3天内进行治疗，转复的成功率非常高。如果房颤已经持续很长一段时间则很少成功。如果可能要首先进行抗凝，因为转复为窦性心律时，有力的心房收缩突然恢复。如果在心房中已经形成血栓，收缩恢复后可引起系统栓塞。

恢复窦性节律

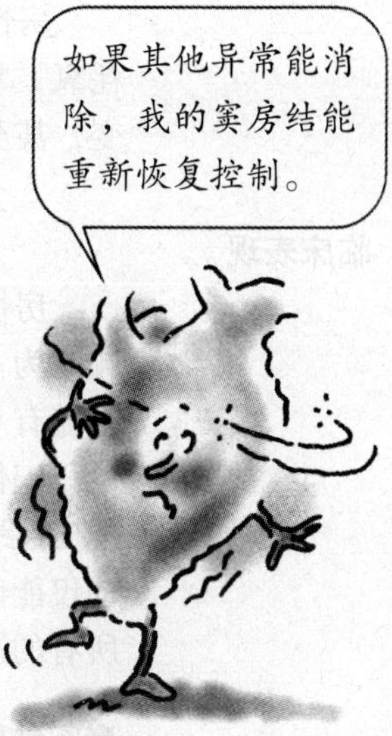
如果其他异常能消除，我的窦房结能重新恢复控制。

在转复成功后可给予药物如地高辛、普鲁卡因胺、普萘洛尔、奎尼丁、胺碘酮、维拉帕米以维持窦性心律或在慢性房颤时控制心室率。这些药物中有的能延长心房的不应期，让窦房结有机会重新成为心脏的起搏点，而其他药物主要是减慢房室传导，控制心室率。

如果应用药物治疗，要监测血清药物浓度和观察患者有无中毒的证据，让患者报告脉搏的变化、晕厥或头晕、胸痛或心衰的征象，如呼吸困难加重和外周水肿。

射频阻断

有症状的房颤应用常规治疗措施无效时可以应用射频消融治疗，这是一种侵入性治疗方法，具体方法是用静脉导管定位触发和维持快速性心律失常的心肌。

然后射频能量通过静脉导管传递给心肌，产生一个小的坏死区域。该损伤的组织不再产生或参与快速性心律失常。如果能量释放的部位离房室结、希氏束或束支很近时，有可能产生阻滞。

房性心动过速

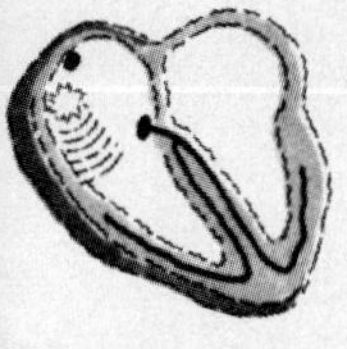

房性心动过速是室上性心动过速，这意味产生快速节律的脉冲起源点在心室以上。房性心动过速的特征是心房频率在150～200 次 / 分。快速的频率缩短了舒张期，导致心房对心室的充盈不足，心输出量减少，冠状动脉灌注不足，心肌缺血。

房性心动过速分为三型：房性心动过速伴阻滞、多源性房速（MAT）（或紊乱心房律）、阵发性房性心动过速（PAT）。

发病机制

在健康的个体，房性心动过速通常是良性的。然而，这种心律失常可以是更严重室性心律失常的先兆，尤其是发生在有原发心脏疾病的患者时。（见：房速的病因）

房性心动过速时室率增加使心室充盈时间缩短，增加心肌耗氧，氧的供应减少，可发生心绞痛、心衰、心肌缺血的改变，甚至心梗。

临床表现

房性心动过速的特征是三个或更多连续的异位房性激动，频率为140～250次/分。如有P波，通常是直立的，后面常跟随有QRS波群。

记住心房激动可以1∶1等比例传入心室（意味着每一个P波后跟随QRS波群），所以房室率是相等的。有时，心房激动仅能部分传入心室意味着在房室结存在传导阻滞。阻滞防止所有的冲动传入心室。

房室结阻滞

可以认为房室结就像一个门卫，有时，它允许心房的冲动有规律地通过进入心室（例如每隔一个脉冲），有时它允许冲动无规律地传入（如先是2个脉冲通过，然后是3个，再以后是1个）。

快而规律

分析房速的心电图时，可发现房律是规整的，当阻滞恒定时室律也是规整的，否则就不规整。三个或更多连续异位心房搏动的频率为140～250次/分。室率依据房室传导的比率而不同（见图：识别房速）。

除非有传导阻滞P波与QRS波群的比率为1∶1。因为频率增加，P波埋藏在前面的ST段或T波中而无法辨认。如果不能将P波与前面的T波区分，PR间期就无法测量。

除脉冲通过异常的传导通路到达心室外，QRS波群是正常的。如果有缺血存在，T波可以正常或倒置。QT间期通常在正常范围，但因为心率快的原因也可以缩短。如果心律失常持续存在可引发心肌缺血，ST段和T波可以出现变化。（见图：确定房速的类型）

房速的病因

房速可以出现在心脏正常的个体，在这些情况下，房速常与咖啡因过量或其他刺激、使用大麻、电解质紊乱、低氧、躯体的或心理的应激有关。房速也可以是病窦综合征的症状之一。

其他病因包括：

- 地高辛中毒（最常见的病因）
- 心肌梗死、心肌病、先天性心脏病、WPW综合征、瓣膜病
- 肺心病
- 甲亢
- 系统性高血压

识别房速

下图显示房性心动过速，注意主要特征。

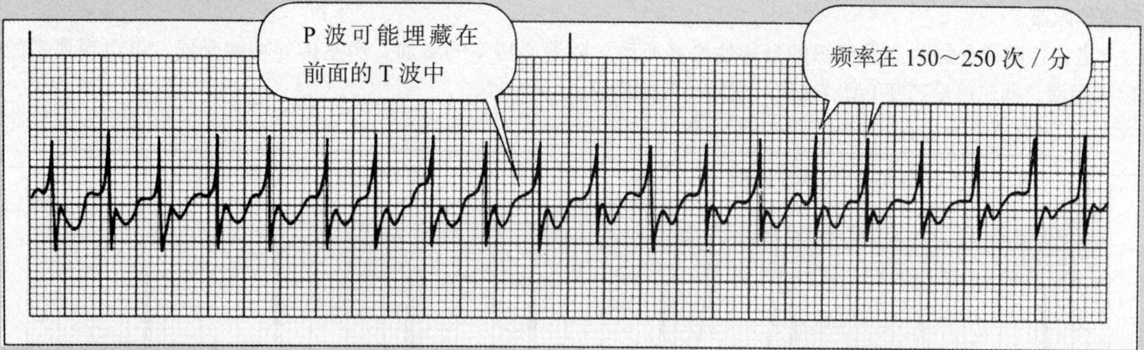

- 节律：规整
- 频率：210 次 / 分
- P 波：异常
- PR 间期：0.12s
- QRS 波群：0.10s
- T 波：因 P 波而变形
- QT 间期：0.20s
- 其他：无

症状

房速的特点是外周血管搏动和心尖搏动增速。节律可以规整或不规整，这取决于房速的类型。PAT 的患者可感觉心脏搏动突然增快或感觉突然发作的心悸。持续的房速和快速的室率可引起心输出量减少，这可能导致视物模糊、晕厥和低血压。

治疗

治疗取决于心动过速的类型和患者症状的严重程度，因为房速最常见的病因之一是地高辛中毒，所以要检测血药浓度(见：地高辛中毒的表现)。

常采取刺激迷走神经的措施，如 Valsalva 动作和颈动脉窦按压，用于治疗阵发性房速。如果心动过速的机制是折返，刺激迷走神经的措施非常有效。频发房性早搏提示折返机制。(见图：颈动脉窦按压)

确定房速的类型

房速分成三种，下面是快速识别的方法。

房速伴阻滞

房速伴阻滞是因为心房组织的自律性增高所致。随着心房率的增加，房室传导功能受损，可出现典型的2∶1阻滞，偶尔可呈二度I型（文氏）房室传导阻滞。

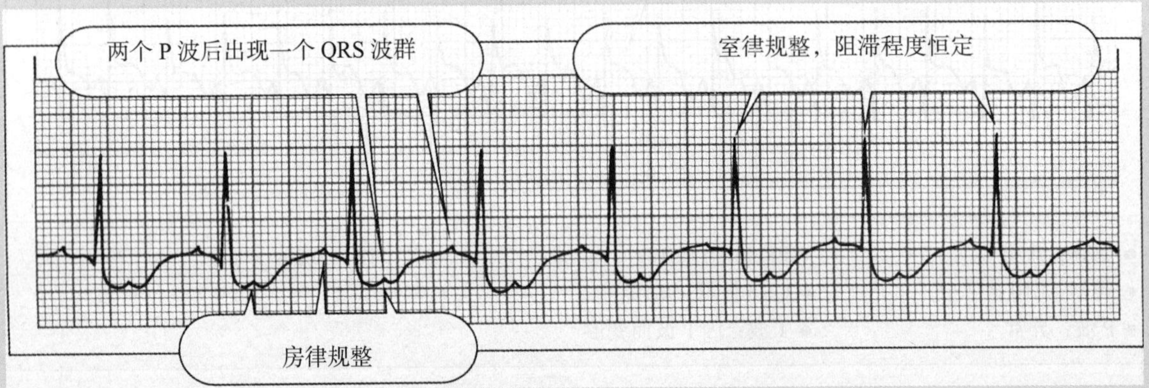

- 节律：房律规整；室律：如果阻滞恒定就规整，如果阻滞不恒定就不规整
- 频率：房率：140～250次/分，是室率的倍数；室率：依据阻滞程度而不同
- P波：轻度异常
- PR间期：通常正常；可以隐藏
- QRS波群：通常正常
- 其他：QRS波群前面有一个以上的P波

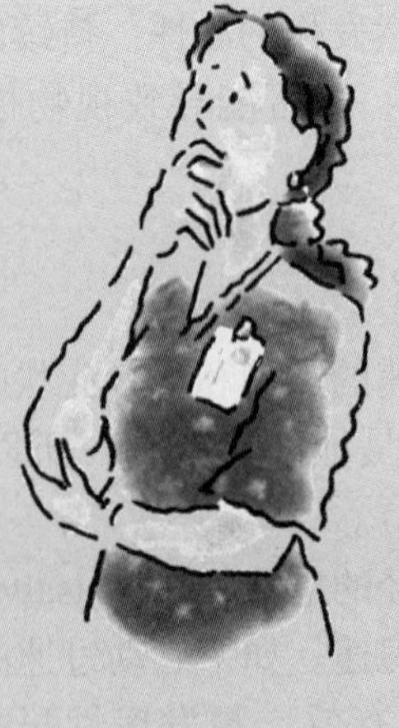

多源性房速

多源性房速（MAT）时，多处心房起搏点交替发放冲动引起房性心动过速。MAT 时 P 波的形态各异，并且经常发生在慢性肺疾病的患者，心律条图上的基线移动是由于胸壁活动所致。

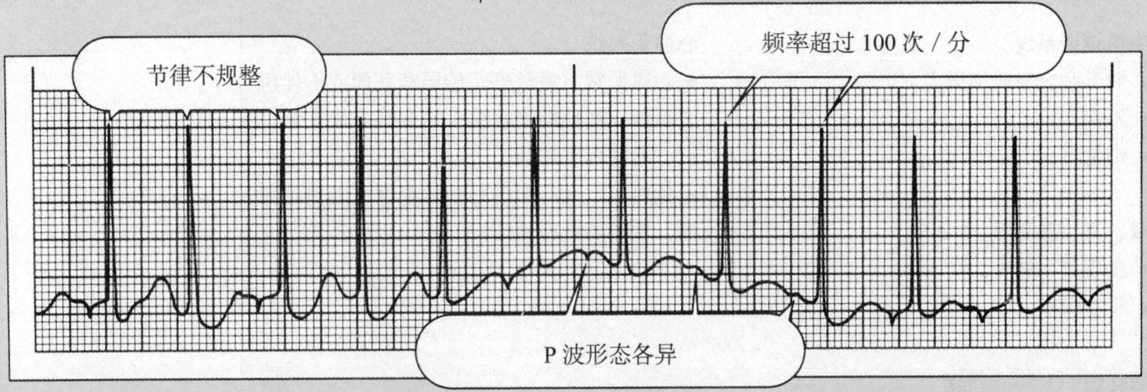

- 节律：均不规整
- 频率：房率：100～250 次 / 分，通常低于 160 次 / 分；室率：100～250 次 / 分
- P 波：形态不同；至少有三种不同的 P 波
- PR 间期：不同
- 其他：无

阵发性房性心动过速

阵发性房性心动过速（PAT）是阵发性室上性心动过速的一种，其特征是短暂的心动过速与正常窦性节律交替。由于异位起搏点快速发放冲动，PAT 发作和终止常很突然。它通常伴有频繁的房早（PAC），其中一个早搏可能触发心动过速。

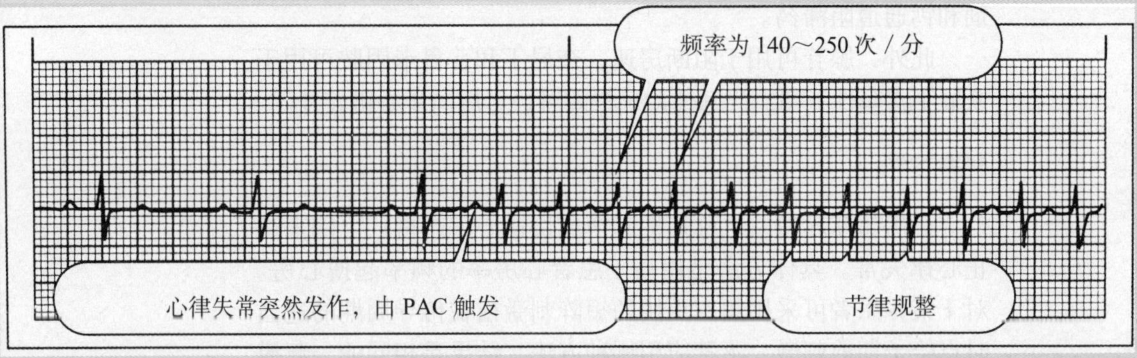

- 节律：规整
- 频率：140～250 次 / 分
- P 波：异常，可能埋藏在前一个 T 波中
- PR 间期：在每个心动周期中固定
- QRS 波群：可能存在差异性传导
- 其他：P 波后跟随一个 QRS 波群

地高辛中毒的表现

对于地高辛中毒，患者不可能仅有房性心动过速。注意下列症状和体征，尤其如果患者正在服用地高辛而血钾水平较低或正在服用胺碘酮时，两种情况均可增加地高辛中毒的危险。

中枢神经系统
- 疲乏和全身肌肉无力
- 不安
- 幻觉

眼、耳、鼻和喉
- 出现黄 - 绿视
- 视物模糊

消化道
- 厌食
- 呕吐和恶心

心血管系统
- 心律失常（最常见，传导紊乱伴或不伴房室阻滞、室性期前收缩、室上性心律失常）
- 心衰的程度加重
- 低血压（地高辛对心脏的毒性可能是致命的，常需要立即治疗）

增加房室阻滞

其他治疗措施包括增加房室阻滞程度的药物，它们能够降低心室的反应和减慢频率。这些药物包括地高辛、β 受体阻滞剂和钙通道阻滞药。

此外，腺苷可用于阻断房速，奎尼丁和普鲁卡因胺可用于恢复正常窦性节律。当其他治疗失败时，可用同步心脏转复。

超速抑制

心房超速起搏（也称短促起搏或快速心房起搏）可用来终止心律失常。具体方法是用高于患者心房率的频率起搏心房。对于某些患者可采用频率更快的短阵刺激或在传导周期的适当时点给予期前刺激。不管应用哪种方法，结果是相同的。起搏干扰了传导环路并使部分环路对折返激动产生不应期。房性心动过速终止，窦房结恢复其作为起搏点的正常地位。

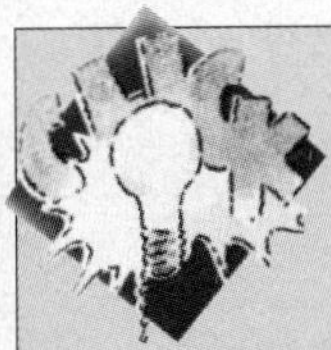

我掌握了

颈动脉窦按压

颈动脉窦按压可用于终止阵发性房速。按压颈动脉窦可刺激迷走神经，刺激迷走神经可抑制窦房结发放冲动并减慢房室传导，结果窦房结能恢复主导起搏点的地位。颈动脉窦按压的危险包括心率减慢、血管舒张、室性心律失常、休克和心脏停搏。

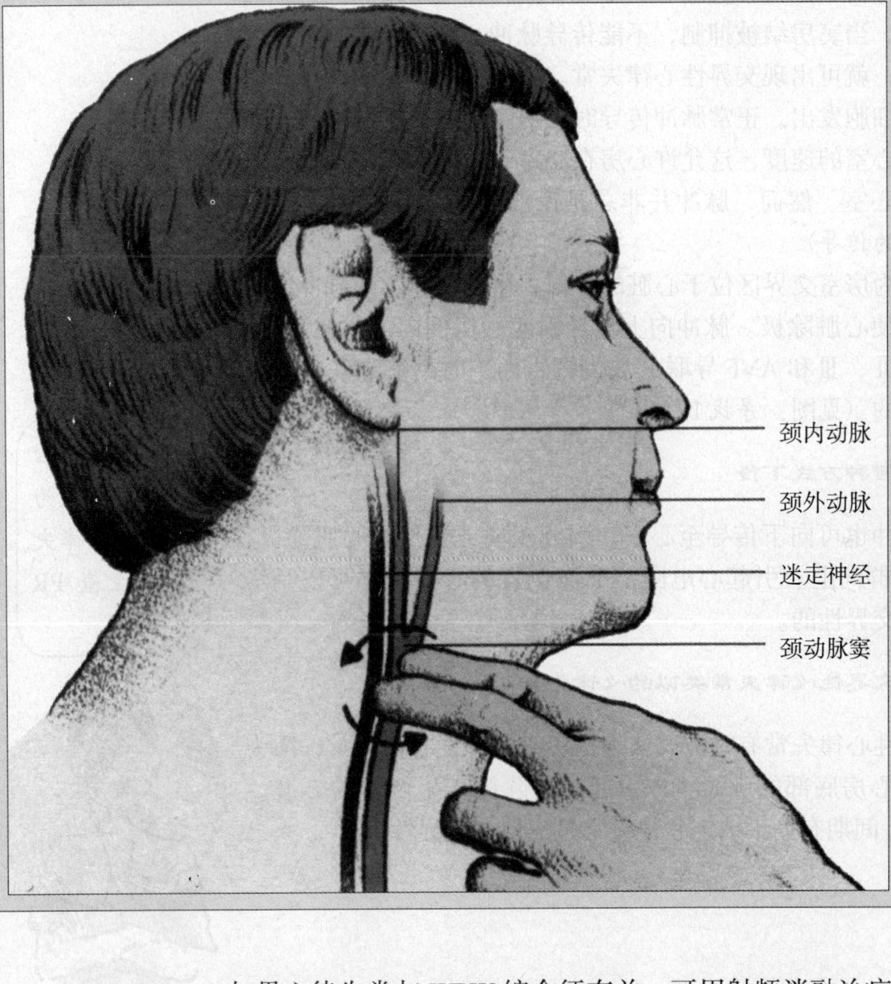

如果心律失常与WPW综合征有关，可用射频消融治疗，终止PAT反复发作。因为多源性房速通常发生在慢性阻塞性肺疾病（COPD）的患者，这种心律对治疗反应较差。如果可能，治疗主要以纠正严重低氧血症为主。

密切观察病情

护理房速患者时，应仔细监测患者的心电图。这样做可以发现有关房速病因的信息，有利于治疗。同时监测患者有无胸痛、心输出量减少的表现、心衰的症状和体征以及心肌缺血。

房室交界性心律失常

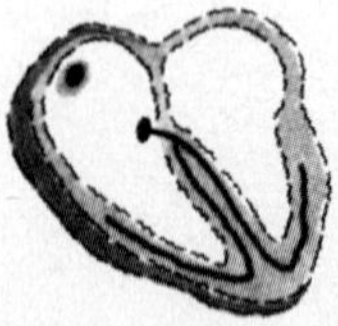

交界性心律失常起源于房室交界区，即房室结周围组织和希氏束。当窦房结被抑制，不能传导脉冲，或当传导系统发生阻滞时，就可出现交界性心律失常。电脉冲可以由房室交界区的起搏细胞发出。正常脉冲传导时，房室结能减慢脉冲从心房传导到心室的速度，这允许心房在心室收缩前尽可能多地将血液泵入心室。然而，脉冲并非总是正常传导。（见图：WPW综合征的传导）

因为房室交界区位于心脏的中部，该区域产生的脉冲以异常方式使心脏除极。脉冲向上传导引起心房倒向或逆向除极，这导致Ⅱ、Ⅲ和AVF导联P波倒置，而平时这些导联的P波是直立的（见图：寻找P波）。

脉冲以何种方式下传

脉冲也可向下传导至心室，引起正向或前传的心肌除极，QRS波群向上。引起心电图上P波倒置的心律失常可以是房性的或交界性的。

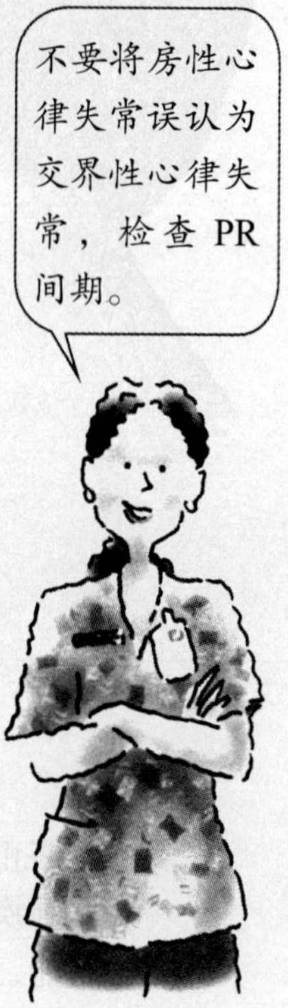
不要将房性心律失常误认为交界性心律失常，检查PR间期。

与房室交界性心律失常类似的心律失常

房性心律失常有时被误认为是房室交界性心律失常，因为起源于心房底部的脉冲可以引起逆传除极产生倒置的P波。观察PR间期有助于确定心律失常是房性或交界性。

我掌握了

WPW 综合征的传导

传导不可能以正常的方式进行。例如在 WPW 综合征中，在房室交界外存在一条旁路连接心房和心室，冲动沿此旁路传导，如图所示。WPW 综合征是典型的先天性心律失常，一般发生在幼儿和 20～35 岁的成年人。

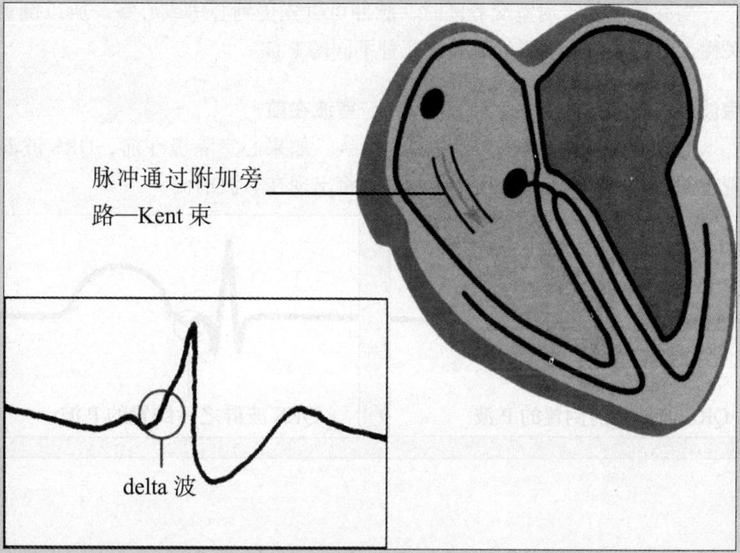

快速传导

在 WPW 综合征中存在的旁路，称为 Kent 束，冲动沿此传导至心房或心室。冲动未在房室结延迟，所以传导速度异常增快，可导致逆向传导折返和折返性心动过速。

检查心电图

WPW 综合征引起 PR 间期缩短（<0.10s），QRS 波群增宽（>0.10s），QRS 波群的起始部因为心室除极的改变而出现顿挫。综合征的标志被称为 delta 波，如图中所示。

异常 PR 间期

QRS 波群前有倒置 P 波且 PR 间期正常（0.12～0.20s）的心律失常为房性心律失常。如果心律失常的 PR 间期小于 0.12s 表明起源在房室交界区。

交界性心律失常包括交界性期前收缩、交界性逸搏心律、加速性交界性心律和交界性心动过速。

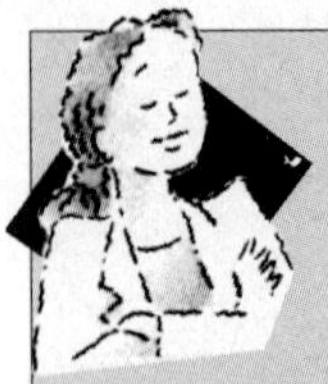

关键技术

寻找 P 波

当起搏点位于房室交界区时，脉冲可以先传到心房或心室。所以倒置的 P 波和跟随的 QRS 波群可能没有相关性。下图显示了交界性心律中几种不同的 P 波。

房波在前

如果心房除极在先，P 波将出现在 QRS 波群前面。

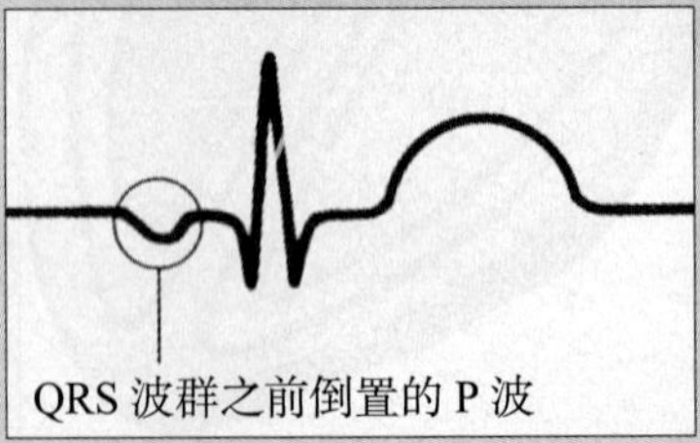

室波在前

如果心室除极在前，QRS 波群将出现在 P 波前面。

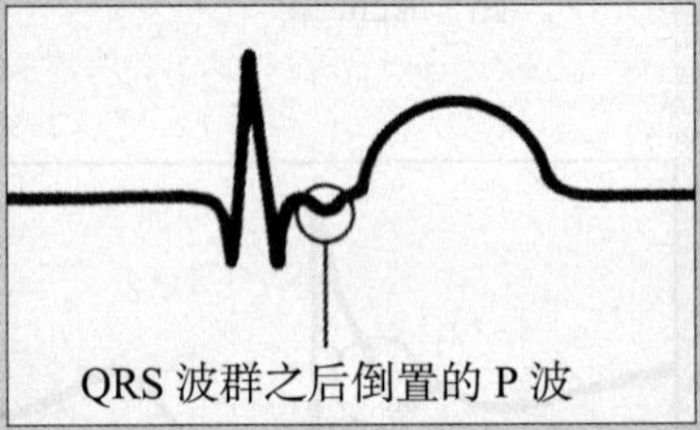

同时发生

如果心房和心室同时除极，P 波将隐藏在 QRS 波群中。

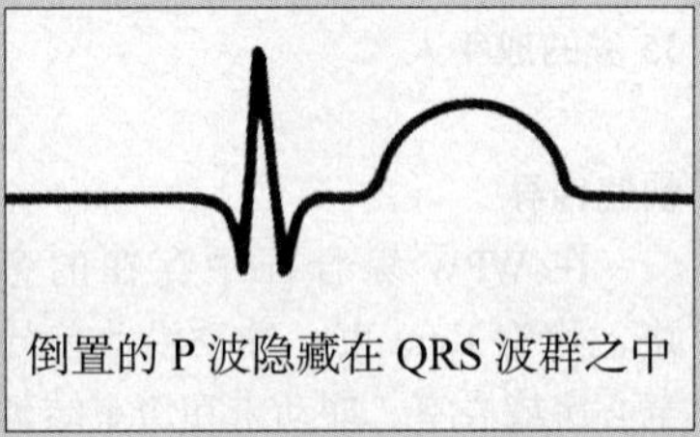

交界性期前收缩（PJC）

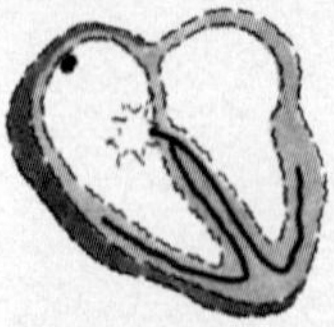

交界性期前收缩是发生在正常心搏前起源于交界区的心脏搏动，并引起节律不规整。当位于交界区内的起搏点提前或不按顺序发放冲动时即发生交界性期前收缩。

凡是交界区产生的心搏，其心房都是逆向除极，心电图上 P 波倒置，心室除极正常。

发病机制

PJC 通常发生在正常的心脏并很少有危险。事实上，患者通常没有症状而数年不被发现。（见：PJC 的病因）

临床表现

PJC 在心电图上是提早出现且无规律的心搏，心房和心室的节律是否规整取决于心脏的主导节律。

PJC 的病因

交界性期前收缩（PJC）可以由以下病因引起：

- 地高辛血药浓度达到中毒水平（超过 2.5mg/ml）
- 过量的咖啡因摄入
- 下壁心肌梗死
- 风湿性心脏病
- 心脏瓣膜疾病
- 心脏手术后房室交界区肿胀

P 波杂乱无章

Ⅱ、Ⅲ和 AVF 导联可见倒置的 P 波。依据脉冲出现的时间，P 波可以落在 QRS 波群前、中或后。如果 P 波落在 QRS 波群中，就会隐藏在其中。如果出现在 QRS 波群前，PR 间期会小于 0.12s（见图：识别 PJC）。

因为心室的除极正常，QRS 波群形态正常并且持续时间小于 0.12s。T 波和 QT 间期通常正常。

心搏加快的感觉

患者可以没有症状或诉说心悸或感觉胸部快速搏动。心悸可能提示脉搏无规律，如果 PJC 频繁发作，患者可因为一过性心输出量减少而出现低血压。

治疗

虽然 PJC 本身没有危险，但要仔细监测患者并且评估有无心脏固有起搏功能障碍的可能。如果病因是地高辛中毒，与医生一起研究停用地高辛并检测血药水平。

识别 PJC

下图显示交界性期前收缩（PJC）：交界性心搏出现在正常窦性心搏之前，注意主要特征。

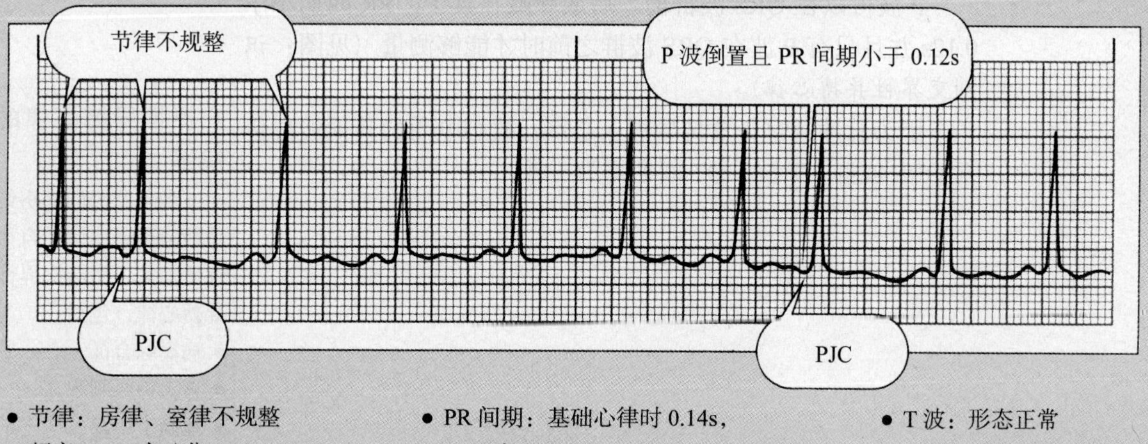

- 节律：房律、室律不规整
- 频率：100 次 / 分
- P 波：倒置，位于 QRS 波群之前
- PR 间期：基础心律时 0.14s，PJC 时 0.06s
- QRS 波群：0.06s
- T 波：形态正常
- QT 间期：0.36s
- 其他：PJC 后长间歇

同时要监测患者血流动力学情况以发现血流动力学异常。如果异位心搏频繁，患者要减少或停止应用咖啡因。

交界性异搏心律

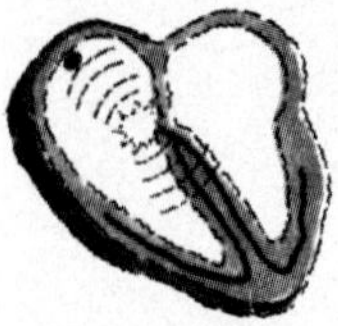

交界性异搏心律是由于从心房发出的激动传导延迟而出现的一连串心搏，房室交界区细胞的固有频率为40～60次/分。

记住，当高位起搏点的频率减慢或不能激动或传导失败时，房室交界区可取而代之成为心脏的起搏点，交界性异搏是这种代偿机制的范例。因为交界性异搏可防止心室停顿，千万不能抑制交界性异搏心律。

逆传和倒置

交界性异搏心律如其他交界性心律失常一样，心房通过逆传的方式除极，P波是倒置的，脉冲传导到心室是正常的。

发病机制

各种原因的窦房结功能障碍、房室结自律性增加均可引起交界性异搏心律。（见：交界性异搏心律的病因）

临床表现

交界性异搏心律在心电图上的节律规整，频率为40～60次/分。在Ⅱ、Ⅲ、AVF导联上可见倒置的P波。

P波可以在QRS波群前、后或埋藏在其中，PR间期小于0.12s并且只有P波在QRS波群之前时才能够测量（见图：识别交界性异搏心律）。

因为脉冲通过正常传导进入心室，故心电图的其他波群包括QRS波群、T波、QT间期均为正常。

交界性异搏心律的病因

各种原因的窦房结功能障碍或房室结自律性增加均可引起交界性异搏心律，包括：

- 病窦综合征
- 迷走神经刺激
- 地高辛中毒
- 下壁心肌梗死
- 风湿性心脏病

识别交界性异搏心律

下图显示交界性异搏心律，注意主要特征。

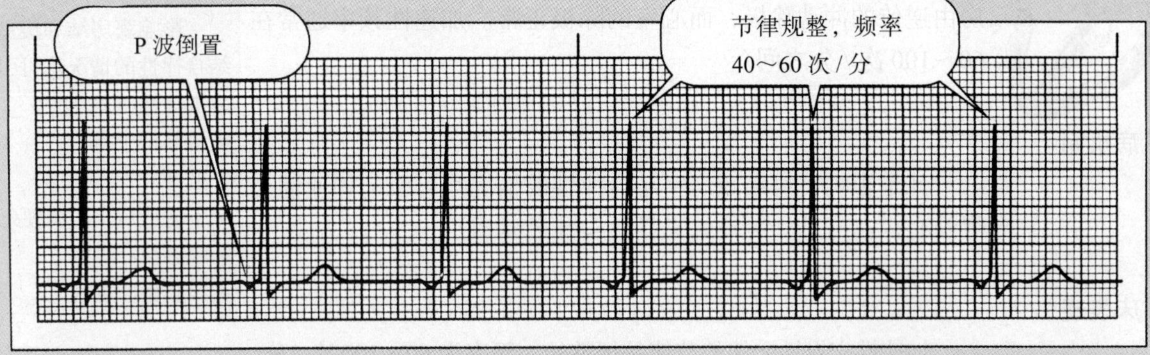

- 节律：规律
- 频率：60 次 / 分
- P 波：倒置，在 QRS 波群前
- PR 间期：0.10s
- QRS 波群：0.10s
- T 波：正常
- QT 间期：0.44s
- 其他：无

虽然慢，但规律

交界性异搏心律的患者脉搏规整、缓慢，频率在 40～60 次 / 分。患者可以没有症状。交界性异搏心律是否对患者有害取决于患者的心脏对心率减慢和心输出量减少的耐受程度。通常，脉搏少于 60 次 / 分可以导致心输出量减少，引起低血压、晕厥或视物模糊。

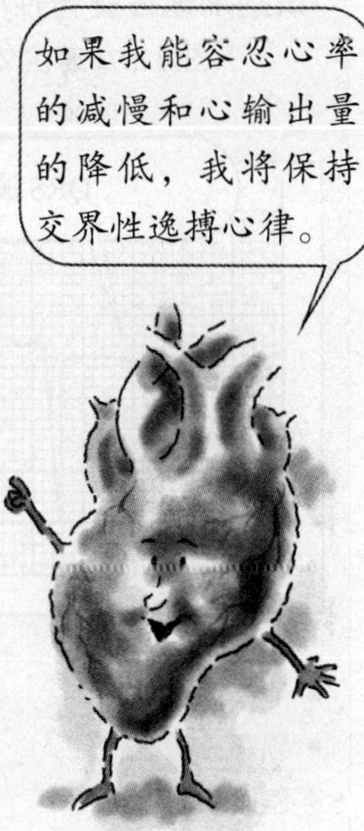

治疗

治疗交界性异搏心律主要是纠正原发病因。可给予阿托品以增加心率，可植入临时或永久性起搏器。

护理包括监测患者的血清地高辛浓度和电解质水平并观察心输出量减少的征象，如低血压、晕厥或视物模糊。如果患者有低血压，只要患者能耐受要将床头尽量降低，在床旁备阿托品以备急需。

加速性交界性心律

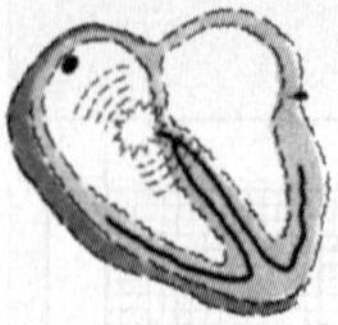

当房室交界区兴奋灶加速并替代心脏起搏点时即出现。心房由逆传的冲动除极，而心室的除极正常。加速性频率通常在60～100次/分之间。

发病机制

凡是影响窦房结或房室结自律性的情况均可引起加速性交界性心律。（见：加速性交界性心律的病因）

临床表现

加速性交界性心律的节律是规整的，频率为60～100次/分。如果存在P波，它在Ⅱ、Ⅲ、AVF导联是倒置的，可以在QRS波群的前面、之后或隐藏在QRS波群中。P波在QRS波群之前，PR间期<0.12s。QRS波群、T波、QT间期均正常。（见图：识别加速性交界性心律）

加速性交界性心律的病因

影响窦房结和房室结自律性的情况均可引起加速性心律,包括：

- 地高辛中毒
- 低钾
- 下壁或后壁心肌梗死
- 风湿性心脏病
- 瓣膜性心脏病

识别加速性交界性心律

下图显示加速性交界性心律，注意主要特征。

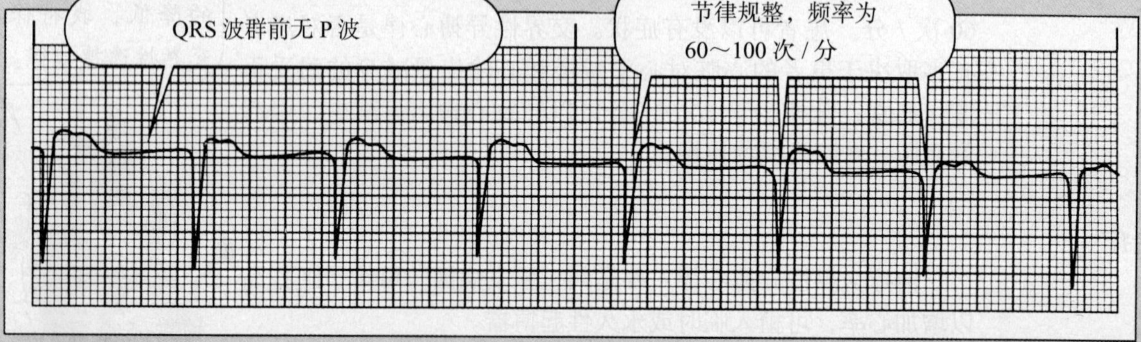

- 节律：规律
- 频率：80次/分
- P波：消失
- PR间期：不能测量
- QRS波群：0.10s
- T波：正常
- QT间期：0.32s
- 其他：无

心输出量减少、头晕、意识障碍

因为加速性交界性心律与窦性心律的频率是相同的，故患者可以没有症状。如果患者有心输出量减少的症状如低血压、晕厥和视物模糊，这种心律失常是有意义的。如果心房在 QRS 波群后除极，心房射向心室的血液受阻或阻止心房收缩，故可出现心输出量下降。

治疗

加速性交界性心律的治疗包括纠正原发病因。护理措施包括观察心输出量减少的征象和监测生命体征以发现血流动力学异常。同时需要评估血钾水平和其他电解质水平，根据医嘱给予补充。最后，检测地高辛水平，按医嘱停用地高辛。

交界性心动过速

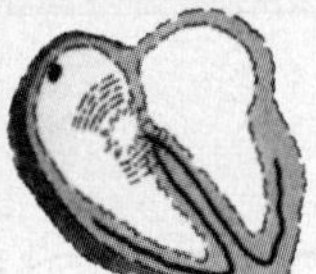

交界性心动过速是指连续出现 3 个或更多个交界性期前收缩。频率通常 100～200 次 / 分。

发病机制

房室结兴奋灶自律性增加，频率超过窦房结成为心脏起搏点时，即发生交界性心动过速。交界性心动过速时，心房的除极是由逆传引起，而传导到心室的冲动是正常的。（见：交界性心动过速的病因）

临床表现

观察交界性心动过速的心电图时，可发现频率为 100～200 次 / 分，在Ⅱ、Ⅲ、AVF 导联上 P 波倒置。P 波可在 QRS 波群的前面、后面，也可埋藏于 QRS 波群之中。只有 P 波在 QRS 波群之前，才能测量 PR 间期，通常小于 0.12s。（见图：识别交界性心动过速）

QRS 波群正常，T 波正常，除非 P 波融在其中或是频率太快以致不能测量 T 波。（见：交界性和室上性心动过速）

交界性心动过速的病因

交界性心动过速最常见的病因是地高辛中毒，低血钾可增加地高辛的毒性。

其他情况包括：

- 下壁或后壁心肌梗死或缺血
- 儿童的先天性心脏病
- 心脏手术后房室交界区的肿胀

识别交界性心动过速

下图显示交界性心动过速，注意主要特征。

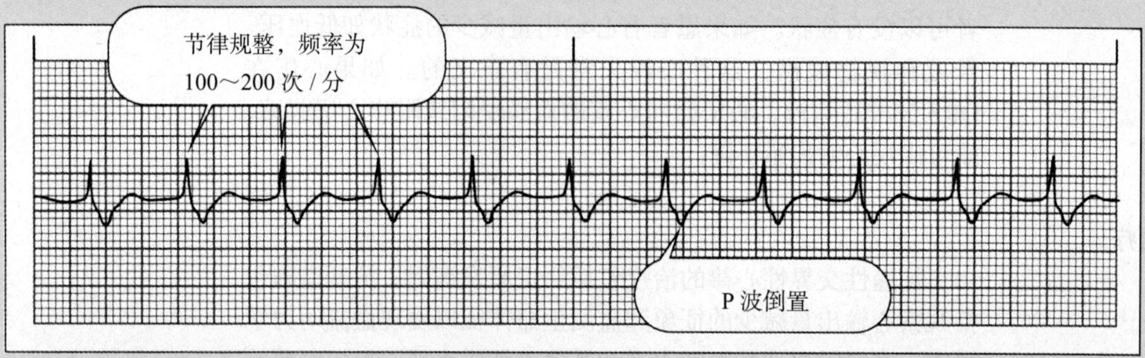

- 节律：规整
- 频率：房、室率为 115 次 / 分
- P 波：倒置，在 QRS 波群后
- PR 间期：不能测量
- QRS 波群：0.08s
- T 波：正常
- QT 间期：0.36s
- 其他：无

危险的心律失常

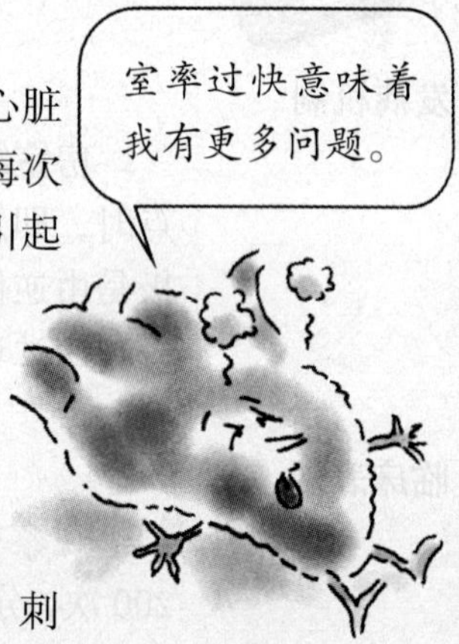

交界性心动过速的意义取决于频率、原发疾病、伴发心脏疾病的严重程度。交界性心动过速伴心室率过快时，由于每次心搏时心脏充盈血量减少，故心输出量降低。心率过快可引起心房充盈的丧失。结果患者表现出心输出量减少的症状和体征，如脉率增加、低血压和头晕。

治疗

应治疗引起交界性心动过速的原发病因。如果病因是地高辛中毒，应停止使用地高辛。对于有症状的患者，刺激迷走神经和药物，如维拉帕米，可以减慢心率。

植入起搏器

如果患者最近患心梗或经历了心脏手术，可能需要临时起搏器以恢复心脏节律。持续性心律失常的儿童可能对药物有抵抗，需要手术治疗。对于反复发作的交界性心动过速可给予射频治疗，然后安装永久性起搏器。

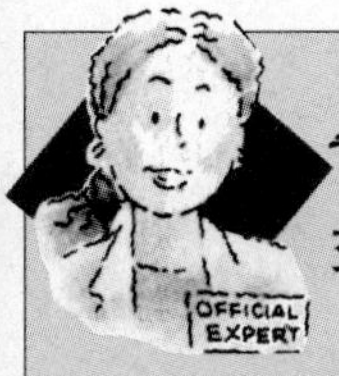

专家建议

交界性和室上性心动过速

如果心动过速的 QRS 波群窄，就难以确定激动是起源于交界区还是起源于心房。当频率接近 150 次 / 分时，提前的 P 波隐藏在前一个 T 波中，此时不能用 P 波来区分节律的起源。

这些情况下，将心律失常称为室上性心动过速，通常指激动起源于心室以上的部位。室上性心动过速包括房扑、多源性房速和交界性心动过速。

监测交界性心动过速患者心输出量减少的征象。也要监测地高辛和血清钾的水平并按医嘱给予补钾。如果症状严重且地高辛是元凶，医生可给予地高辛吸附剂（一种结合地高辛的药物）。

室性心律失常

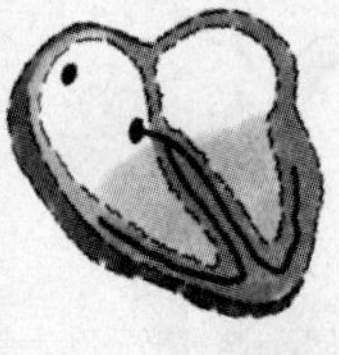

室性心律失常起源于希氏束以下的心室。当电脉冲以不同于正常的途径除极心肌时即发生室性心律失常。

室性心律失常在心电图上具有一定的特征。因为通过心室除极的时间延长，故 QRS 波群增宽。由于心室除极和复极的电位活动是相反的，T 波和 QRS 波群方向相反。心房未除极，所以 P 波缺失。

失去心房收缩

当电脉冲起源在心室而非心房时，心房不收缩，因而心输出量减少 30%。结果，室性心动过速的患者可以表现出心脏失代偿的症状和体征，包括低血压、心绞痛、晕厥和呼吸窘迫。

潜在致命危险

虽然室性心律失常可以是良性的，但因为心室是心输出量的最终决定因素，故室性心律失常具有潜在的致命危险。快速识别和治疗室性心律失常增加了成功救治的机会。

室性心律失常包括室性期前收缩、室速、室颤、室性自主心律，如果没有心室的收缩，就没有了正常的传导系统。

室性期前收缩

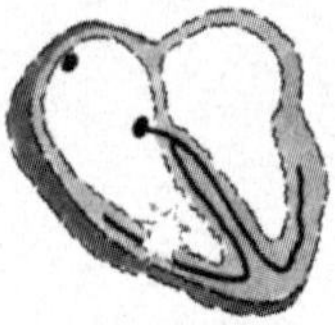

室性期前收缩（PVC）是一个异位的、提早发生的、起源于低位心室的搏动。室性期前收缩可单独出现，也可成对或成串出现，也可反复发生如二联律、三联律。当室性期前收缩出现在心脏疾病的患者，可能预示要发生致命的室性心律失常。

发病机制

PVC 通常由于心室传导系统或心肌组织的电不稳定所致。任何干扰细胞除极和复极过程中电解质转移的因素均可引起这种不稳定。（见：PVC 的病因）

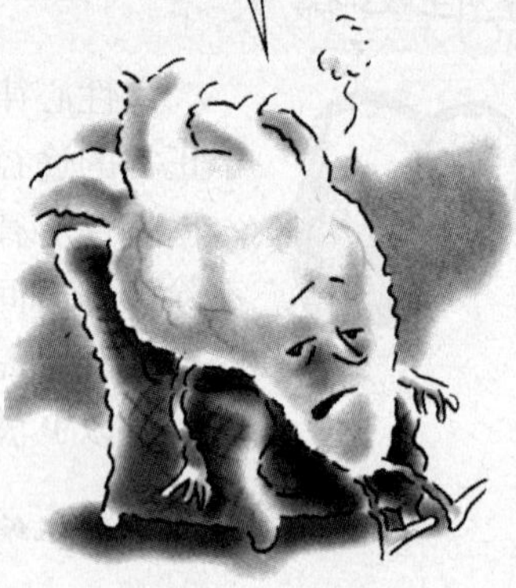
因为我是脆弱的，我有转变成严重心律失常的危险性。

可发展成严重的心律失常

有两个方面的原因认为 PVC 是有意义的，首先 PVC 能导致更严重的心律失常，如室性心动过速或室颤。心肌缺血或心肌损伤的患者出现更为严重心律失常的危险性增加。

PVC 也可减少心输出量，尤其在异位搏动频繁或持续时。心室舒张期充盈时间减少和房性充

PVC 的病因

室性期前收缩（PVC）可由引起心脏传导系统和心肌电不稳定的情况诱发，包括那些干扰细胞除极和复极过程中正常的电解质转移的因素。能干扰电解质转移的情况包括：

- 电解质失衡，如低钾、高钾、低镁、低钙
- 代谢性酸中毒
- 低氧
- 心肌缺血
- 药物中毒，尤其可卡因、苯丙胺和三环类抗抑郁药
- 心室腔扩大
- 交感兴奋性增加
- 心肌炎

盈缺失是心输出量减少的原因。PVC 对临床的影响取决于是否能维持正常灌注和异常节律持续的时间。

临床表现

在心电图上，PVC 为提早出现的宽大畸形的心搏，使房室律不规整。频率取决于主导节律，主导节律常规整。（见图：识别 PVC）

P 波通常缺失。PVC 可逆传产生 P 波，而使 ST 段变形。无法测量早搏的 PR 间期和 QT 间期，仅在正常心搏上可以测量。

QRS 波群形状

QRS 波群提早出现。主导节律的 QRS 波群正常。提早出现的 QRS 波群时间超过 0.12s，T 波与 QRS 波群方向相反。

识别 PVC

下图显示第 1、6、11 个心搏为室性期前收缩（PVC）。记住宽大畸形的 QRS 波群。

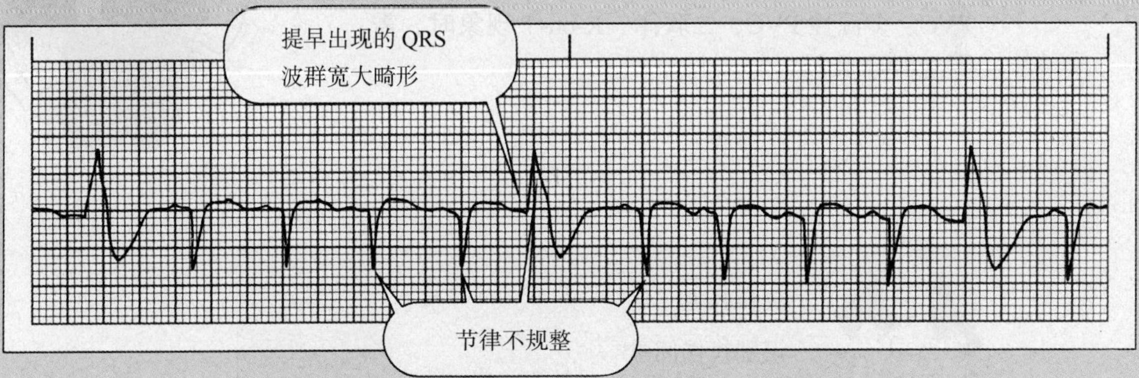

- 节律：房室律不规整
- 频率：120 次 / 分
- P 波：PVC 前无 P 波，但其他 QRS 波群前有 P 波
- PR 间期：主导节律为 0.12s
- QRS 波群：提早出现宽大畸形的 PVC，时限 0.14s，主导节律的 QRS 波群为 0.08s
- T 波：正常，与 QRS 波群方向相反
- QT 间期：主导节律为 0.28s
- 其他：无

PVC落在前一个正常T波的下降支，即R–on–T现象时，可能触发更严重的心律失常。

代偿间歇

PVC T波后面的水平基线被称为代偿间歇。出现代偿间歇时，包含一个PVC的两个正常窦性间期等于两个正常的窦性间期（见：识别代偿间歇）。因为心室处于不应期，不能对从窦房结规律发放的P波产生反应，故出现代偿间歇。当没有代偿间歇时，PVC被称为间位性室早。

单源室早

形态相同的PVC被称作单源室早，源于同一异位起搏点。单源室早可以发展成更为致命的心律失常。（见图：危险性PVC）

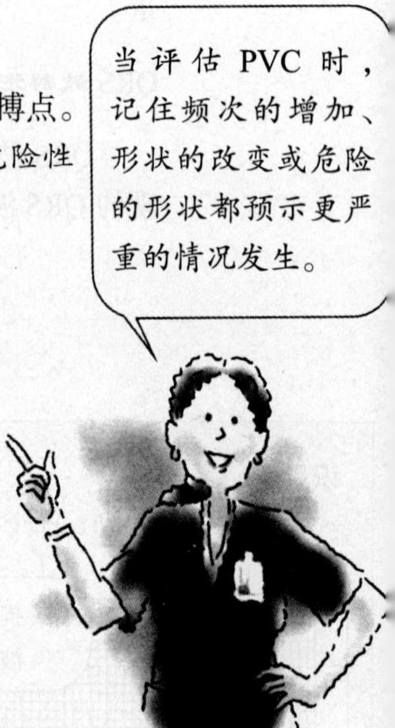
当评估PVC时，记住频次的增加、形状的改变或危险的形状都预示更严重的情况发生。

判定室早的严重程度

为了帮助确定PVC的严重程度，应考虑下列问题：

- 室早是否经常发作？如果患者有慢性PVC，发作的频次增加或形态改变可能预示发生更严重的情况。
- 发作的方式？如果心电图显示危险室早，如成对PVC、多源性PVC、二联律、R-on-T现象时，需要立即治疗。

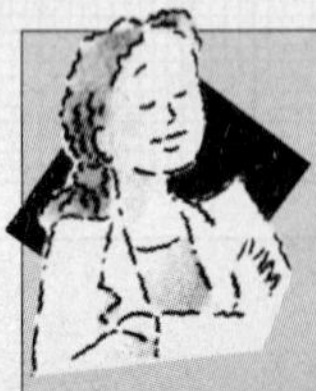

关键技术

识别代偿间歇

通过用分规测量两个正常的P-P间期即可确定是否存在代偿间歇。将分规的一个角在室性期前收缩的前一个窦性P波上，如果间歇是代偿性的，分规的另一个角准确地落在间歇后的P波上。

- 是否是真正的 PVC？确定所看到的 QRS 波群是 PVC，而非其他危险性较小的心律失常。如果患者情况不稳定，要立即予以治疗。

检查发现

期前搏动后的脉搏非常微弱，并且在两个脉搏之间有一个较长的间歇。同时，在 PVC 后触及不到脉搏。如果颈动脉搏动明显，可在早搏之后见到一微弱的脉搏搏动。听诊心音时，可闻及提早出现的心音，提早搏动的心音减弱。频发 PVC 的患者可诉心悸，也可出现低血压和晕厥。

治疗

如果患者无症状并且没有心脏疾病，心律失常可能不需要治疗。如果有症状或是危险性 PVC，治疗取决于室早的病因。

如果 PVC 是心源性的，医生可能给予药物抑制心室的兴奋性，如普鲁卡因胺或利多卡因。具体用法为：普鲁卡因胺 1～4mg/min 持续静脉滴注；利多卡因，先按 1～1.5mg/kg 给予负荷量，而后 1～4mg/min 静脉滴注。

当 PVC 为非心源性时，治疗的目的是纠正诱因，如调整药物治疗或纠正酸中毒、电解质平衡紊乱、低温或低氧。

立即评估患者的情况

对新近出现 PVC 的患者需要立即评估，尤其有原发性心脏疾病和复杂的医学问题时。对有慢性 PVC 的患者也应密切观察，以及时发现 PVC 次数增加和危险性 PVC。

对伴随严重症状的 PVC 的患者应给予持续的心电监护并在帮助下走动。如果患者出院后仍需服用抗心律失常药物，要确保家庭成员知道如何与急救机构联系，如何实行心肺复苏（CPR）。

危险性 PVC

成对的室性期前收缩

连续出现的两个 PVC 称为一对或成对室早（见标注区域）。第二个期前收缩常落在组织的不应期，故可诱发室性心动过速。连发 3 个或更多的 PVC 连续出现即为阵发性室性心动过速。

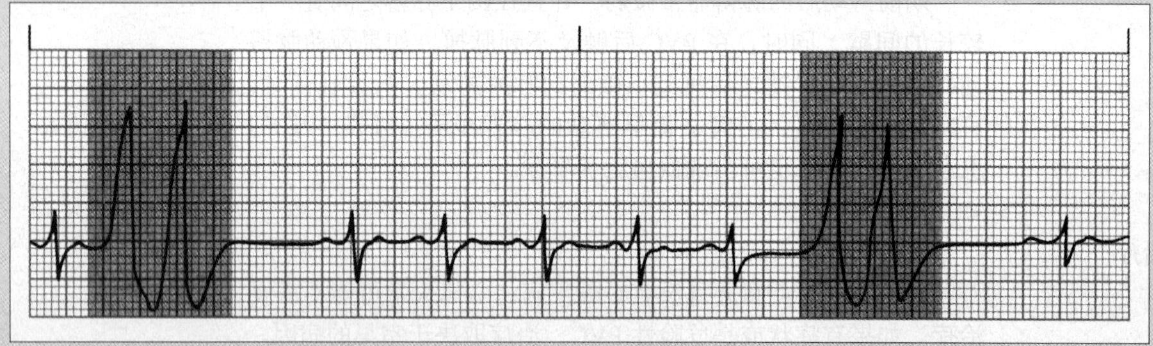

多形 PVC

形状彼此不同的 PVC 是由于起源部位不同或起源于相同部位伴传导异常所致（见标注区域）。多形 PVC 可提示严重的心脏疾病或地高辛中毒。

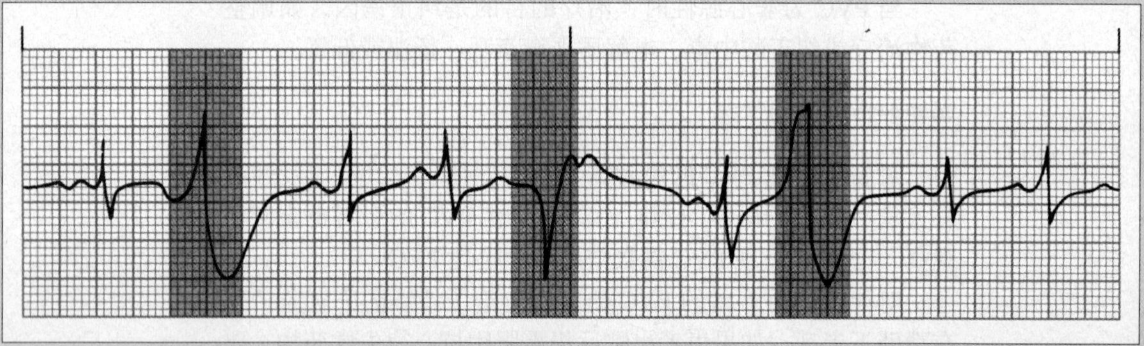

室性心动过速

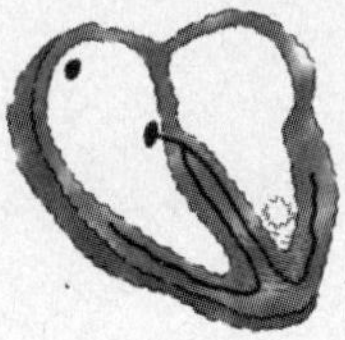

室性心动过速，通常称为室速，是指有 3 个或更多的 PVC 连续发生，室率超过 100 次 / 分。这种心律失常常是室颤、心脏猝死的先兆，尤其医院外患者。

二联律和三联律

每隔一次或两次正常搏动出现一次 PVC （二联律、三联律），二联律或三联律可导致室性心动过速或室颤（见标注区域）。

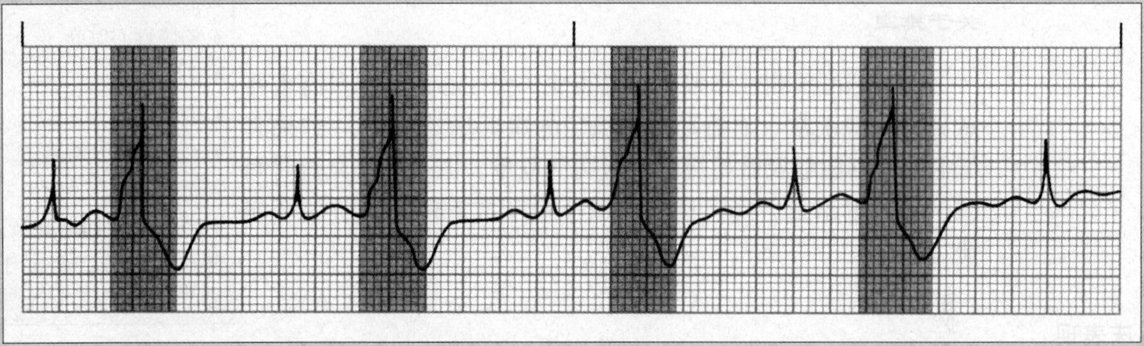

R-on-T 现象

R-on-T 现象是指 PVC 发生过早以致落到前一心搏的 T 波上（见标注区域）。因为细胞未充分复极，可导致室性心动过速或室颤。

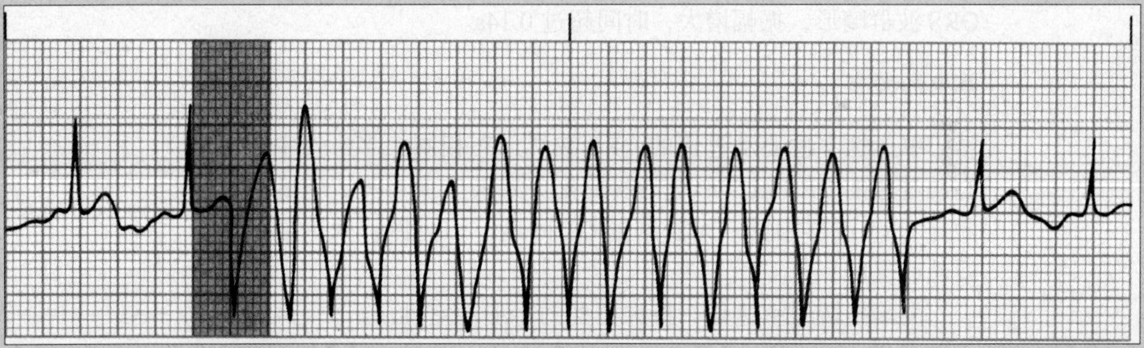

室性心动过速是极不稳定的心律失常。它可短时阵发性发作，持续时间小于 30s 并很少引起或根本没有症状。但有时为持续性，即使患者在初始阶段能维持充足的心输出量，也应立即给予治疗。

发病机制

室性心动过速通常由于心肌兴奋性增强所致，自律性增强或浦肯野系统内的折返或 PVC 引起的 R-on-T 现象可诱发室速。（见：室速的病因）

室速的病因

引起室速的病因包括：

- 心肌缺血
- 心肌梗死
- 冠状动脉疾病
- 瓣膜性心脏病
- 心衰
- 心肌病
- 电解质平衡紊乱，如低钾
- 药物中毒如地高辛、普鲁卡因胺、奎尼丁或可卡因

关于排空

由于不可预测性和致死的可能性，室性心动过速具有重要意义。脉搏正常、血流动力学稳定的患者病情稳定。如果有低血压、不能触及脉搏提示患者病情危重。由于心室充盈时间减少和心输出量下降，患者可迅速蜕变成室颤，心脏完全崩溃。

临床表现

在心电图上，无法确定心房的节律和频率。室律通常规整，但可以有轻微的不规则。室率增快，达到 100～200 次 / 分。

P 波通常缺如但也可由于 QRS 波群无法辨认。可有逆传的 P 波。因为多数情况下看不见 P 波故无法测量 PR 间期。QRS 波群畸形，振幅增大，时间超过 0.14s。

室速的形态

单形性室性心动过速的 QRS 波群形态相同。多形性室性心动过速的 QRS 波群形态持续变化。如果 T 波可见，它的方向与 QRS 波群相反。无法测量 QT 间期。（见图：识别室性心动过速）

尖端扭转型室速是一特殊类型的多形性室性心动过速（见图：理解尖端扭转型室性心动过速）。

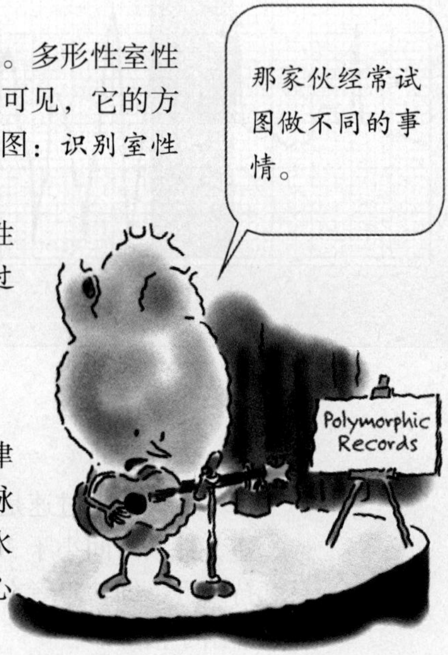

临床意义

虽然一些患者初始仅有轻微的症状，但心律失常可以迅速导致心脏崩溃。许多室速的患者脉搏微弱或消失。低心输出量导致低血压和意识水平降低，引起意识丧失。室性心动过速可诱发心绞痛、心力衰竭或器官灌注明显降低。

识别室性心动过速

下图显示室性心动过速，注意主要特征。

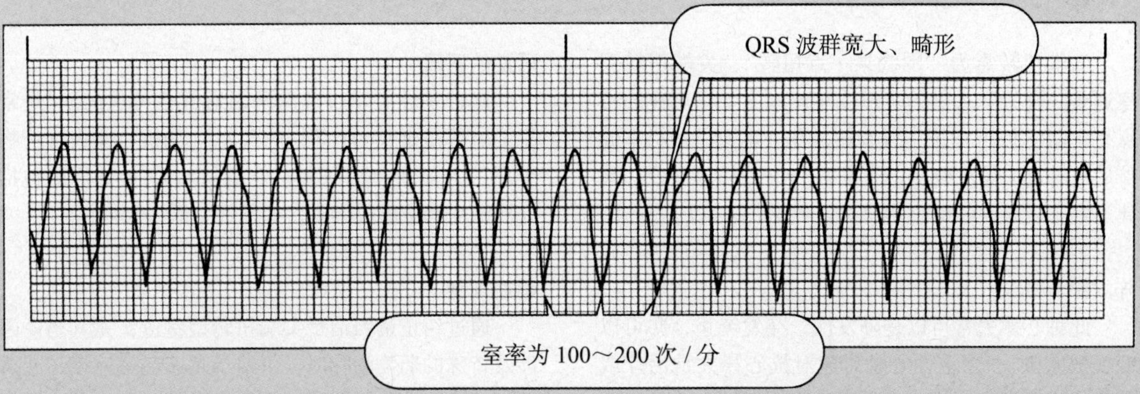

- 节律：房室律规整
- 频率：房室率 187 次 / 分
- P 波：缺如
- PR 间期：无法测量
- QRS 波群：0.24s，宽大畸形
- T 波：与 QRS 波群方向相反
- QT 间期：无法测量
- 其他：无

治疗

治疗取决于患者的脉搏是否能被触及。对于无脉性室性心动过速要求立即复苏（见图：治疗无脉性室速）。

保持病情稳定

对于有脉搏的室性心动过速患者的治疗取决于病情是否稳定。病情不稳定患者的心率通常超过 150 次 / 分。可能有低血压、呼吸急促、神志变化、心力衰竭、心绞痛、心梗，后者提示心脏失代偿。这些患者必须立即直接给予同步电转复。

对于宽 QRS 波群心动过速且无心脏失代偿体征患者的治疗是不同的。首先，如果患者是单形性室速，可以给予胺碘酮纠正心律失常。如果患者病情不稳定，立即同步电转复。如果患者是多形性室速，可使用胺碘酮或镁剂。停止应用延长 QT 间期的药物，纠正电解质失调。如果临床症状不稳定，立即准备电复律。

我掌握了

理解尖端扭转型室性心动过速

尖端扭转意为“围绕某一点扭转”，尖端扭转型室速是一种特殊类型的多形性室速。主要标志性的特点有：QRS 波群围绕基线旋转，在一定数目的心室波群后电轴方向发生改变，频率为 150～250 次 / 分，节律通常不规整，QRS 波群宽大。P 波常缺如。

阵发性节律

此种心律失常可以是阵发性，突发突止，并可以蜕变成室颤。 当室性心动过速对抗心律失常治疗或其他治疗无反应时应考虑是否为尖端扭转型室性心动过速。

可逆的诱因

此种室性心动过速的诱因通常是可逆的。 最常见的原因是延长 QT 间期的药物， 如抗心律失常药物奎尼丁、 普鲁卡因胺和索他洛尔。 其他的原因包括心肌缺血和电解质异常，如低钾、低镁和低钙。

超速抑制

通过纠正诱因治疗尖端扭转型室速，尤其当诱因涉及特殊的药物治疗时。可给予超速起搏治疗，起搏频率超过室速的频率终止心律失常的触发机制。镁剂可能有效。当尖端扭转型室速对其他治疗没有反应时，可使用电转复。

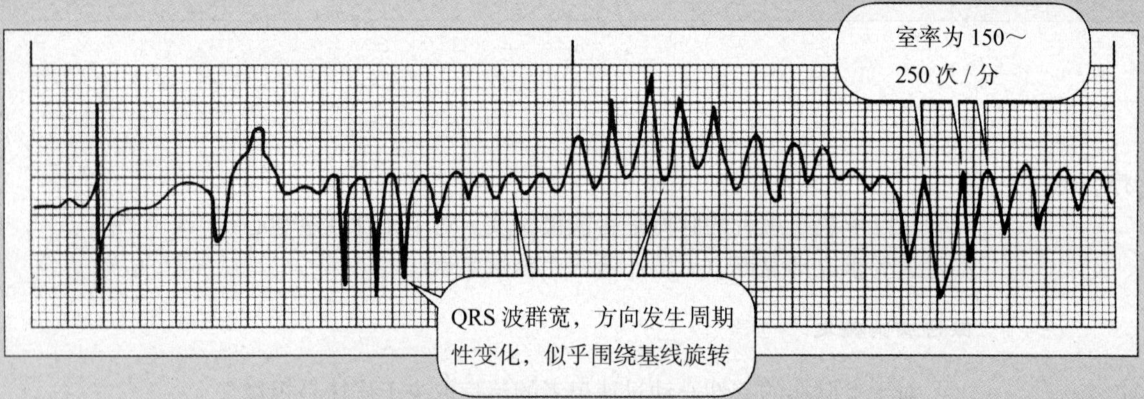

长久的联系

对药物治疗无反应的慢性反复发作的室性心动过速患者可植入心脏复律除颤器。该设备可更为持久地解决室性心动过速反复发作。

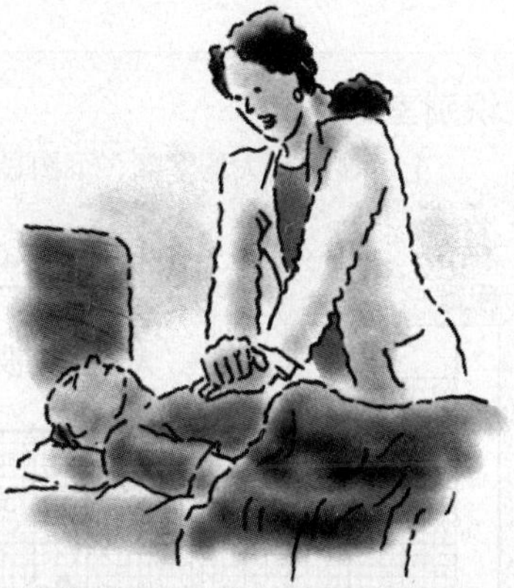

最坏的假设

除非发现有确切的其他心动过速的证据，如室上性心动过速伴室内传导异常，否则任何宽QRS波群心动过速均应按室性心动过速治疗，通常假定患者是室性心动过速并依照室速给予治疗。快速干预能阻止心脏失代偿或其他更致命性心律失常的发生。

教育，再教育

确保患者及其家属知晓这种心律失常的严重性和及时治疗的必要性。如果将要进行转复，告诉患者将给予麻醉剂和镇静剂以防止不适。

如果患者安装了植入型除颤器或出院后需长期服用抗心律失常药物，指导患者家属如何联系医疗急救系统和如何进行心肺复苏。

室颤

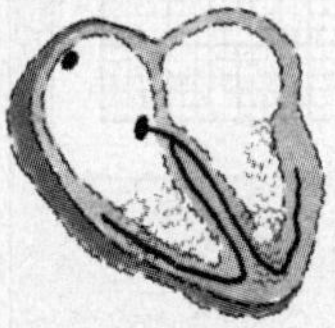

心室颤动通常被称为室颤，是由于心室内的电冲动起源于多个不同的兴奋点而引起的混乱的心室电活动。它不能产生有效的心脏收缩故而不能泵血。未治疗的室颤是大多数医院外心源性猝死的病因。

发病机制

室颤时，心室的细微颤动代替了收缩，所以心输出量降至为零。如果室颤持续，它将导致心室停顿和死亡。（见：室颤的病因）

室颤的病因

引起室颤的病因包括：

- 心肌缺血
- 心肌梗死
- 未治疗的室速
- 原发心脏疾病
- 酸碱平衡紊乱
- 电击
- 严重的低温
- 电解质平衡紊乱，如低钾、高钾和高钙

临床表现

在心电图上，室颤时的心室电活动表现为不可识别的颤动波。不能确定房率和节律，因为没有明确的波形规律出现，故不能确定室律。因此室率、P波、PR间期、QRS波群、T波和QT间期均无法确定。大或粗糙的颤动波比细小的颤动波较容易转复为正常节律，因为前者表明心脏有较强的电活动。（见图：识别室颤）

急救

室颤患者的心脏完全停止工作，呼之不应。测不到血压，颈动脉或股动脉搏动消失。无论何时只要发现类似室颤的图形，都要立即检查患者，应用另一导联确定节律并进行治疗。

识别室颤

上图显示粗大的室颤，下图显示细颤。有时细颤与心脏停搏相似。

粗颤

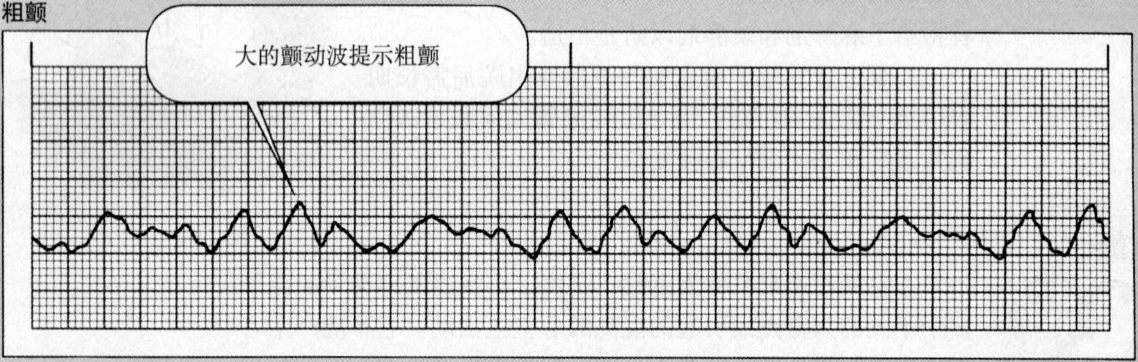

细颤

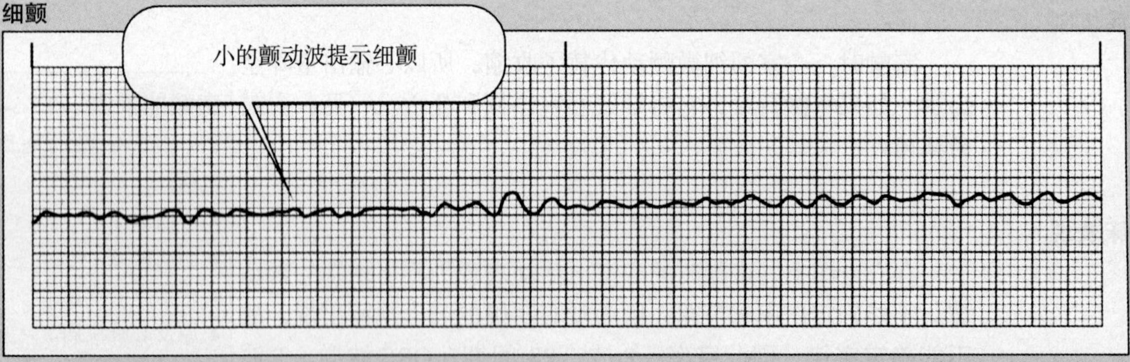

- 节律：混乱
- 频率：无法测量
- P 波：缺失
- PR 间期：无法测量
- QRS 波群：无法辨认
- T 波：无法辨认
- QT 间期：无法测量
- 其他：波形是一波状线

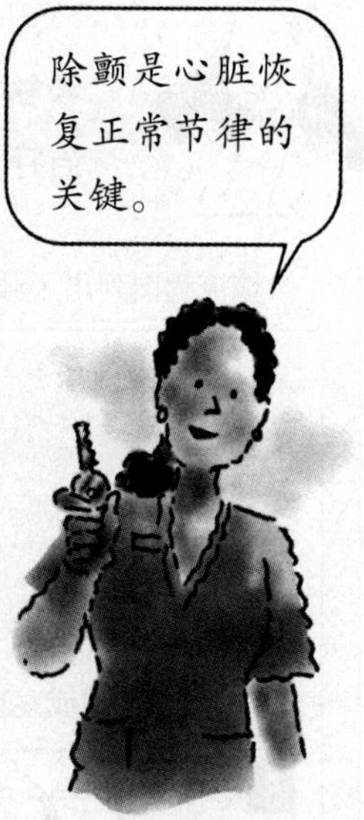

治疗

对于室颤，除颤是最有效的治疗措施（见图：治疗无脉性室速）。在除颤器到位以前必须连续行 CPR，以保证大脑和其他主要器官的氧供。可给予药物，如肾上腺素或血管加压素以增强心脏对除颤的敏感性。胺碘酮和镁能降低心脏的兴奋性预防室颤再发。

除颤

除颤时，电极板传导电流通过患者的心脏。电流引起心肌复极，反过来促使窦房结重新恢复对心脏电活动的控制。一个电极板被放在右侧胸骨旁，另一个放在第 5 或第 6 肋间左侧腋前线。在心脏手术过程中，电极片可以直接放在心肌上。

自动体外除颤器的 ABC

自动体外除颤器（AED）的使用日渐增多，并提供了及时除颤的可能，应用 AED 时，除颤电极放在患者的胸部，AED 内有一微型计算机分析心律，并指导操作者完成每一步操作，AED 可供非医护人员使用。

速度是关键

对于室颤的患者，成功的复苏要求快速识别和迅速除颤。许多医疗机构和急救系统已经制定各种制度以帮助医护人员迅速开始救治。一定要知道你所在单位的急救设备放在何处，一定要掌握识别和处理致命性心律失常的知识。

同时要让患者和家属掌握与急救系统的联系方法。家庭成员要掌握 CPR。告知他们有关长期预防室颤复发的治疗方法，包括长期服用抗心律失常药物和植入型心脏复律除颤器。

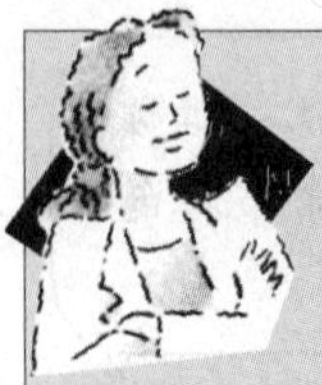

关键技术

治疗无脉性室速

该流程图列出了救治无脉性室速（VT）引起的心脏停搏时应采取的关键步骤。

1

心脏停搏

- 基础生命支持：紧急呼救并进行CPR
- 有条件时给氧
- 监护心电图，有条件时除颤

2

确定心脏节律。可除颤节律？

可除颤

3

室颤或室速

4

除颤一次

- 手动除颤（通常选择电量120～200 J）
- 自动体外除颤器（AED）
- 单相波：360J

除颤后立即继续心肺复苏术。

给予5个周期的心肺复苏术

5

确定心脏节律。可除颤节律？

可除颤

6

继续心肺复苏直到除颤器到位。

除颤一次。

- 手动除颤（与第一次电量相同或是更高）
- 自动体外除颤器（AED）
- 单相波：360J

除颤后立即继续心肺复苏术。

如果可能复苏期间静脉给予血管加压素（除颤前或后）

- 给予肾上腺素1mg静脉注射，每3～5min可重复一次
- 也可首剂血管加压素40单位静脉注射代替第一次或第二次肾上腺素总量

给予5个心动周期CPR

7

确定心脏节律。可除颤节律？

可除颤

8

除颤器充电时继续CPR。

除颤一次。

- 手动除颤（与第一次电量相同或是更高）
- 自动体外除颤器（AED）
- 单相波：360J

除颤后立即继续心肺复苏术。

- 考虑抗心律失常治疗；复苏期间给予如下药物（除颤前或后）
  —胺碘酮（300 mg静脉注射，可以考虑追加150mg）
  —利多卡因（首剂1～1.5mg/kg静脉注射，然后0.5～0.75 mg/kg，最大量3次或3mg/kg）
- 可应用镁剂：1～2g静点治疗尖端扭转型室速
- 给予5个周期的心肺复苏术后回到第5步

不可除颤

9 心脏停搏或无脉性电活动

10
继续 5 个周期的心肺复苏，如果可能，给予血管加压素
- 肾上腺素 1mg 静脉注射，每 3～5min 可重复一次
- 可首剂给予血管加压素 40 单位静脉注射代替第一次或第二次肾上腺素总量

如果心脏停搏或低于正常节律，考虑应用阿托品 1mg 静脉注射，每 3～5min 可重复一次，总量 3mg

给予 5 个周期的心肺复苏

11 确定心脏节律。可除颤节律？

不可除颤

不可除颤

- 如果心脏停搏，回到第 10 步
- 如果存在电活动，检查脉搏，如果无脉，回到第 10 步
- 如果脉搏存在，评估心脏

不可除颤

可除颤

13 回到第 4 步

心肺复苏：
- 按压有力而迅速（频率大于 100 次 / 分）
- 保证按压后胸廓完全弹回
- 尽量减少按压中断
- 按压通气比为 30∶2，5 个复苏周期为 2 分钟
- 避免过度通气
- 建立安全的气道保护
- 每隔 2 分钟进行按压者轮换

- 观察和治疗可能形成的要素，如：

—酸中毒
—低血钾或高血钾
—低温
—低血容量
—低氧血症
—心脏压塞
—张力性气胸
—栓塞（冠脉或肺）
—中毒
—创伤

* 高级气道支持建立后，给予持续的胸外按压而不应通气停止，每分钟通气 8～10 次，每 2 分钟检查一次节律。

摘自：2005 美国心脏协会心肺复苏和急性心血管事件治疗指南。

室性自主心律

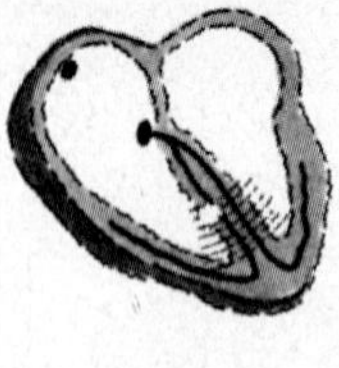

亦称作“最后的心律”，如没有脉冲自希氏束下传，室性自主心律是一种保护机制以防止室性停搏。希氏束-浦肯野细胞取代心脏起搏点产生电脉冲。

室性自主心律可以作为室性逸搏、室性逸搏心律（用来命名特殊类型室性自主心律的一个术语）或加速性室性自主心律而出现。

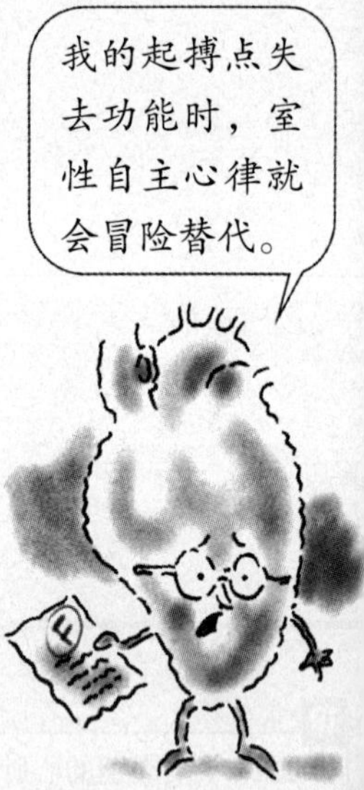
我的起搏点失去功能时，室性自主心律就会冒险替代。

发病机制

室性自主心律是在所有其他的心脏起搏点失去功能时或当室上性冲动由于传导系统的障碍而不能传导至心室时发生的。（见：室性自主心律的病因）

传导和起搏功能障碍

室性自主心律提示严重的传导缺陷伴主要起搏点功能障碍。缓慢的心室率和心房充盈的缺失显著降低了心输出量。因为室性自主心律可发展成更致命的心律失常，所以对患者应严密监护。室性自主心律通常发生在濒临死亡的患者。

临床表现

如果仅有一个室性自主心搏发生，通常被称作室性逸搏。搏动在传导周期的最后出现，心率常低于40次/分。

在心电图上连续的室性搏动组成室性自主心律。此时不能测量房律，心室律规整，频率常在20～40次/分，即心室固有频率（见图：识别室性自主心律）。如果频率增快，称为加速性室性自主心律（见图：识别加速性室性自主心律）。

P波缺失

室性自主心律的显著特征包括P波缺失或有P波但与QRS波群无关。无法测量PR间期。

室性自主心律的病因

三度心脏阻滞可引起室性自主心律，也可由下列病因引起：

- 心肌缺血
- 心肌梗死
- 地高辛中毒
- 起搏器失效
- 代谢失衡

识别室性自主心律

下图显示室性自主心律，注意主要特征。

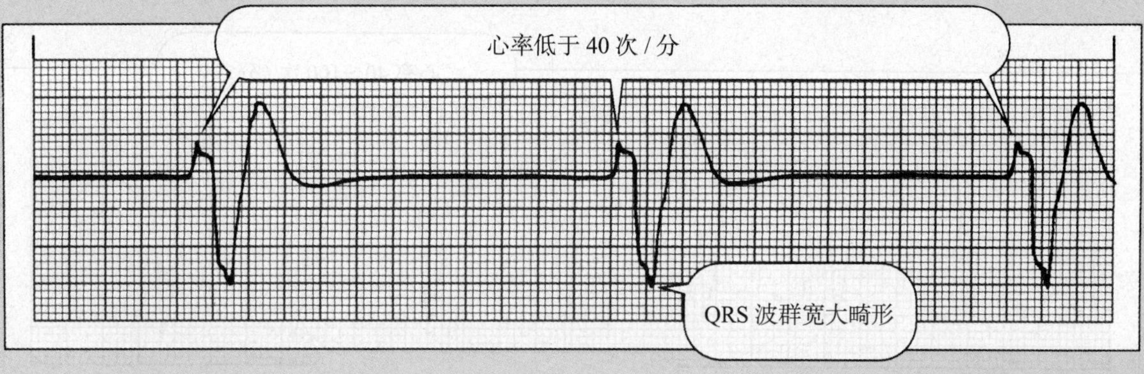

- 节律：不规整
- 频率：房率——不能检测出
  室率——30 次 / 分
- P 波：缺如
- PR 间期：无法测量
- QRS 波群：0.20s，畸形
- T 波：与 QRS 波群的后半部分方向相反
- QT 间期：0.46s
- 其他：无

QRS 波群畸形

因为异常的心室除极，QRS 波群持续时间＞0.12s，外形宽大畸形。T 波逆向与 QRS 波群方向相反。QT 间期通常延长，表明延迟的除极和复极。

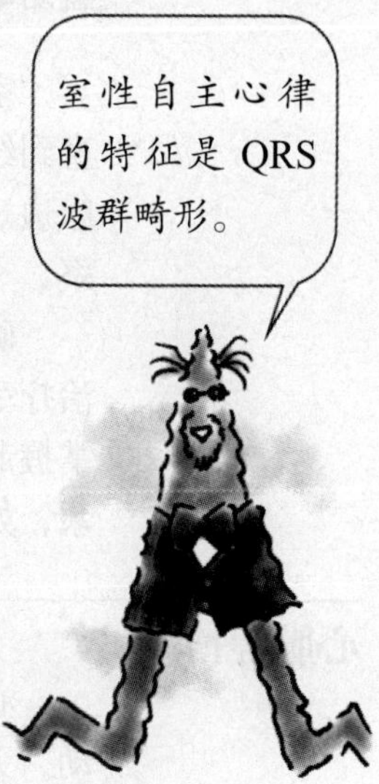

晕厥

患者可能感觉心悸、眩晕，或轻微头晕，或发生晕厥。如果心律失常持续，可出现低血压、周围血管搏动微弱、尿量减少、昏迷。

治疗

应立即开始治疗，以增加患者的心率，提高心输出量，并恢复正常的心律。阿托品可以增加患者的心率，如果阿托品无效或患者出现低血压或其他不稳定的征象，可能需要安装起搏器以重建心律和提供充足的心输出量并保证器官灌注。急救时

识别加速性室性自主心律

除心率增加外，加速性室性自主心律与室性自主心律的特点相同。下图显示心率在 40～100 次 / 分。

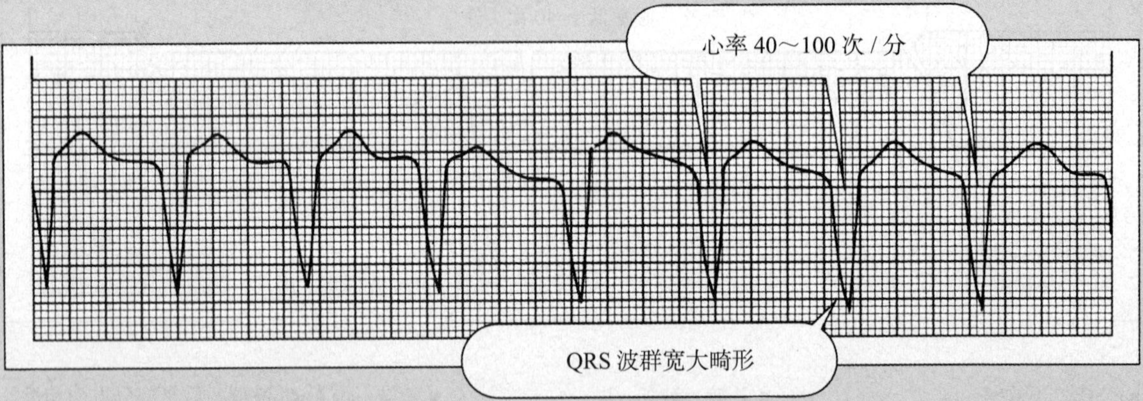

可使用经皮起搏器直至临时或永久经静脉起搏器植入完毕。(见图：经皮起搏器)

记住治疗的原则：不要抑制室性自主心律，因为它是防止心脏停搏的一种安全机制。永远不要用利多卡因或其他能抑制这种安全机制的抗心律失常药物治疗室性自主心律。

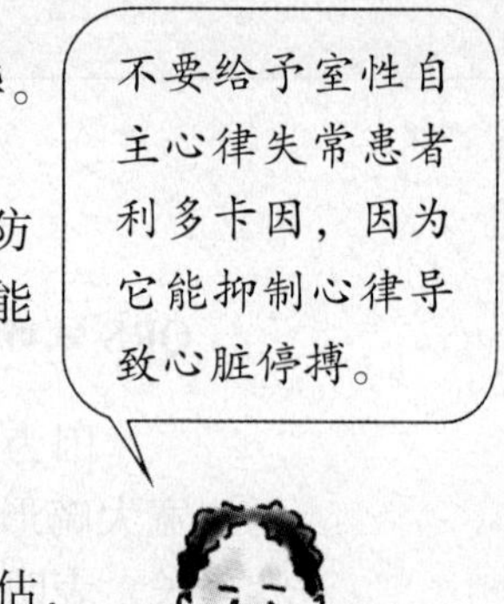

监测电活动

室性自主心律的患者需要连续的心电监测并持续的评估，直到经治疗血流动力学恢复稳定。要将阿托品和起搏器留置在床边。强迫卧床休息直到起搏系统正常工作维持有效心率。

确保告知患者和家属此种心律失常的严重性和各种治疗手段，如果植入了永久性起搏器，应让患者及家属掌握起搏器的工作原理，如何发现问题，何时与医生联系，如何监测起搏器的功能。

心脏停搏

心脏停搏是心室静止。患者完全没有反应，心脏没有电活动，无心输出量。这种心律失常多源于长时间的心脏急症，如

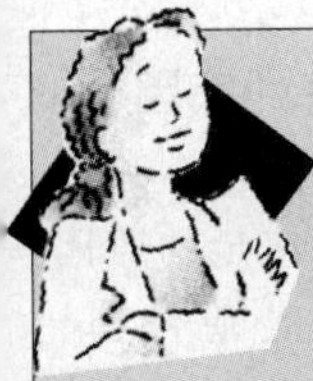

关键技术

经皮起搏器

在危及生命的情况下，时间是关键，经皮起搏器可用于调整心率。发生器发放电脉冲，该装置释放电脉冲经放置在患者前胸和后背的电极板到达心脏，如右图所示。

起搏电极板放在心脏水平，置于心脏一侧，保证电脉冲刺激。最短的距离到达心脏。经皮起搏是快速有效的，但是仅在经静脉起搏开始前应用。

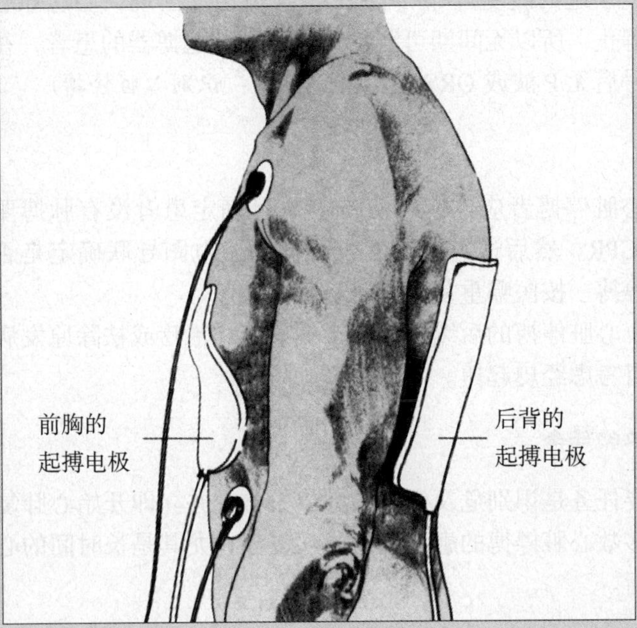

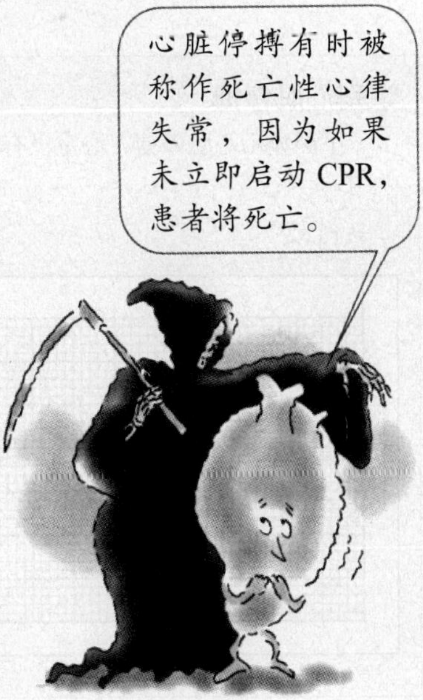

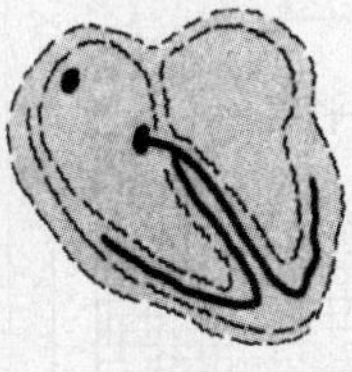

室颤而无有效的复苏。

心脏停搏被称为死亡性心律失常。患者处在无心肺活动状态。如未能快速启动CPR和适当的治疗，这种情况将很快变成不可逆转。

发病机制

没有心室电活动，就不能产生心室收缩，结果心输出量降至零并且生命器官得不到灌注。心脏停搏被认为是典型的死亡证据，而不是需要治疗的心律失常。（见：心脏停搏的病因）

临床表现

心脏停搏的病人没有反应，没有血压和脉搏。

在心电图上，心脏停搏的图形近乎于直线（除外CPR时胸外按压引起的改变）。除偶有P波无电活动出现，心房和心室处于静止，所以无间期可测量。对于安装起搏器的患者，在钉状信号后无P波或QRS波群。（见图：识别心脏停搏）

> **心脏停搏的病因**
>
> 任何引起心脏血液供应不充足的原因都能导致心脏停搏，包括：
> - 心肌梗死
> - 严重电解质紊乱如高钾
> - 大块肺栓塞
> - 长时间低氧
> - 严重未矫正的酸碱平衡紊乱
> - 电击伤
> - 药物毒性如可卡因过量

治疗

对心脏停搏者应迅速行CPR。一旦确定患者没有脉搏要尽快行CPR。然后通过检查两个不同的心电图导联确定是否有心脏停搏。按医嘱重复给予肾上腺素。

对于心脏停搏的后续治疗集中在确定和治疗或祛除原发病因，也可考虑经皮起搏。

护理人员的任务

主要任务是识别危及生命的心律失常，并立即开始心肺复苏，大多数心脏停搏的患者不能成功复苏，尤其是长时间的心脏停搏后。

识别心脏停搏

下图显示心脏停搏，心室没有电活动。除外几个P波或起搏的钉状信号外无任何波形，基线几乎平坦。

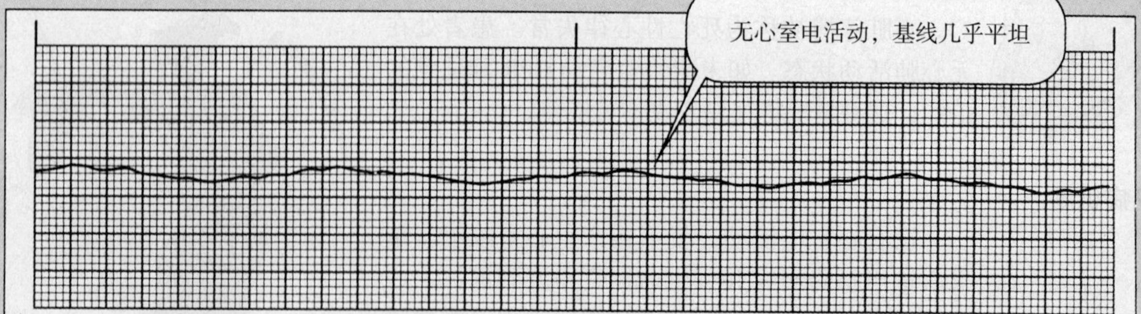

我掌握了

无脉性电活动

在无脉性电活动时，即使有电活动存在，心肌也不能收缩，其结果是心脏停搏。

在心电图上，可观察到电活动，但触及不到脉搏和测量不到血压。

病因

对这种情况需要立即予以识别并给予治疗。病因包括低血容量、低氧、酸中毒、张力性气胸、心脏压塞、大块肺栓塞、低温、高钾、大面积急性心肌梗死、药物过量，如三环类抗抑郁药。

治疗

需要立即心肺复苏，同时给予肾上腺素。对于心动过缓的患者可给予阿托品，后续的治疗集中在确定病因和矫正原发疾病。

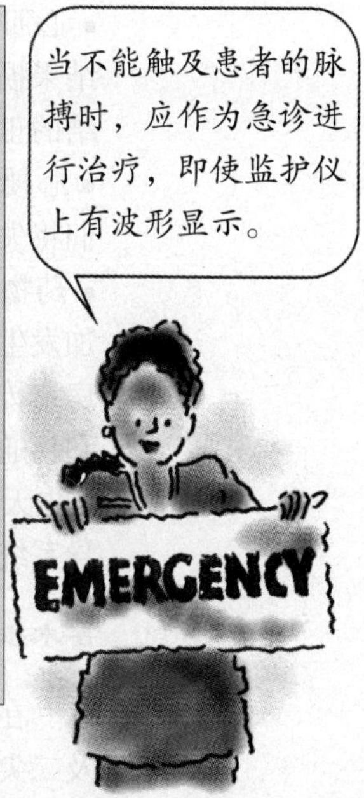
当不能触及患者的脉搏时，应作为急诊进行治疗，即使监护仪上有波形显示。
EMERGENCY

应注意无脉性电活动导致的心脏停搏，要能够识别并给予治疗。（见：无脉性电活动）

房室传导阻滞

脉冲在房室间的传导受到干扰引起房室传导阻滞。阻滞可以是部分或完全阻滞，也可以是传导延迟。阻滞部分可位于房室结、房室束或束支。

正常时，心脏电脉冲起源于窦房结，当脉冲在房室结受阻时，房率正常（60～100 次 / 分）。传导阻滞的临床影响取决于被完全阻滞的脉冲数、室率的快慢程度、阻滞对心脏的最终影响。缓慢的室率可以降低心输出量，引起轻微的头晕、低血压和意识障碍。

引起传导阻滞的病因

各种因素可以导致房室传导阻滞，包括原发心脏疾病、某些药物的作用、先天性异常、其他干扰心脏传导的疾患。下面是一些典型的病因：

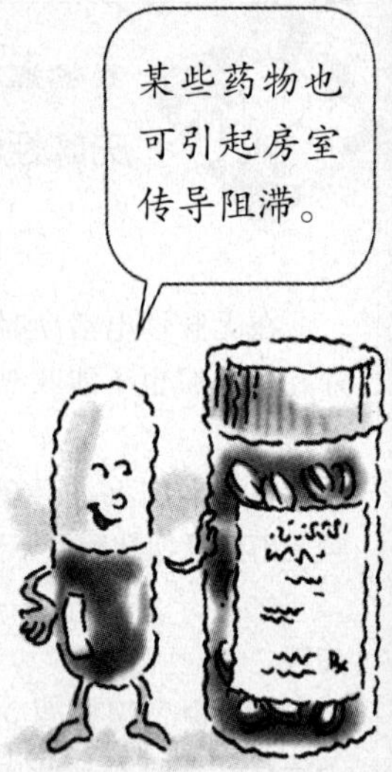

• 心肌缺血使细胞的功能受损致使细胞除极更缓慢或不完全，结果损伤的细胞传导脉冲缓慢或中断。改善缺血可以恢复房室结的正常功能。

• 心梗时，发生细胞死亡。如果传导系统的细胞发生坏死，它们将失去传导冲动的能力并导致永久性的房室传导阻滞。

• 药物过量或对药物的敏感性增加可能引起房室传导阻滞或增加发生阻滞的可能性。虽然许多抗心律失常药物可引起或加重房室传导阻滞，但更常见于下列药物：地高辛、β受体阻滞剂和钙通道阻滞剂。

• 先天性异常，如先天性室间隔缺损可损害心脏结构并影响传导系统。无结构异常的患者，也可发生房室结不能传导冲动。

手术损伤

在心脏手术过程中不注意也可造成传导系统的损伤。在涉及二尖瓣或三尖瓣及室间隔缺损的修补手术时最易损伤传导系统。如果损伤发生在邻近手术部位的组织，且为非结构性损伤，传导阻滞可能仅为暂时性的。如果传导系统本身受损严重可发生永久性阻滞。在射频消融治疗中，传导系统也可发生类似的病变。

阻滞分类

房室传导阻滞根据严重性，而不是根据阻滞的部位进行分类。根据房室结传导脉冲的情况，将其严重程度分为：一度、二度、三度。在本章，我们将学习四种类型的房室传导阻滞。

一度房室传导阻滞

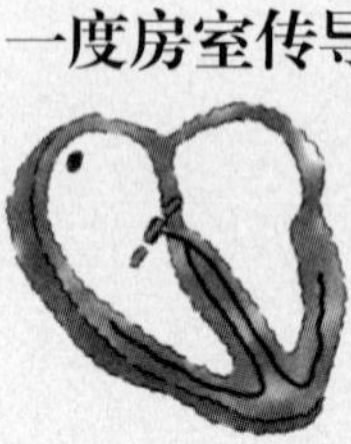

脉冲从心房通过房室结向心室传导时被连续延迟即为一度房室传导阻滞。脉冲最终能通过房室结，只是传导时间较正常延长。这就像人们站成一排通过一扇门，但是每一个人在通过门槛时都犹豫一下。

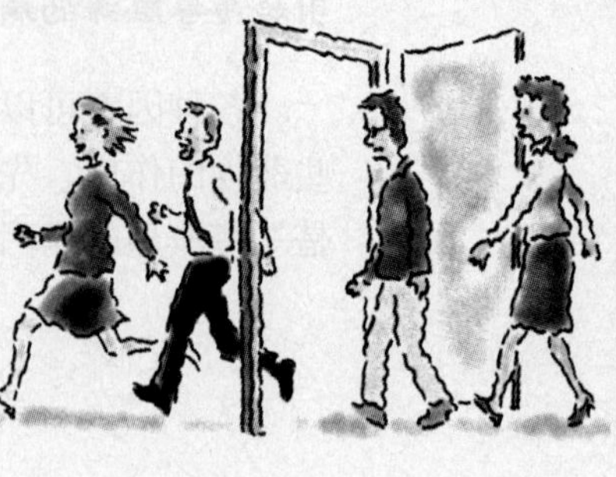

发病机制

一度房室传导阻滞可以是暂时的，尤其是由于某些药物或心梗早期缺血引起的一度房室传导阻滞。一度房室传导阻滞是所有阻滞类型中危险性最小的一种，提示在传导系统中存在一定的问题。因为一度房室传导阻滞能发展成更严重的阻滞，所以要监测它的变化。（见：一度房室传导阻滞的病因）

临床表现

通常，除了PR间期较正常延长外，这种阻滞的心电图与正常的窦性心律相同。节律规整，P波和QRS波群均正常。PR间期大于0.20s，每次心搏的PR间期均相同。虽然有时一度房室传导阻滞伴有束支阻滞引起QRS波群增宽，但通常QRS波群正常。（见图：识别一度房室传导阻滞）

一度房室传导阻滞的病因

一度房室传导阻滞可以出现在正常的健康人，也可由下列病因所致：

- 心肌缺血或梗死
- 心肌炎
- 退行性心脏病变
- 药物，如地高辛、β受体阻滞剂和钙通道阻滞剂

识别一度房室传导阻滞

下图显示一度房室传导阻滞，注意主要特征。

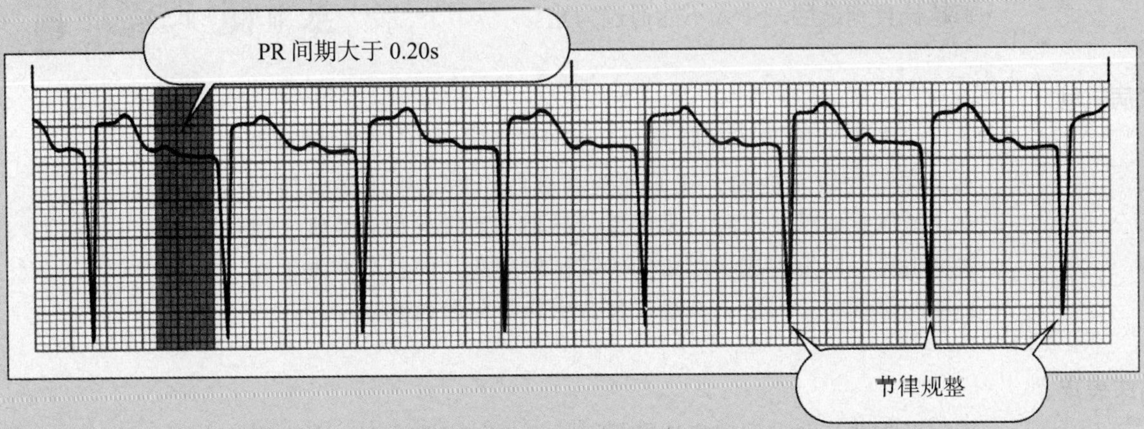

- 节律：规整
- 频率：75次/分
- P波：正常
- PR间期：0.32s
- QRS波群：0.08s
- T波：正常
- QT间期：0.40s
- 其他：无

阻滞但无症状

因为心输出量未受明显影响，许多一度房室传导阻滞的患者没有症状，如果PR间期极度延长，心脏听诊时，可发现S_1和S_2之间的时间延长。

治疗

通常，仅需治疗原发病因，而不是传导紊乱。例如，如果是由于药物引起的阻滞，可减少药物的剂量或停用。严密监护以及时发现一度房室传导阻滞发展成更严重的阻滞。

治疗一度房室传导阻滞的患者时，应查找可纠正的病因，如所服的药物或缺血。观察心电图，看阻滞是否发展成更严重的阻滞。给予地高辛、β受体阻滞剂和钙通道阻滞剂等药物时要当心。

二度Ⅰ型房室传导阻滞

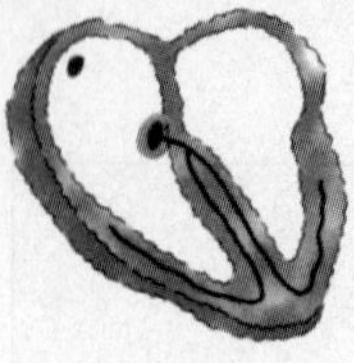

通常称为文氏或莫氏Ⅰ型阻滞，当源于窦房结的连续脉冲在房室结被依次逐渐延长时，即为二度Ⅰ型房室传导阻滞。这种形式的延迟连续发生直到脉冲不能传导到心室，而后重复这种循环。这就像一队人通过一道门，每个人所需的时间越来越长直到最后一个人不能通过为止。

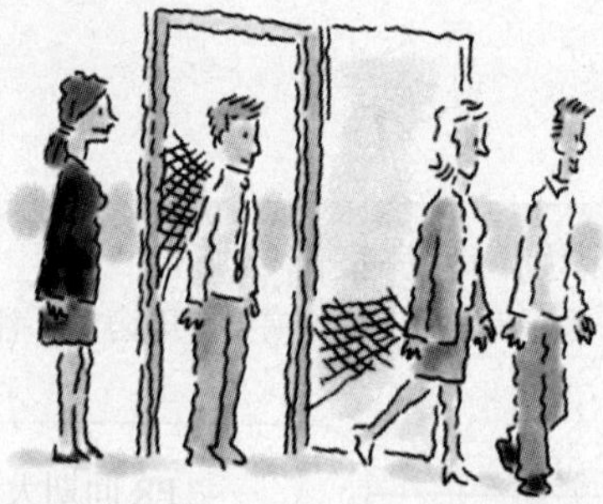

发病机制

二度Ⅰ型房室传导阻滞可以发生在其他方面正常的健康人。通常为暂时性的，在原发疾病被纠正后这种阻滞就能消失。虽然无症状的二度Ⅰ型房室传导阻滞患者的预后良好，但这种阻滞可以发展成更严重的房室传导阻滞，尤其当它发生在心梗的早期时。（见：二度Ⅰ型房室传导阻滞的病因）

临床表现

当监护二度Ⅰ型房室传导阻滞的患者时应该注意，因为窦房结未受低位阻滞的影响，它的电活动保持正常，所以房律是正常的。在一串连续的心搏中，PR间期逐渐延长直到最后一个P波不能传导到心室。心室律变得不规整，表现为一组重复出现的波形相同的 QRS 波群伴随心搏脱落，脱落心搏的 P 波后面无 QRS 波群。因延迟发生在房室结，QRS 波群通常正常。（见图：识别二度Ⅰ型房室传导阻滞和文氏现象）

当试图确定二度Ⅰ型房室传导阻滞时，记住短语“延长，延长，脱落”，这描述了逐渐延长的 PR 间期和脱落的 QRS 波群。

症状轻微，轻度头晕

二度Ⅰ型房室传导阻滞的患者通常没有症状，但也可以表现出心输出量减少的症状和体征，如轻微的头晕和低血压。如果室率较低时患者较易出现症状。

二度Ⅰ型房室传导阻滞的病因

二度Ⅰ型房室传导阻滞的病因包括：

- 冠状动脉疾病
- 下壁心肌梗死
- 风湿热
- 心脏药物，如 β 受体阻滞剂、地高辛和钙通道阻滞剂
- 增加迷走刺激

治疗

如果患者没有症状，二度Ⅰ型房室传导阻滞通常不需要治疗。对于有症状的患者，阿托品可以改善房室传导。为缓解症状可使用临时起搏器，直到心律恢复正常。

识别二度Ⅰ型房室传导阻滞

下图显示二度Ⅰ型房室传导阻滞，注意主要特征。

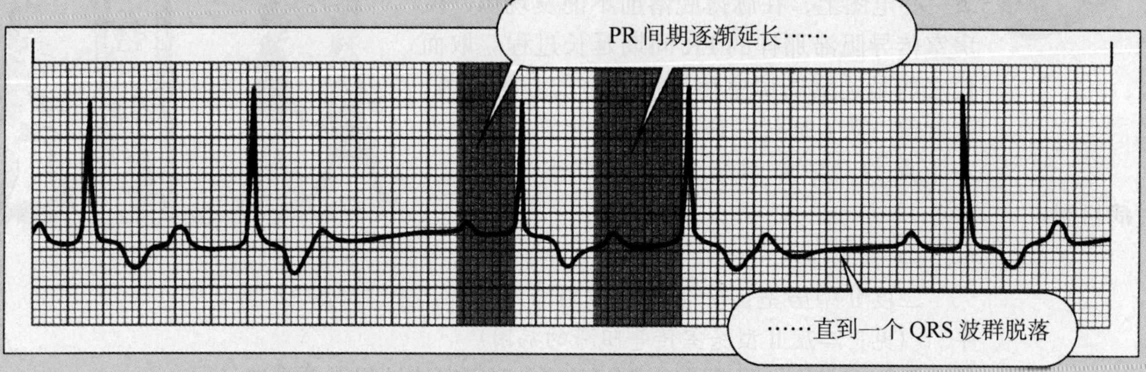

- 节律：房律规整，室律不规整
- 频率：房率 80 次 / 分；室率 50 次 / 分
- P 波：正常
- PR 间期：逐渐延长
- QRS 波群：0.08s
- T 波：正常
- QT 间期：0.46s
- 其他：一组文氏型的心搏

文氏现象

一组二度Ⅰ型房室传导阻滞的心搏有时称为文氏现象，Wenckebach是一名荷兰内科医师，在20世纪初尚未发明心电图以前，借助分析颈静脉波形，他描述了我们现在所说的二度房室传导阻滞。随着心电图的应用，德国心脏病医生 Woldemar Mobitz 进一步将 Wenckebach 的发现分为Ⅰ型和Ⅱ型。

当诊治这种阻滞的病人时，应当评估病人对这种心律的耐受情况和是否需要治疗以提高心输出量。评估引起病人房室传导阻滞的可能病因，包括使用的某些药物或是否存在缺血。

密切注意心电图

反复检查心电图看是否出现更严重的房室传导阻滞。一定要为患者建立静脉通路。如果有适应证，告知患者临时起搏器的相关知识。

二度Ⅱ型房室传导阻滞

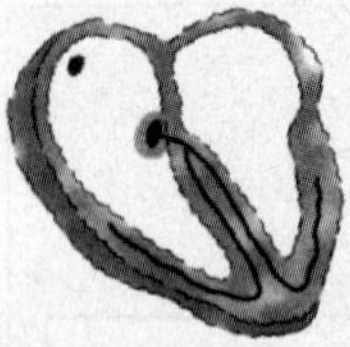

二度Ⅱ型房室传导阻滞，也就是我们所说的莫氏Ⅱ型阻滞，较Ⅰ型阻滞少见但阻滞程度严重。源于窦房结的脉冲偶尔脱落不能传导到心室即为二度Ⅱ型房室传导阻滞。

心电图上，在脉搏脱落前不能发现像一度房室传导阻滞那样的PR间期延长过程。取而代之的是连续的房室传导和偶尔的心搏脱落。这就像一队人通过一道门槛，除定期有一个人不能通过门槛外，其余人均以相同速度通过。

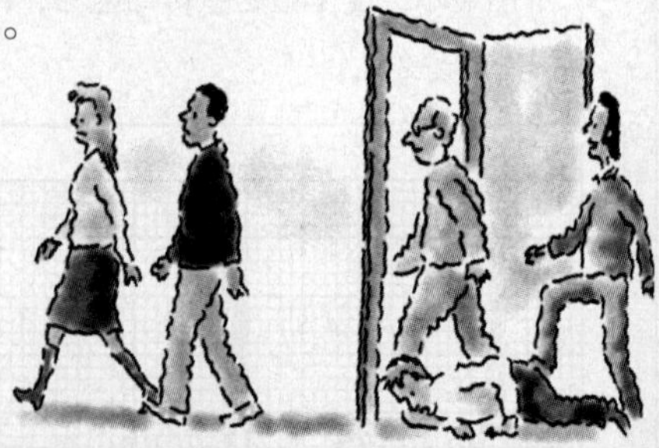

发病机制

二度Ⅱ型房室传导阻滞提示阻滞部位在房室束或束支水平。（见：二度Ⅱ型房室传导阻滞的病因）

Ⅱ型房室传导阻滞的阻滞程度较Ⅰ型房室传导阻滞更为严重，因为心室率趋于更缓并且心输出量减少，它更有可能引起症状，尤其窦率很慢及传导与脱落的比率低时，如2∶1，通

常，慢性的二度Ⅱ型房室传导阻滞可以发展成更严重的阻滞。（见：识别高度房室传导阻滞）

二度Ⅱ型房室传导阻滞的病因

二度Ⅱ型房室传导阻滞通常由下列原因引起：

- 前壁心肌梗死
- 传导系统的退行性改变
- 严重的冠脉病变

临床表现

当监测心电图时，可发现心房律是规整的，依据阻滞程度心室律可以规整也可不规整（见图：识别二度Ⅱ型房室传导阻滞）。如果阻滞是间歇性的，节律则不规整。如果阻滞连续出现如2∶1或3∶1，则节律规整。

总之，心电图上就像一些QRS波群被抹掉。在所有传导的心搏中PR间期固定，但在有些情况下PR间期是延长。QRS波群通常增宽，但也可正常。（见：2∶1二度房室传导阻滞）

识别高度房室传导阻滞

两个或更多个连续的心房脉冲被阻滞的传导紊乱称为高度房室传导阻滞。可用房室传导比率来表示，这种阻滞至少3∶1。由于阻滞的不应期延长，潜在的起搏点可发放冲动。结果，出现逸搏心律。

并发症

高度房室阻滞可引起严重的并发症。例如，心输出量减少和心率减慢可引起晕厥发作。另外，高度房室阻滞能很快发展为三度阻滞。

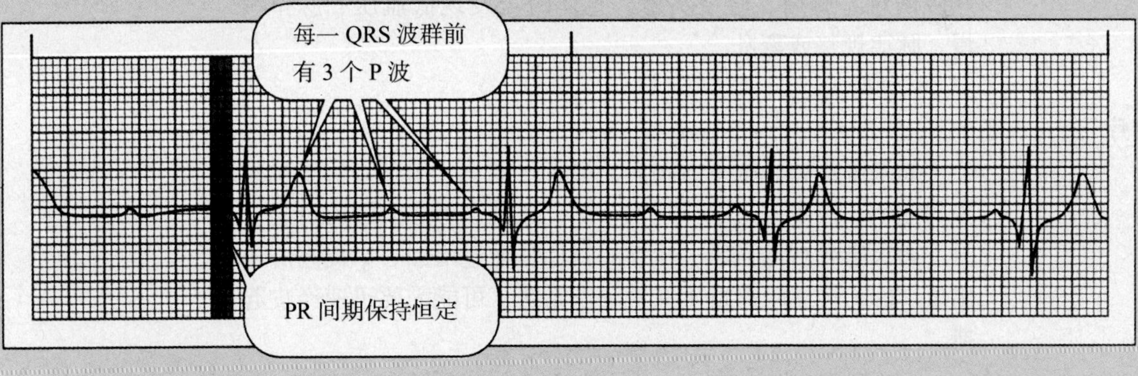

- 节律：房律通常规整；室律常不规整
- 频率：房率超过室率，通常低于40次/分
- P波：通常正常，但一些P波后无QRS波群
- PR间期：恒定但可能正常或延长
- QRS波群：通常正常，可定期脱落
- 其他：除偶尔冲动下传外，呈完全房室阻滞

识别二度Ⅱ型房室传导阻滞

下图显示二度Ⅱ型房室传导阻滞，注意主要特征。

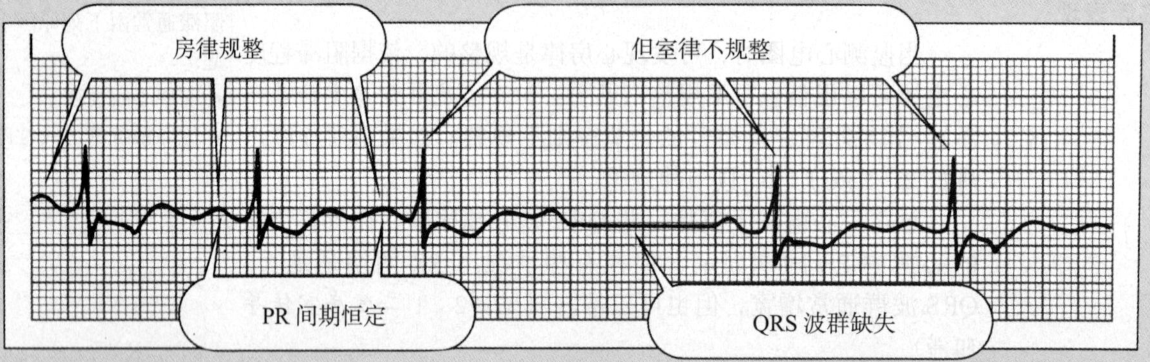

- 节律：房律规整，室律不规整
- 频率：心房率 60 次 / 分；心室率 50 次 / 分
- P 波：正常
- PR 间期：0.28s
- QRS 波群：0.10s
- T 波：正常
- QT 间期：0.60s
- 其他：无

心悸!

只要能维持心输出量，少数心搏脱落的患者多数没有症状。但随着脱落的心搏次数增加，患者可能出现心悸、疲劳、呼吸困难、胸痛、轻度头晕。查体时可发现低血压、脉率缓慢、脉律规整或紊乱。

治疗

如果脱落的心搏不太频繁，患者可能不会出现心输出量减少的症状，医生可只选择观察节律，尤其当考虑病因为可逆转时。如果患者有低血压，治疗的目标是通过增加心率提高心输出量。因为传导阻滞发生在希—浦系统，可能需要迅速经皮起搏。

安装起搏器

二度Ⅱ型房室传导阻滞通常需要起搏器治疗。在永久性起搏器安装前可用临时起搏器。

当护理二度Ⅱ型房室传导阻滞的患者时，要评估患者对这

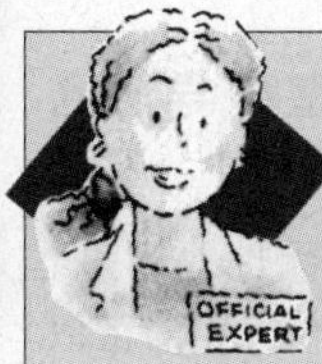

专家建议

2:1 二度房室传导阻滞

在 2∶1 二度房室传导阻滞时，每隔一个心搏脱落一个 QRS 波群。所以经常是两个 P 波跟随一个 QRS 波群。其结果是心室节律规整。

Ⅰ型或Ⅱ型?

QRS 波群的宽度有助于确定是Ⅰ型或Ⅱ型房室传导阻滞。如果 QRS 波群宽且 PR 间期短，阻滞可能是Ⅱ型。

记住Ⅱ型阻滞更有可能影响心输出量，导致晕厥等症状出现，并可发展成更严重的阻滞。必须严密监护患者。

种节律的耐受情况和是否需要治疗，以提高心输出量。查找可纠正的病因，如缺血。

如有适应证应让病人卧床休息，以减少心肌耗氧。按医嘱给予氧气吸入。观察患者是否发展成更严重的房室传导阻滞。如果患者安装了起搏器，告诉患者和家属起搏器的注意事项。

三度房室传导阻滞

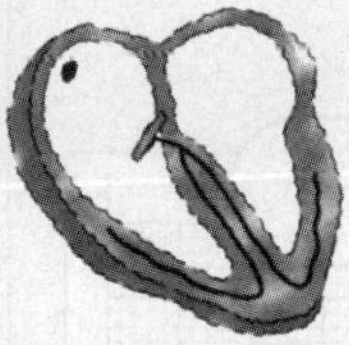

也称为完全性心脏阻滞，当源于心房的脉冲在房室结被完全阻滞不能传导到心室时即为三度房室传导阻滞。就像我们通过一道门槛，一队人在等候，但是没有一个人能够通过。

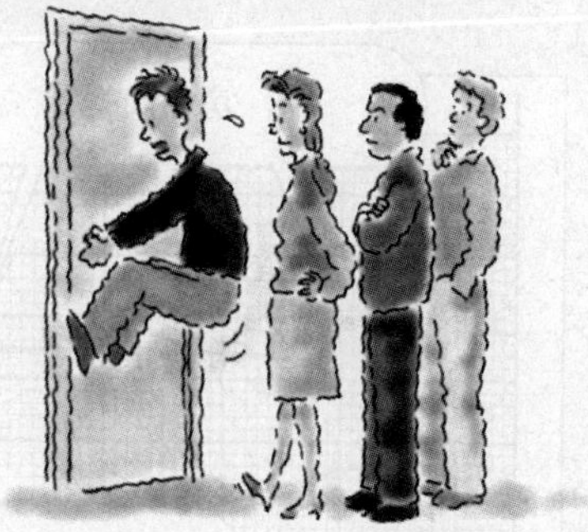

房室分离

心房通常在窦房结的控制下独自搏动，维持房率在 60～100 次 / 分。心室律可能源于房室结，室率在 40～60 次 / 分，室率也可源于浦肯野系统，室率在 20～40 次 / 分。

发病机制

位于房室结水平的三度房室传导阻滞最常见于先天性疾患（见：三度房室传导阻滞的病因）。可以是暂时的或永久的。

心输出量下降

因为心室率缓慢，心输出量明显下降。三度房室传导阻滞可能出现致命性的危险情况。另外患者失去了心房充盈（占心室充盈血量的 30%）即失去心房收缩期排向心室的血液。这是由于心房和心室失去同步收缩所致。心房充盈的丧失更进一步降低了心输出量。患者身体任何一个部位的用力都会使症状加重。

三度房室传导阻滞的病因

除先天性原因外，三度房室传导阻滞可以由以下原因引起：

- 冠脉疾病
- 前壁或下壁心肌梗死
- 心脏退行性改变
- 地高辛中毒
- 钙通道阻滞剂
- β 受体阻滞剂
- 手术损伤

临床表现

当分析这种心律的心电图时，可看到规整的心房和心室节律。然而，因为心房和心室各自独立活动，PR 间期不固定或规整。

P 波和 QRS 波群融合

一些 P 波可能埋藏在 QRS 波群或 T 波中。事实上，三度房室传导阻滞的心电图如同 P 波条图重叠在 QRS 波群的条图上。（见图：识别三度房室传导阻滞）

识别三度房室传导阻滞

下图显示三度房室传导阻滞，注意主要特征。

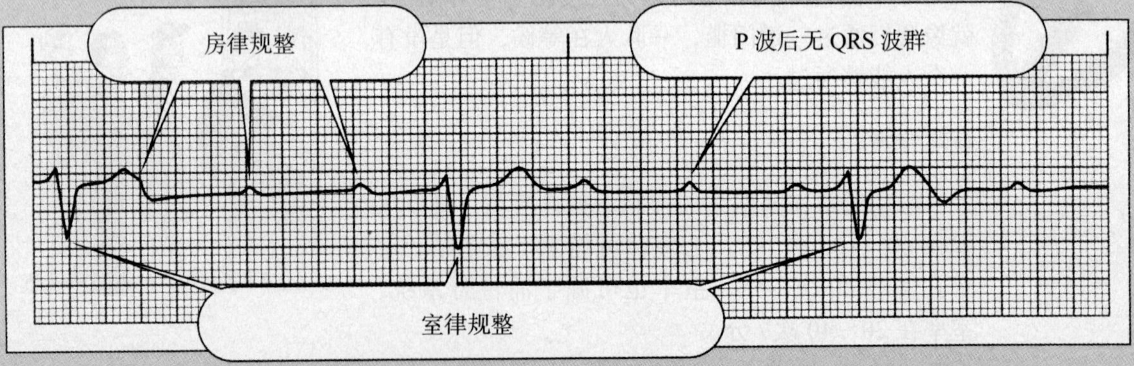

- 节律：房室律规整
- 频率：房率 90 次 / 分；室率 30 次 / 分
- P 波：正常
- PR 间期：不等
- QRS 波群：0.16s
- T 波：正常
- QT 间期：0.56s
- 其他：无

异位起搏点的部位决定 QRS 波群的形状。如果源于房室结，QRS 波群正常，室率在 40～60 次 / 分。如果源于浦肯野系统，QRS 波群宽大，室率低于 40 次 / 分。

三度房室传导阻滞与完全房室分离相似，但也有一些关键性的区别（见图：识别完全房室分离）。

疲乏无力

大多数三度房室传导阻滞的患者有明显的症状，包括严重的疲乏、呼吸困难、胸痛、轻微头晕、精神状态的改变和意识丧失。可发现低血压、苍白、出汗、心动过缓和脉搏强度的变化。

识别完全房室分离

对于三度房室传导阻滞和完全房室分离，心房和心室的搏动都是独立的，各自由自己的起搏点控制。

然而，两种心律失常的关键区别是：在三度房室传导阻滞，心房的频率比心室的频率快，而对于完全房室分离，两者的频率常相同，有时室率略快。

心律失常

完全性房室分离不是主要问题，常由以下三个原发心律失常引起：

- 窦房结不能发放冲动或发放冲动缓慢或窦房传导障碍，如窦性心动过缓或窦性停搏。
- 房室交界区或心室起搏点的脉冲形成加速，如交界区或心室的心动过速。
- 房室传导障碍，如完全性房室传导阻滞。

何时治疗

完全性房室分离的治疗，取决于原发病因和心律失常对患者的影响。如果原发的心律失常影响了心输出量，患者需要治疗以纠正心律失常。

除治疗原发病因外，应同时给予抗心律失常治疗，阿托品或异丙肾上腺素可恢复心脏的同步性。除药物外可使用起搏器治疗缓慢的心室率。如果心律失常是由于药物毒性引起，应停用药物。

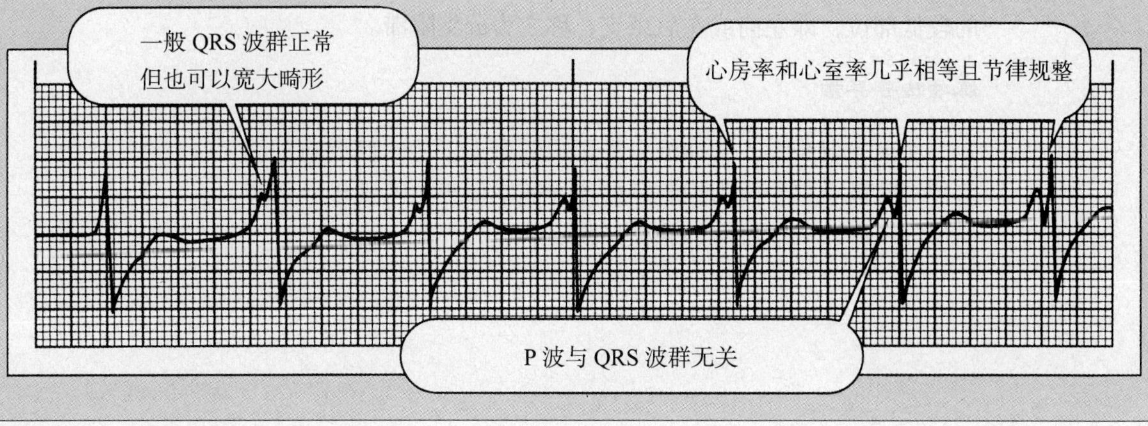

一些患者的症状相对较轻，仅诉不能耐受运动和经常出现没有原因的疲劳。症状的严重程度更多依赖于心室率。

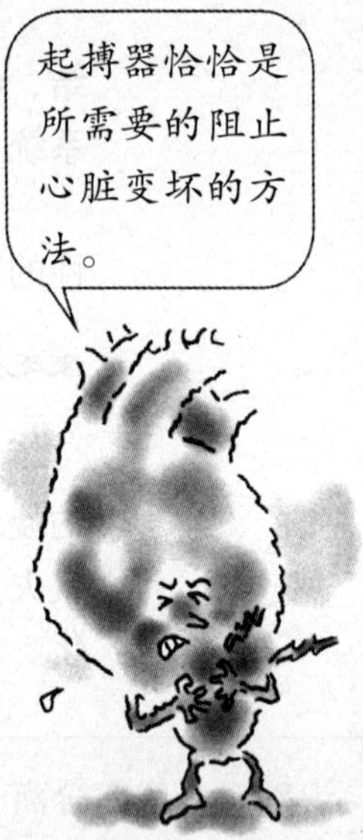

治疗

当护理三度房室传导阻滞的患者时，立即评估患者对心律失常的耐受情况和是否需要治疗以提高心输出量缓解症状。一定要为患者建立静脉液路，按医嘱给予吸氧。查找可纠正的心律失常的病因，如药物或缺血。减少患者的活动让其卧床休息。

如果心输出量减少或患者的状况恶化，治疗的目标是提升心室率。可以给予阿托品，或临时起搏器以恢复心输出量。可使用临时起搏器直至病因祛除或安装上永久性起搏器。不可逆的阻滞需要植入永久性起搏器。

束支病变

如果心梗影响到希氏束或束支所在的心肌时，特别是前壁心梗的患者更易发生永久性的三度房室传导阻滞。这些患者需要及时安装永久性起搏器。

在下壁心梗的患者发生的三度房室传导阻滞是房室结受损的结果，多为暂时性的。应在评估传导系统恢复的可能性后方可安装永久性起搏器。

束支传导阻滞

束支传导阻滞是心梗的潜在并发症。在这种情况下，无论是左或右束支均可发生传导阻滞。如果束支阻滞发生在左束支的较低部位，即左前或左后束支，称之为分支阻滞。

脉冲传导异常

在束支阻滞时，脉冲沿未受影响的束支下传，而后通过细胞传导除极心室。因为细胞间的传导速率低于沿特殊传导系统的传导速率，所以心室的除极延长。

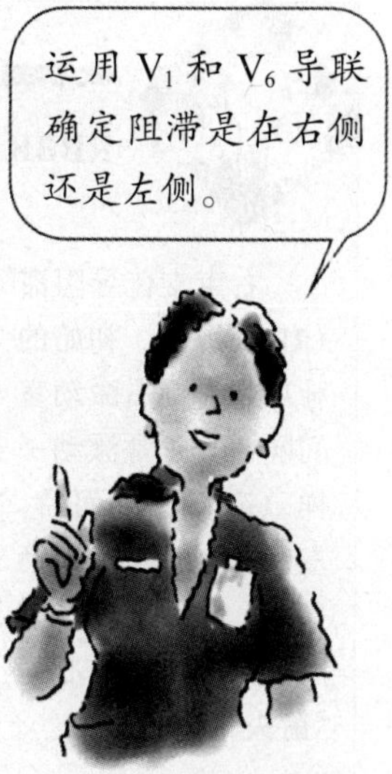

QRS 波群增宽

心室除极延长意味着 QRS 波群增宽。正常的宽度为 0.06～0.10s。如果宽度超过 0.12s，就可认为束支阻滞存在。

确定束支阻滞后，检查位于心脏右侧的 V_1 导联和位于心脏左侧的 V_6 导联。运用这些导联确定阻滞是在右侧还是左侧。

右束支传导阻滞

当右束支不能传导脉冲时，就发生了右束支传导阻滞(RBBB)。

发病机制

RBBB 可以发生在冠脉疾病、肺栓塞或近期前壁心梗的患者。然而，它也可以在无心脏疾病的患者中存在。如果阻滞随着心率的增加而出现，称为频率依赖性 RBBB。（见图：RBBB 的发病机制）

临床表现

在一份心电图中，RBBB 的特征是 QRS 波群宽大超过 0.12s 且形态异常，有时类似兔耳状或大写字母 M。V_1 导联的间隔部除极波不受影响，所以 V_1 导联仍存有小 R 波。R 波后跟随一个 S 波（它代表着左心室的除极）和一个高大的 R 波(称作 R′)，R′波代表着延迟的右侧心室除极。T 波在同一导联上是倒置的，但这种倒置被称为继发性 T 波改变并没有临床意义。

反方向波

在 V_6 导联的波方向正好相反。一个小的 Q 波后是代表左室除极的高大 R 波。而后的右室除极引起宽的 S 波。在 V_6 导联，T 波应直立。（见图：识别 RBBB）

我掌握了

RBBB 的发病机制

右束支传导阻滞（RBBB）时，初始的脉冲从左到右激动室间隔，与正常激动一样（箭头 1）。而后，左束支激动左室（箭头 2）。然后脉冲从室间隔穿过激动右心室（箭头 3）。

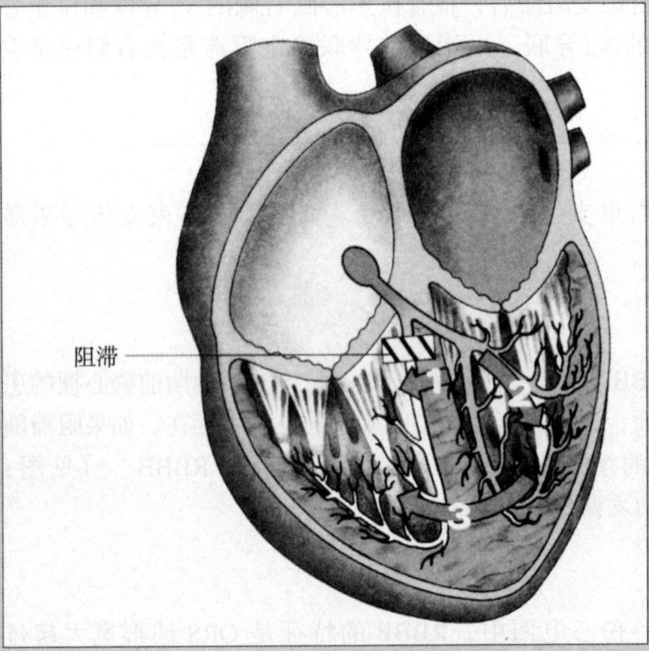

治疗

一些情况需要临时起搏治疗。其他情况仅需要监测观察是否发展成更完全的阻滞即可。

左束支传导阻滞

当左束支不能传导时，即发生了左束支传导阻滞（LBBB）。

发病机制

健康人从不发生 LBBB。这种阻滞通常由高血压性心脏病、主动脉狭窄、传导系统的退行性改变或冠脉疾病引起。（见图：LBBB 的发病机制）

认识 RBBB

这是 12 导联心电图显示右束支传导阻滞（RBBB）的特征性变化。在 V_1 导联，注意 rsR′形状和 T 波倒置。在 V_6 导联可以看到宽的 S 波和直立的 T 波。同时要注意延长的 QRS 波群。

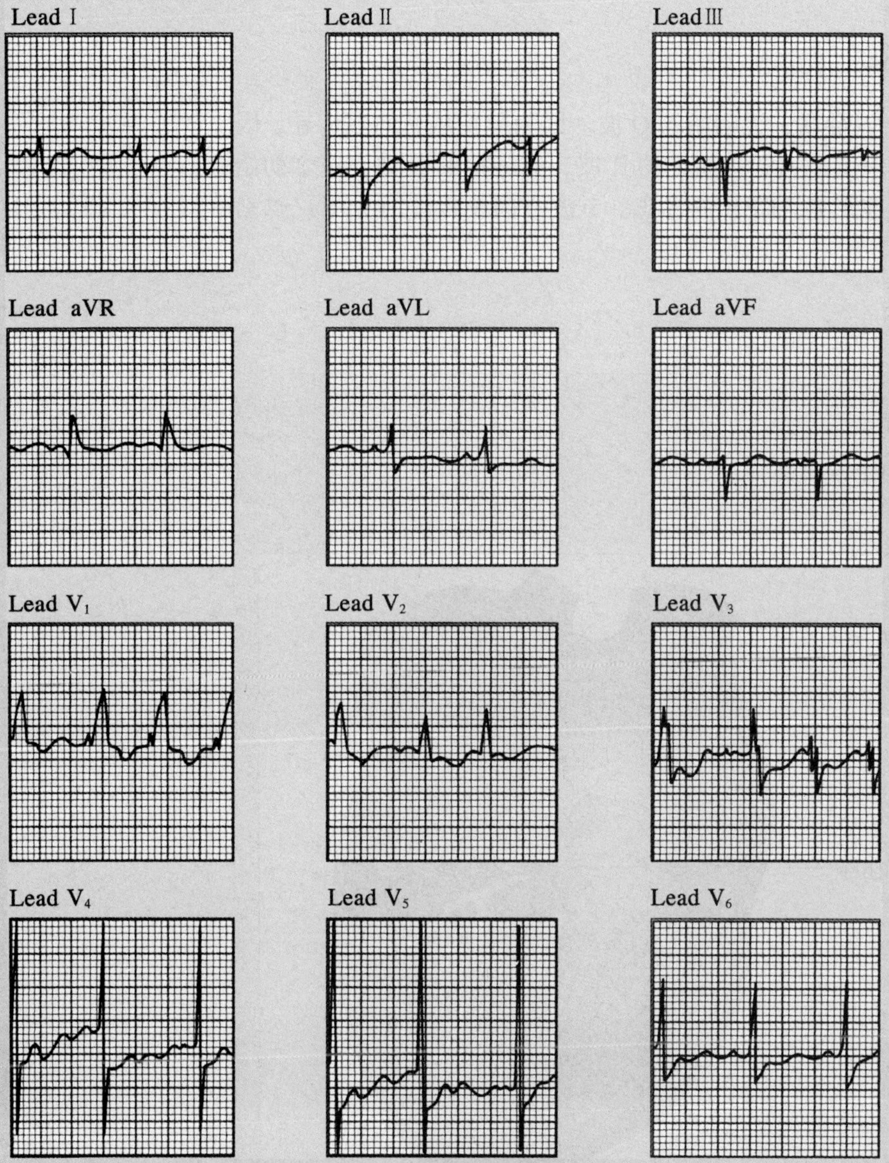

临床表现

因为心室是按顺序被激动，而非同步激动，因此左束支阻滞时 QRS 波群时间大于 0.12s。因为除极波是从右到左，所以在 V_1 导联 S 波增宽且 T 波直立。S 波前可以有一个 Q 波或小的 R 波。

R 波顿挫

在 V_6 导联，无初始的 Q 波。因为脉冲从右向左传导，因此产生一个高大的带切记的 R 波，或钝挫的 R 波，这个初始向上的波形是 LBBB 的标志。T 波方向相反。（见图：识别 LBBB）

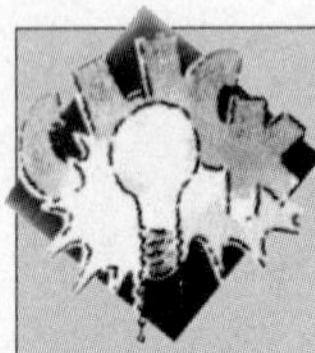

我掌握了

LBBB 的发病机制

左束支传导阻滞（LBBB）时，脉冲首先沿右束支下传（箭头 1）。然后脉冲从右到左激动室间隔（箭头 2），与正常激动的方向相向。最后，脉冲激动左室（箭头 3）。

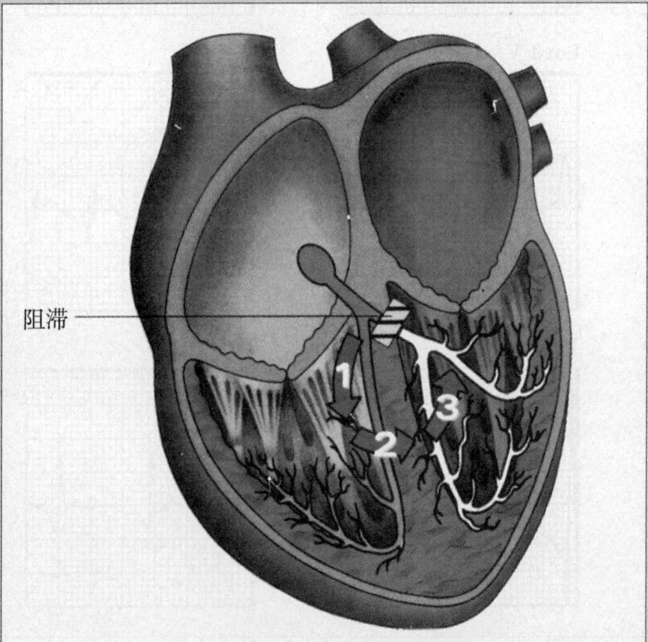

识别 LBBB

这是 12 导联心电图，显示左束支传导阻滞（LBBB）的特征性变化。所有导联的 QRS 波群均延长。在 V_1 导联，显示 QS 波形，在 V_6 导联，可见带切迹的 R 波和倒置的 T 波。在 V_1～V_4 导联可见 ST 段提高、T 波直立。这在 LBBB 中常见。

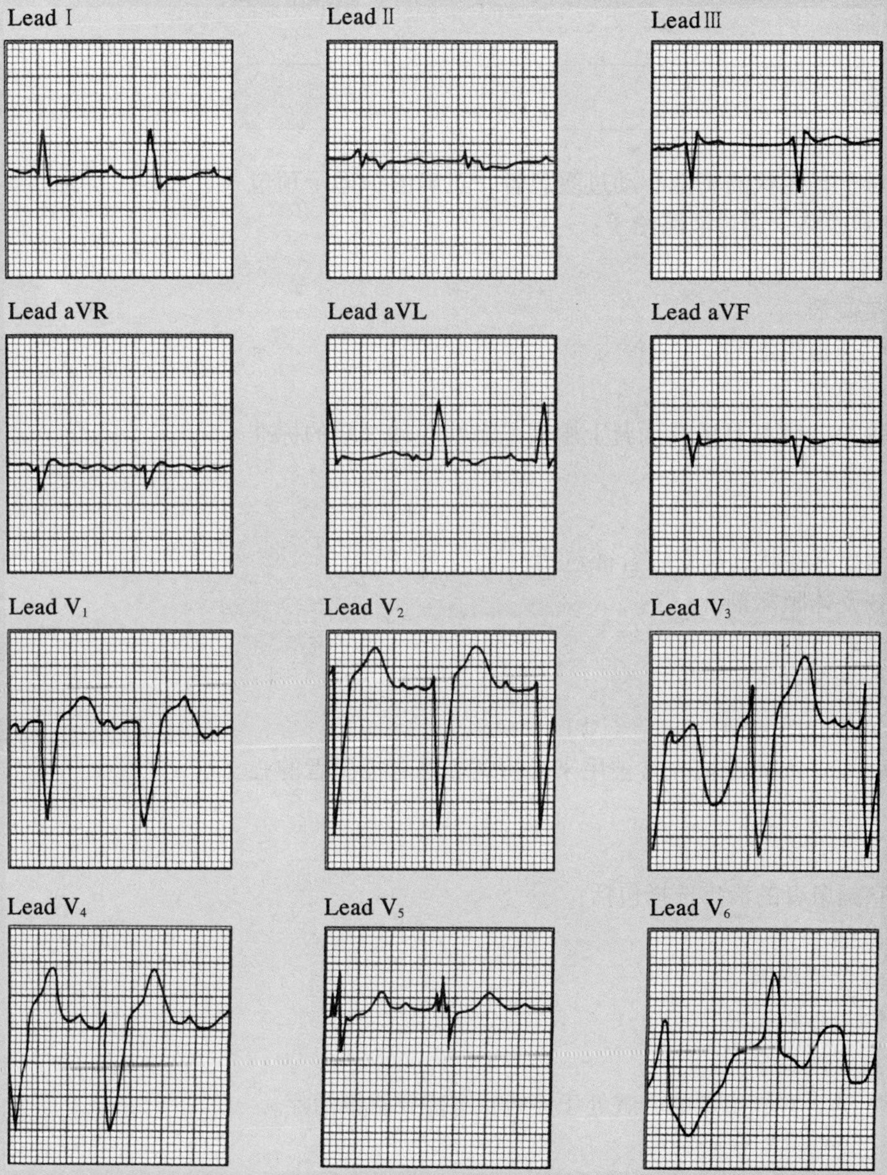

治疗

前壁心梗时发生的左束支阻滞是发生完全性阻滞的信号，需要植入起搏器。

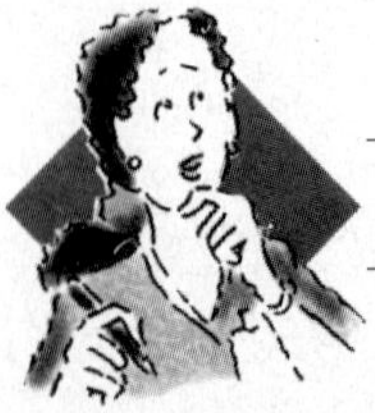

快速测验

1．对于有症状的窦性心动过缓患者，正确的护理干预包括建立静脉通路，通过液路给予：

A．阿托品

B．抗凝剂

C．钙通道阻滞剂

D．地高辛

答案：A。阿托品或异丙肾上腺素是窦性心动过缓的标准治疗。

2．治疗有症状的病窦综合征包括：

A．β 受体阻滞剂

B．通气支持

C．起搏器植入

D．同步心脏复律

答案：C。起搏器植入常被用来维持病窦综合征患者的心率。

3．室颤患者的治疗选择包括：

A．除颤

B．经食管起搏

C．同步心脏转复

D．给予地高辛

答案：A。室颤患者的心脏处于停搏状态需要除颤治疗。

4．无脉性电活动这个术语指下列哪些情况：

A．心室率超过 100 次 / 分

B．在监护器上或心电图上无心搏

C．极端缓慢的心率但无脉搏

D．心脏有电活动但无收缩

答案：D。无脉性电活动是指有电活动但无机械收缩。患者心脏处于停搏状态，没有血压和脉搏。

5．二度Ⅰ型房室传导阻滞，PR 间期：

A．依据心室率的不同而不同

B．逐渐延长直到 QRS 波群脱落

C．保持恒定即使心室律不规整

D．不能确定

答案：B。PR 间期的逐渐延长使得心室律不规整并伴随重复出现的一组 QRS 波群。这组 QRS 波群伴随心搏的脱落，即 P 波后无 QRS 波群。

6．对房扑，确定治疗时关键考虑：

A．房率

B．室率

C．房扑波形的形状

D．PR 间期

答案：B。如果室率太快或太慢，心输出量将减少。快速的心室率要求立即心脏转复。

得分

☆☆☆ 如果你正确回答了6个问题，令人激动!不太难，你已经掌握心律失常的相关知识。

☆☆ 如果正确回答了4个或5个问题，很好！这似乎让人激动，但你只基本掌握了心律失常的相关知识，仍需努力。

☆ 如果正确回答的问题少于4个，不要着急。需要花费一段时间重新掌握心律失常的知识。休息一下后再重新进行一次测试。

（张晓军，刘瑞芳　译　杨晓利　校）

7

第七章　炎症及瓣膜疾患

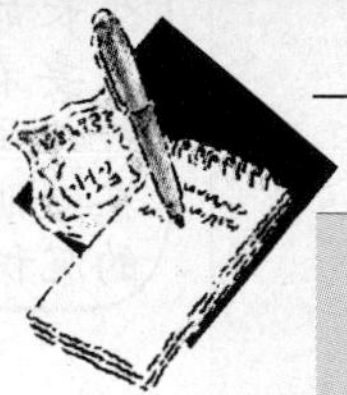

要点

在本章中，你将学习：

- ◆ 影响心脏内膜或瓣膜的疾病
- ◆ 这些疾病相关的病理生理学和治疗
- ◆ 每种疾病的诊断方法、检查发现及治疗措施

心脏炎症性疾患概述

心脏炎症性疾患包括心内膜炎、心肌炎和心包炎。在这些疾病的病程中，瘢痕形成以及其他正常的愈合过程可引起心脏结构的损伤。

心内膜炎

心内膜炎是心内膜、心脏瓣膜或人造瓣膜的感染。通常由细菌入侵所致，在静脉药物滥用者也可由真菌感染所致。

快速生长

入侵的细菌在心脏瓣膜、心腔内膜种植、生长，并可栓塞在脾、肾、中枢神经系统、肢端以及肺。(见图：心内膜炎的影响)

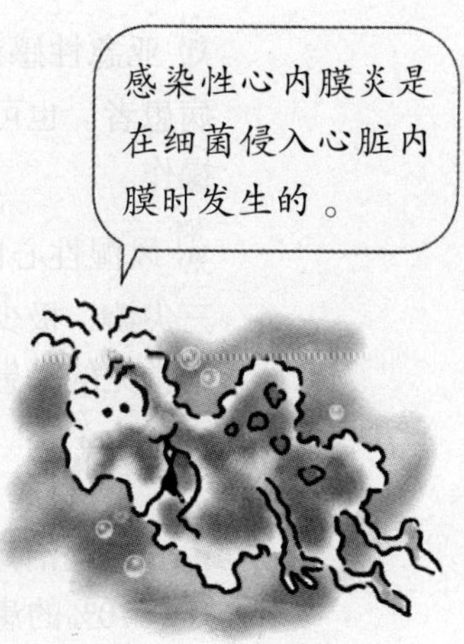
感染性心内膜炎是在细菌侵入心脏内膜时发生的。

心内膜炎的影响

下图显示了在心内膜的感染部位由纤维蛋白和血小板沉积产生的种植性生长。

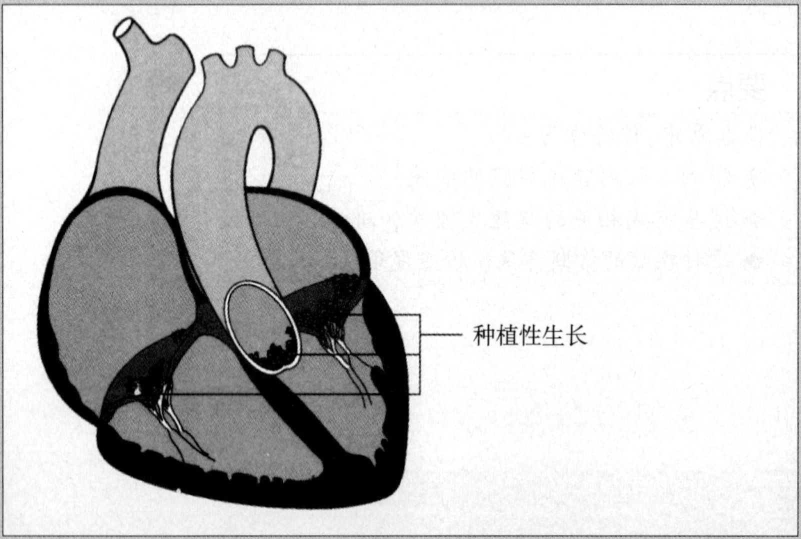

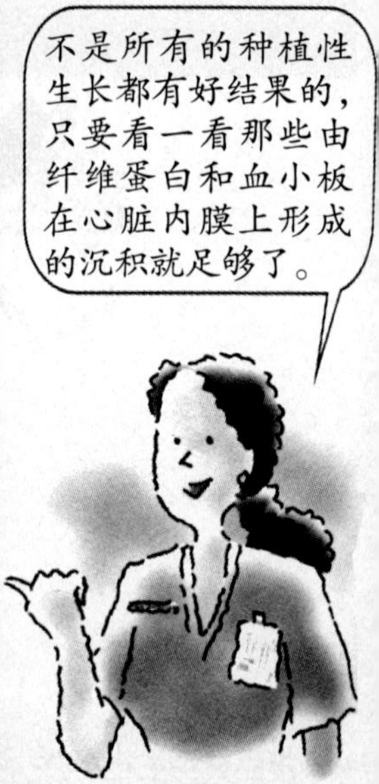

分型

心内膜炎分三型：

- 急性感染性心内膜炎，常源于败血症性血栓性静脉炎，包括瓣膜置换在内的心脏直视手术，或皮肤、骨、肺内的细菌感染。急性感染性心内膜炎亦可发生于静脉药瘾者。
- 亚急性感染性心内膜炎，常发生于人工瓣膜或先天性心脏病患者。也可继发于口腔、泌尿生殖系、妇科、胃肠的侵入性操作。
- 风湿性心内膜炎，通常侵犯二尖瓣，较少侵犯主动脉瓣和三尖瓣，极少见于肺动脉瓣。先前存在的风湿性心脏病变是一个常见的易患因素。

治疗及其他

未经治疗的心内膜炎常是致死性的，然而，经过合理治疗，70%的患者可以痊愈。当心内膜炎导致严重的瓣膜损害

（导致瓣膜关闭不全或心衰）或累及人造瓣膜时预后不良。

病因

急性感染性心内膜炎中，感染病原菌包括：

- A 型溶血性链球菌（风湿性心内膜炎）
- 肺炎球菌
- 葡萄球菌
- 肠球菌
- 淋球菌（少见）

静脉药瘾者急性心内膜炎的病原菌包括葡萄球菌、假单胞菌、白色念珠菌和通常不致病的皮肤寄生菌。

亚急性感染性心内膜炎的感染病原菌包括：

- 草绿色链球菌，为定植于上呼吸道的正常菌
- 粪链球菌（肠球菌），常存在于胃肠道和会阴部

发病机制

心内膜炎时，纤维蛋白和血小板附着于瓣膜组织，并网织血液循环中的细菌或真菌，这些微生物在瓣膜上种植生长并覆盖瓣膜表面，导致瓣膜组织的变形和破坏，也可破坏腱索、二尖瓣、三尖瓣与乳头状肌内的丝带状纤维组织，导致断裂，引起瓣膜关闭不全。在心脏瓣膜、心腔内膜或血管内腔的赘生物可致脾、肾、中枢神经系统、肢体末端及肺的栓塞。

临床表现

心内膜炎的早期临床表现常无特异性，包括：

- 虚弱和疲倦
- 体重减轻
- 食欲减退
- 关节痛
- 盗汗
- 间歇热（数周内可复发）

可出现响亮的反流性杂音，这种杂音是风湿性心脏病或先天性心脏病的典型特征。原有杂音的突然变化或伴随发热出现的新杂音是心内膜炎的一个典型特征。

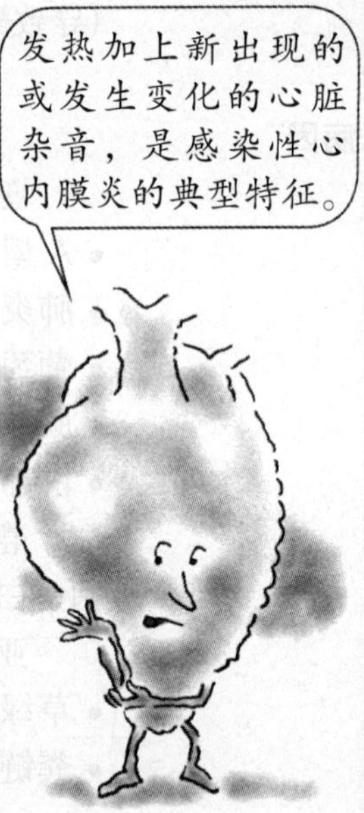

其他临床表现

其他特征包括：

• 皮肤（尤其见于躯干的前面）、颊、咽、结膜、趾（指）甲（趾/指甲床下线状出血）的瘀点
• Osler小结（小的、高出皮面有压痛的结节，多出现于手足部位）
• Roth点（视网膜上，由出血环绕的白色圆点）
• Janeway损害（罕见）

亚急性感染性心内膜炎的特征

亚急性感染性心内膜炎来自赘生物或病变瓣膜组织的栓子，可产生：

• 脾梗死（左上腹部腹肌紧张、疼痛，并放射至左肩）
• 肾梗死（血尿、脓尿、腰痛以及尿量减少）
• 脑梗死（偏瘫、失语或其他神经系统功能缺失）
• 肺梗死（最多见于右侧心内膜炎，多发生于静脉药瘾者、心脏手术后；表现为咳嗽、胸膜炎性疼痛、胸膜摩擦音、呼吸困难、咯血）
• 外周血管闭塞（上、下肢，指、足尖麻木、刺痛感及即将发生肢端坏疽的征象）

辅助检查

• 在90%以上的患者中，24小时内至少间隔1小时抽血3次或3次以上进行血培养，可明确致病菌，其余10%血培养阴性的患者可能存在真菌感染。
• 超声心动图，包括经食管超声心动图，可明确赘生物和瓣膜损害。
• 心电图可提示与瓣膜疾患相关的房颤和其他类型的心律失常。
• 异常的检查结果包括：白细胞计数升高；异常的组织细胞（巨噬细胞）；血沉增快；正常红细胞性贫血（在亚急性细菌性心内膜炎）；类风湿因子阳性（见于大约50%的患者）。

治疗

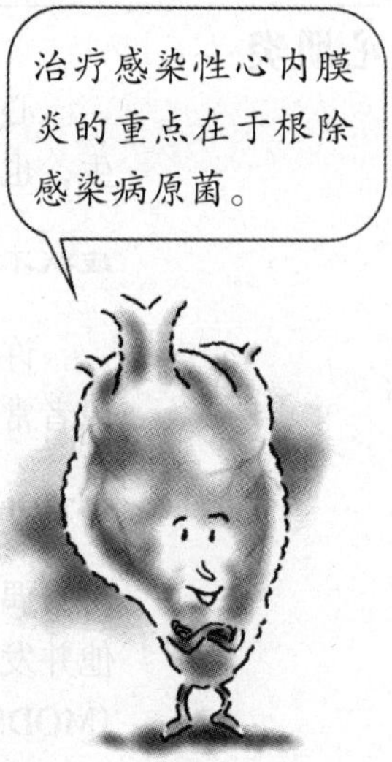

最根本的治疗是根除病原菌。应立即开始治疗，疗程持续数周。医生应依据药敏试验选择抗生素，如血培养阴性，应根据可能的病原菌选择抗生素。静脉抗生素治疗常持续4～6周，其后改为口服抗生素。

支持治疗

支持治疗包括卧床休息、退热和止痛及足量的液体输入。严重的瓣膜损害，尤其是主动脉瓣反流或人造瓣膜感染并发难治性心衰时应进行手术治疗。

护理措施

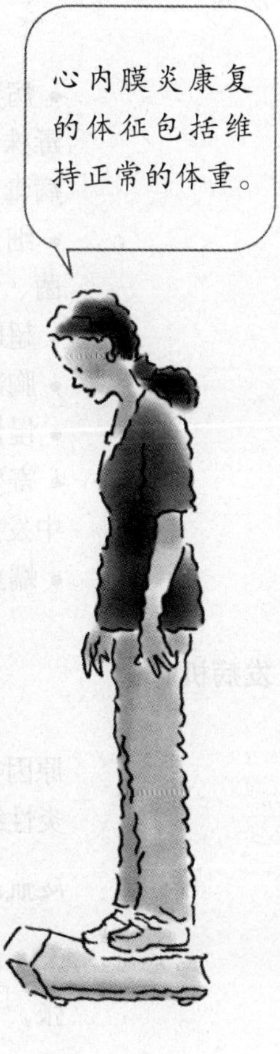

- 需要技术精湛团队的通力协作，包括心脏病专家、心血管外科医生、肾病学家及心脏、卒中康复团队。
- 收集患者的过敏史。
- 按时给予抗生素以保持有效血药浓度。检查配伍禁忌，选择适合的溶剂（如甲氧西林应加缓冲液）。

观察病情变化

- 评估患者。如体温正常、肺野清晰、生命体征稳定、组织灌注正常、可耐受适当时限的体力活动及保持正常体重，患者就康复了。
- 告知患者仍将继续服用哪些抗感染药物，强调用药的重要性及按医嘱限制体力活动。
- 让患者观察及报告栓塞的征象，严密观察停药两周内可能发生的如发热、厌食及其他疾病复发的迹象。

坚持治疗

- 讨论完成足够疗程抗生素治疗的重要性，即使其自觉好转。确保每一个易感患者知道诸如在牙科治疗、分娩及泌尿生殖系、胃肠道、妇科的侵入性操作等之前、之中及之后预防性应用抗生素的必要性。
- 记录生命体征、心脏和呼吸状况及对治疗的反应。

心肌炎

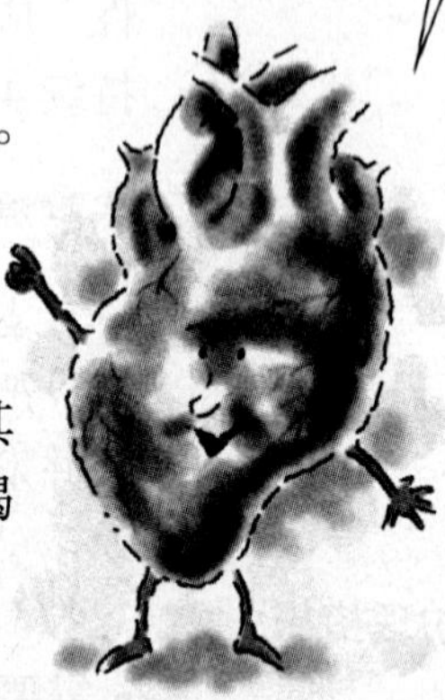

心肌炎是局灶的或弥散的心肌炎症，可以是急性或慢性发生，也可发生于任何年龄。

症状不典型可迅速康复

许多心肌炎病例没有特异性的心血管症状或心电图异常。患者常自行痊愈不留任何功能缺陷。

其他并发症

偶尔，心肌炎并发心力衰竭患者极少数发展成心肌病。其他并发症包括心律失常、肺水肿、呼吸窘迫和多器官功能衰竭（MODS）。

病因

可能引起心肌炎的致病因素包括：

- 病毒感染（在美国是最常见的致病因素），如柯萨奇 A 和 B 毒株、脊髓灰质炎病毒、流感病毒、风疹病毒、麻疹病毒、腺病毒、埃可病毒等也可能致病
- 细菌感染，如白喉杆菌、结核杆菌、伤寒杆菌、破伤风杆菌、葡萄球菌、肺炎球菌、淋球菌
- 超敏反应，如急性风湿热、心脏术后综合征
- 胸部放射治疗
- 慢性酒精中毒
- 寄生虫感染，如：弓形体病，尤其在婴儿和免疫抑制的成人中发生的南美锥虫病
- 蠕虫感染，如旋毛虫病

发病机制

当病原体触发的自身免疫、细胞免疫或体液免疫或非感染性原因导致有毒性的炎症反应时，引起心肌损伤。无论病因如何，炎性结果均可致心肌和传导系统的肥大、纤维化以及炎性变。

心肌收缩力下降

由于这些损害，心肌松弛，收缩力减低。心肌松弛、扩张，可有点状出血。

临床表现

心肌炎的症状和体征包括：

- 呼吸困难和疲劳
- 心悸和发热
- 胸部轻微、持续的压迫和酸痛感
- 心力衰竭的症状和体征（病情严重时）

辅助检查

- 实验室检查：可表现为心肌酶升高，如 CK、CK-MB、白细胞计数增加、血沉增快，及抗体滴度升高（如风湿热中的抗链–O 效价）。
- 心电图的改变可提供最可靠的诊断信息，典型的心电图表现为弥漫性的 ST 段变化、T 波改变（类似心包炎的心电图改变）、传导阻滞（PR 间期延长）、室上性加速性心律失常。
- 大便和咽拭子培养可鉴别细菌。
- 心内膜心肌活检可提供明确的诊断。

治疗

心肌炎治疗包括针对细菌应用抗生素，适度卧床休息以减轻心脏负荷及认真处理并发症。一旦发生血栓栓塞，需行抗凝治疗。有时应用正性肌力药物如氨力农、多巴酚丁胺或多巴胺。硝普钠和硝酸甘油可用于减轻心脏后负荷。

其他治疗方法

对免疫抑制治疗尚存在争议，但在急性炎症期过后是有益的。低心输出量的患者可从主动脉内球囊反搏和左心室辅助装置获益。心脏移植是最后的治疗手段。

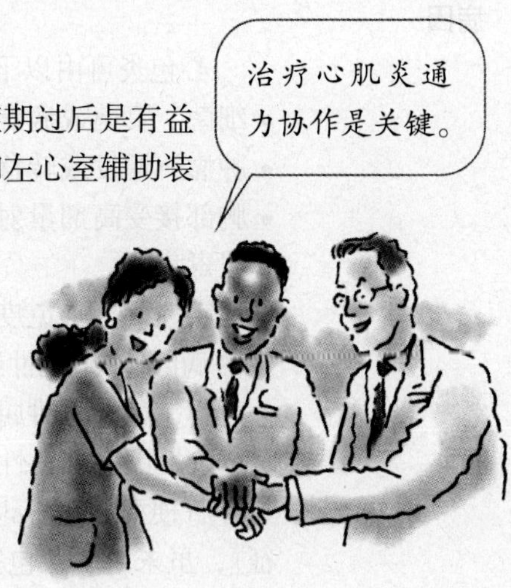

护理措施

- 需要一支技术精湛队伍的通力协作，包括心脏病学家、心血管外科医师、肾病学家及心脏、卒中康复团队。
- 经常评估心血管系统的情况，监测诸如呼吸困难、低血压、心动过速等心衰迹象。

- 协助患者做必要的洗漱。鼓励在床旁而不是在床上大小便，前者对心脏的负荷小。
- 评估患者，经有效治疗后患者的心输出量应满足机体需要，表现为血压正常，皮肤温暖、干燥，神志清楚，无眩晕。可耐受正常水平的体力活动，体温正常，无呼吸困难。
- 教会患者应用抗感染药物，强调遵医嘱用药的重要性。

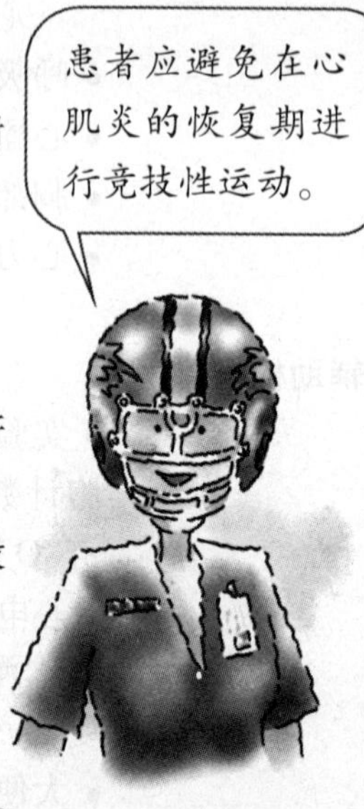
患者应避免在心肌炎的恢复期进行竞技性运动。

需要宣教

- 让患者放心，限制体力活动是暂时的，向患者建议一些力所能及的娱乐活动。
- 强调卧床休息的重要性。恢复期间，建议患者逐步恢复一般体力活动，避免竞技性运动。
- 记录生命体征、心脏和呼吸状况及对治疗的反应。记录对患者进行的宣教及患者对宣教的理解。

心包炎

心包炎是发生于包裹、支持、保护心脏的心包的炎症。心包炎可分为急性和慢性：

- 急性心包炎可以是纤维素性或渗出性病变，伴有脓性、浆液性或血性渗出物。
- 慢性缩窄性心包炎是以变厚致密的纤维化心包为特征。

病因

心包炎可由以下原因引起：

- 细菌、真菌或病毒感染（感染性心包炎）
- 肿瘤（原发或转移）
- 胸部接受高剂量射线
- 尿毒症
- 过敏性或自身免疫性疾病，如急性风湿热（儿童心包炎最常见的病因）、系统性红斑狼疮和风湿性关节炎
- 药物，如盐酸肼屈嗪或普鲁卡因胺
- 特发性因素（急性心包炎最常见的病因）
- 心肌梗死（Dressler 综合征）、创伤或手术（心包切开综合征），虽未破坏心包完整，但导致血液流入到心包腔中

- 伴有心包渗出的主动脉瘤（少见）
- 胆固醇沉积于心包的黏液性水肿（少见）

发病机制

心包组织受细菌或其他物质损害，导致炎性化学介质的释放（前列腺素、组胺、缓激肽和5–羟色胺）到周围组织，因而触发炎症反应。

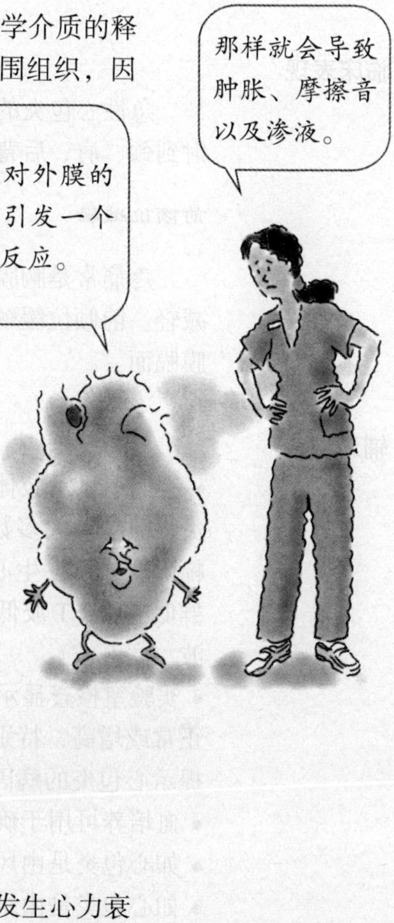
那样就会导致肿胀、摩擦音以及渗液。
细菌对外膜的损伤引发一个炎症反应。

摩擦音

当发炎的心包层相互摩擦时出现摩擦音。组胺和其他化学介质使血管扩张并增加血管通透性，血管壁渗出液体和蛋白质（包括纤维蛋白）到组织中，导致细胞外水肿，组织中出现巨噬细胞，与中性粒细胞、单核细胞一起开始吞噬入侵的细菌。

几天之后……

几天之后，心包腔充斥着由坏死组织及死亡或即将死亡的细菌、中性粒细胞和巨噬细胞组成的渗出物。最终，心包渗出物自溶，逐步被健康组织吸收。

心包炎对心脏的影响

发生心包炎时，可能出现几种结果：
- 如液体积聚于心包腔，形成心包积液，这可导致发生心力衰竭样的表现：如呼吸困难、端坐呼吸、心动过速；也可导致难以言述的胸骨后疼痛和胸部胀满感。
- 如液体迅速积聚于心包腔，产生心脏压塞，进而心脏受压，导致心脏舒张期间充盈受限，心输出量减少。其结果是皮肤苍白、湿冷、低血压、奇脉、颈静脉怒张，最终导致循环衰竭，死亡。

• 如果慢性心包炎或心包炎反复发作使心包变厚、变硬，就会形成慢性缩窄性心包炎。在坚硬的包膜下心脏受压，阻止舒张期心脏正常充盈，左右心充盈压升高导致心搏量和心输出量减少。

临床表现

急性心包炎的典型主诉是突发的锐痛，通常始于胸骨，放射到颈、肩、后背和上臂。

前倾位减轻

疼痛常是胸膜炎性的，在深吸气时加重，坐起和前倾位时减轻。前倾位缓解疼痛的机制是因前倾位时心脏远离肺脏的胸膜膈面。

辅助检查

• 心电图显示肢体导联和大部分胸导联 ST 段广泛抬高，反映炎性病变。大多数导联 T 波向上。有心包渗液时 QRS 波群波幅降低，可发生心律失常。慢性缩窄性心包炎时出现 QRS 波群低电压，T 波低平倒置，Ⅰ、Ⅱ、V_6 导联可出现二尖瓣型 P 波（宽 P 波）。
• 实验室检查显示：血沉增快，为炎症病变所致；白细胞总数正常或增高，特别是在感染性心包炎；血尿素氮水平或许可以提示心包炎的病因——尿毒症。
• 血培养可用于确定感染。
• 如心包炎是由风湿热所致，抗链"O"滴度增加。
• 如心包炎是由结核所致，OT 试验可呈阳性。

超声发现

• 超声心动图可显示心室壁和心包膜之间的液性暗区，泵功能下降。
• 急性心包炎的胸部 X 线检查可正常，但由于液体积聚，可出现心影扩大，如果液体积聚致心影形似烧瓶状。

治疗

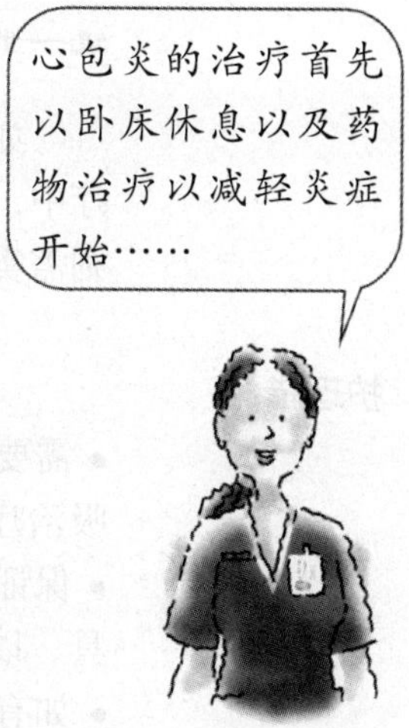
心包炎的治疗首先以卧床休息以及药物治疗以减轻炎症开始……

心包炎的治疗目标是缓解症状，防止或纠正心包渗出和心脏压塞症状，控制原发疾病。

对特发性心包炎、心肌梗死后心包炎以及开胸手术后心包炎的治疗措施包括：

- 只要存在发热和胸痛，就需卧床休息。
- 非甾体抗炎药物如阿司匹林和吲哚美辛用以缓解疼痛和减轻炎症。
- 如症状持续，可按医嘱给予皮质类固醇类药物以达快速有效缓解症状的目的，此类药物须谨慎使用，因停用药物治疗时心包炎可复发。

其他治疗

由左侧胸腔疾病、纵隔脓肿或败血症引起的感染性心包炎，患者需要使用抗生素、外科引流或二者兼施。

如形成心脏压塞，医生可行急症心包穿刺术，同时可将抗生素直接注入心包腔。（见：心包穿刺术）

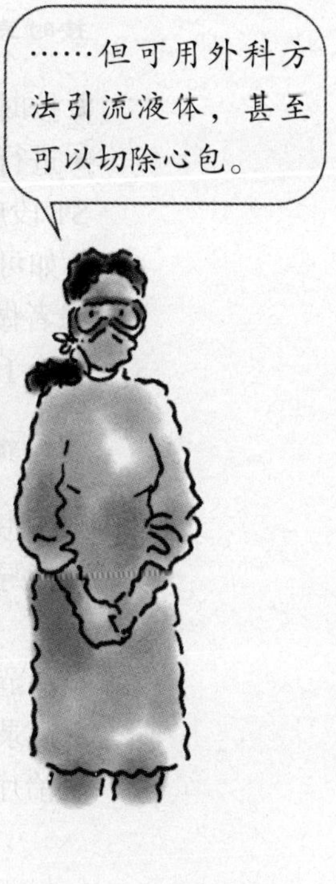
……但可用外科方法引流液体，甚至可以切除心包。

心包穿刺术

操作常在 ICU 的床边完成，心包穿刺术是用穿刺针将心包腔中的额外液体抽出，可用于治疗慢性或危及生命的心包填塞（液体快速积聚者除外，此时首选急症手术）。心包穿刺术也可用于治疗亚急性心包积液如病毒或细菌感染所致的心包炎。另外，可获得标本进行实验室检查以明确心包渗液的性质并明确诊断以及鉴别诊断。

并发症

心包穿刺术有潜在致命的并发症，如误穿刺至内脏器官（特别是心脏、肺、胃、肝脏），或撕裂心包或冠状动脉，急症处置设备随时备用以备不时之需。

进一步治疗

如果心包炎反复发生，需实施部分心包切除术。在这种治疗中，切除部分心包将液体引流入胸腔。对限制性心包炎患者，则需实施全心包切除术，可保证心脏能充分地充盈及收缩。

护理措施

- 需要一支技艺精湛团队的通力协作，包括心脏病学专家、呼吸治疗师、物理治疗师。
- 保证患者卧床休息，直至发热和疼痛缓解。准备床旁排便器具，以减少心肌耗氧量。
- 如有需要，帮助患者洗漱。
- 让患者取坐位以缓解呼吸困难和胸痛，至少每2小时进行一次肺部听诊，根据氧饱和度或混合静脉血饱和度水平给予吸氧。
- 遵医嘱给予止痛药物以缓解疼痛，给予非甾体抗炎药以减轻炎症。如患者对非甾体抗炎药物反应欠佳，可予类固醇类药物。
- 如果患者尚保留有肺动脉导管，要监测血流动力学状态，要注意时时对心血管状态加以评估，监测有无心脏压塞的迹象出现。

按时完成工作

- 按时应用抗生素以保证有效的血药浓度。
- 进行持续心脏监护以评估心电图的变化。发病7天后心电图ST段应回到基线伴T波低平。
- 如可疑有心包渗出，备心包穿刺器械随时备用，并遵医嘱为患者做好心包穿刺术的术前准备工作。
- 给予正确的术后护理，与心胸术后护理内容相同。

开始指导

- 向患者解释相关检查以及治疗。
- 指导患者缓慢逐步恢复日常活动，并列出日常休息的时间表。
- 示范何种体位可协助缓解其疼痛。
- 记录生命体征和血流动力学参数；记录心脏和呼吸状态以及对治疗的反应。将对患者的宣教情况及患者对宣教的理解存档。

心脏瓣膜疾病概述

心脏瓣膜疾病有三种病变类型：

- 狭窄（组织增厚使瓣膜开口狭窄）
- 瓣膜关闭不全
- 瓣膜脱垂

症状的性质和严重程度决定了瓣膜病的治疗方案。患者可能需限制活动以避免极度疲乏和呼吸困难。

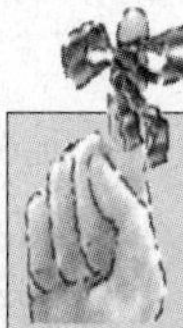

轻松记忆

为记住三类瓣膜疾患，只需记住 SIP 即可：

狭窄（Stenosis）

关闭不全（Insufficiency）

脱垂（Prolapse）

二尖瓣关闭不全

二尖瓣不能完全闭合时即发生二尖瓣关闭不全，血液通过瓣膜反流。

病因

二尖瓣关闭不全可由风湿热、肥厚性心肌病、二尖瓣脱垂、心肌梗死、严重左心功能不全或腱索断裂引起。也可发生于一些先天性异常疾患如大动脉骑跨异位或既往应用芬氟拉明或右旋芬氟拉明等食欲抑制药超过 4 个月。除非存在着其他先天性异常，该病罕见于儿童。

发病机制

二尖瓣关闭不全时，收缩期血液从左心室反流到左心房，致使心房扩张以容纳反流的血液。结果，左室也需扩张以容纳增加的左心房血容量，弥补心输出量的降低。

全心衰竭

心室肥大和舒张末压的增加导致肺动脉压增高，最终导致左、右心衰。

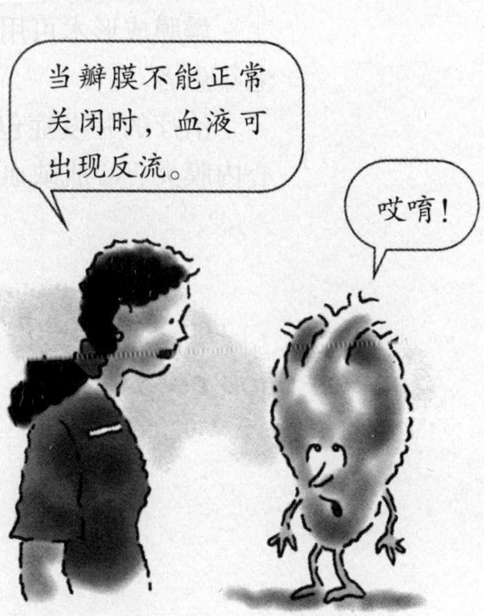

临床表现

二尖瓣关闭不全的症状和休征包括：

- 端坐呼吸或呼吸困难（尤其平卧时明显）
- 疲乏

- 心绞痛，心悸
- 右心衰（颈静脉怒张、外周水肿、肝大）
- 收缩期杂音

辅助检查

- 心导管检查，显示二尖瓣关闭不全伴左心室舒张末容量和压力增加，心房压和肺动脉楔压增加，心输出量下降。
- 胸部X线检查显示左房和左心室扩大，肺静脉充血。
- 超声心动图示瓣叶活动异常，左房增大。
- 心电图示左房和左心室肥大、窦性心动过速和心房纤颤。
- Holter监测能揭示间歇性心律失常。

治疗

由二尖瓣关闭不全引起的心衰需要使用血管紧张素转换酶抑制剂（ACEI）如赖诺普利、β受体阻滞剂如美托洛尔、地高辛、利尿剂和低盐饮食，急性发作患者需吸氧。房颤和房扑需要使用β受体阻滞剂或地高辛以减慢心室率。其他合理的治疗措施包括抗凝治疗以防止病变瓣膜或人造瓣膜处形成血栓，在手术或牙科治疗前后预防性应用抗生素。

如患者症状、体征严重而不能用药物控制，则需体外循环心脏直视手术行瓣膜置换。

老年患者的治疗

瓣膜成形术可用于伴有终末期疾病且不能耐受全身麻醉的老年患者。

治疗的并发症包括心律失常、心衰、肺水肿、呼吸窘迫、心内膜炎、心肌缺血、肾衰和多器官功能衰竭。

护理措施

- 活动与适当休息交替以防过度疲劳。
- 保持患者低盐饮食，请教营养师确保患者在限制饮食期间能获得尽可能多的营养丰富的食物。
- 监测左心衰竭、肺水肿，以及药物治疗过程中发生的不良反应，如有必要给予吸氧以防组织缺氧。
- 如患者系术后，则需监测有无低血压、心律失常以及血栓形成。
- 监测患者生命体征、动脉血气水平、出入量、每日体重、血液生化检查、胸部X线片、肺动脉导管压力等。
- 告知患者有关饮食、限制体力活动、药物治疗、应报告的症状，以及坚持定期随诊的重要性。
- 确保患者及其家属遵医嘱长期使用抗生素及定期随诊。另外，解释在牙科手术或其他侵入性操作过程中预防性应用抗生素的必要性。

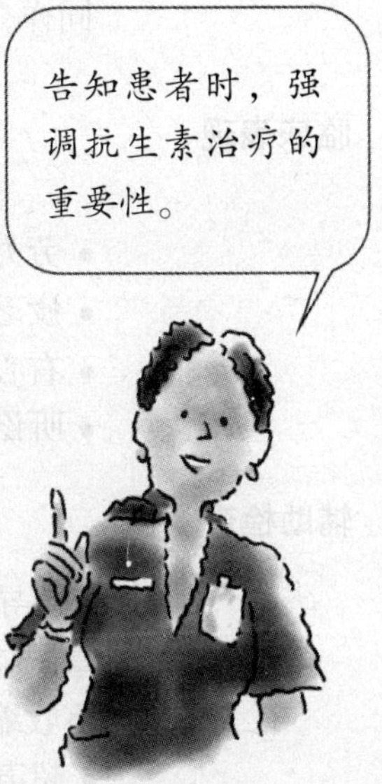

二尖瓣狭窄

二尖瓣狭窄是二尖瓣瓣膜变硬所致。

早期表现

二尖瓣狭窄的并发症包括肺动脉高压、左房扩张、心律失常（尤其房性的多见）、心内膜炎、右房和左房衰竭、肺水肿和咯血。

病因

最常见的病因是风湿热，多见于女性，也可能与其他先天畸形和胸部放射治疗有关。罕见的原因为，血凝块和肿瘤可能堵塞瓣膜，使瓣膜不能正常打开。

发病机制

二尖瓣狭窄是由二尖瓣畸形、纤维化或钙化造成的，二尖瓣狭窄时左心房流向左心室的血流受阻，结果左心房容量和压力增加、心房扩张。

血流受阻

血流阻力增加引发肺动脉高压、右心室肥大及右心衰竭。同样，左心室充盈不足可导致心输出量降低。

临床表现

二尖瓣狭窄的症状和体征包括：

- 劳力性呼吸困难、夜间阵发性呼吸困难或端坐呼吸
- 疲乏和无力
- 右心衰竭和心律失常
- 听诊可闻及捻发音和心脏杂音

辅助检查

- 心导管检查可显示左心房压升高，PAWP>15mmHg 伴严重的肺动脉高压，右侧心脏压力升高伴心输出量下降，左室收缩异常。
- 超声心动图示二尖瓣叶增厚和左心房扩张。
- 胸部 X 线显示左心房和右心室扩大、肺动脉增宽、二尖瓣钙化。
- 心电图显示左房肥大、心房纤颤、右心室肥大以及电轴右偏。
- Holter 监测显示在 24～48 小时内有间歇性心律失常。

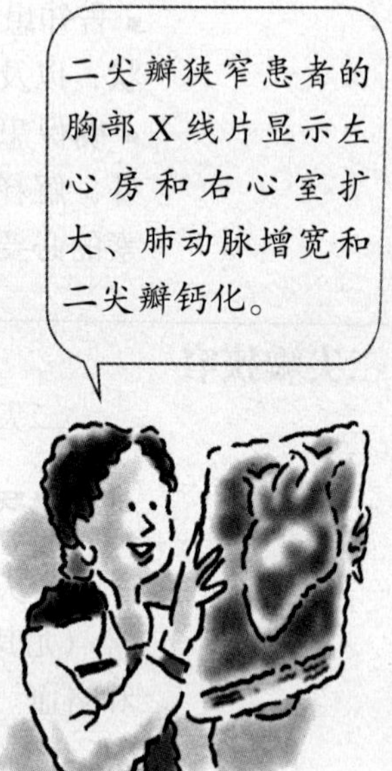

治疗

如患者有症状，可采用不同的治疗方法，心力衰竭要求卧床休息，应用地高辛、利尿剂、ACEI、低盐饮食；急性发作者给予吸氧。当强心苷类药物控制心房纤颤和心房扑动不理想时，可应用小剂量的 β 受体阻滞剂以减慢心室率。对病情不稳定的患者可用同步电复律以纠正心房纤颤。

如患者咯血，则需要卧床休息、限盐、利尿剂以降低肺静脉压。

手术及介入治疗

有严重的、药物不能控制症状的患者，需用体外循环直视心脏手术，如二尖瓣分离术或瓣膜置换术。

对无症状、年轻的二尖瓣狭窄患者，青霉素是一种重要的预防心内膜炎的措施。经皮球囊瓣膜成形术可用于瓣膜无钙化或畸形的年轻患者、有症状的孕妇、不能耐受全麻伴有终末期疾病的老年患者。在心导管室即可完成此项治疗。

护理措施

- 如患者需要卧床休息，应强调其重要性，必要时协助其完成日常活动。
- 严密观察心力衰竭、肺水肿的体征及药物治疗的不良反应。
- 如有必要，让患者取坐位以减轻呼吸困难的症状，给予吸氧以防组织缺氧。
- 如为术后患者，应观察低血压、心律失常、血栓形成。监测生命体征、动脉血气、出入量、每日体重、血液生化检查、胸部X线、肺动脉导管压力。
- 维持患者低盐饮食，提供尽可能营养丰富的食物。按医嘱限制液体。

主动脉瓣关闭不全

主动脉瓣不能完全关闭时发生主动脉瓣关闭不全，致使血流经瓣膜反流到左心室。

可能的并发症

主动脉瓣关闭不全的并发症包括左室肥厚、心力衰竭、肺水肿、心律失常和心内膜炎。

病因

主动脉瓣关闭不全可由风湿热、梅毒、高血压或心内膜炎引起。也可能是原发性的。也可能伴发马方综合征和室间隔缺损，甚至术后，常见于男性。

发病机制

在主动脉瓣关闭不全时，舒张期血流反流回左心室，导致心室容量负荷过重以及扩张、肥厚。容量负荷过重导致左房以及肺循环系统负荷过重。最终发生左心衰竭和肺水肿。

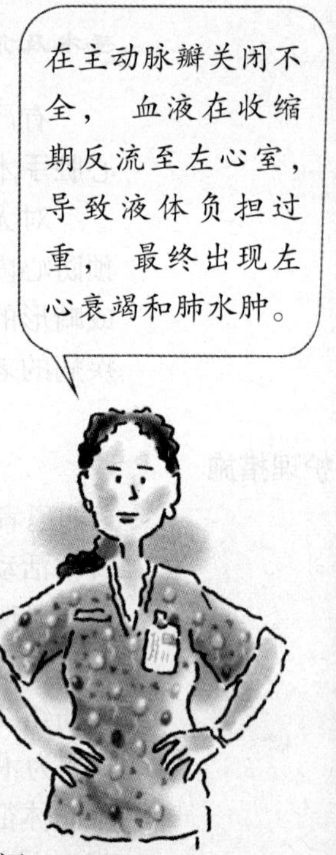
在主动脉瓣关闭不全，血液在收缩期反流至左心室，导致液体负担过重，最终出现左心衰竭和肺水肿。

临床表现

主动脉瓣关闭不全的症状和体征包括呼吸困难（尤其劳力性）、胸痛、晕厥、心律失常、咳嗽、左心衰、水冲脉（脉搏迅速出现、消失）、舒张期吹风样杂音和第三心音。

辅助检查

- 心脏导管检查示动脉舒张压下降、主动脉瓣关闭不全、其他瓣膜畸形、左心室舒张末压升高。
- 胸部X线显示左心室扩大和肺静脉充血。
- 超声心动图和TEE显示左心室扩大、二尖瓣活动改变（间接提示主动脉瓣疾患）和二尖瓣变厚。
- 心电图显示窦性心动过速，病变严重者可见左心室肥厚。

治疗

瓣膜置换术是主动脉瓣关闭不全的治疗方案之一，须在发生严重的心室功能障碍之前实施。然而现实中很难实现，因为在心力衰竭发生之前很少出现症状和体征。

以ACEI为主的药物治疗

强心苷类药物、低盐饮食、利尿剂、血管扩张药物，尤其是ACEI常被用于治疗伴发左心衰竭的患者。在急性期，吸氧是必需的。避免应用β受体阻滞剂，因其有减弱收缩力的作用。

护理措施

- 如患者需要卧床休息，应强调其重要性，必要时帮助日常活动。
- 活动与休息交替，以防过度疲乏和呼吸困难。
- 在患者坐在椅子上时，要抬高下肢，以提高静脉回心血量。
- 让患者取坐位以减轻呼吸困难，如有必要，应吸氧以防组织缺氧。
- 坚持低盐饮食，咨询营养师以保证患者食用到可口的食物。
- 监测心力衰竭、肺水肿的征象及药物治疗中的不良反应。
- 如为术后患者，监测低血压、心律失常和血栓形成情况，监测生命体征、动脉血气、出入量、每日体重、血液生化指标、胸部X线检查、肺动脉导管读数。
- 告知患者有关饮食和限制活动以及药物治疗的相关知识，应报告的症状和坚持随诊治疗的重要性。

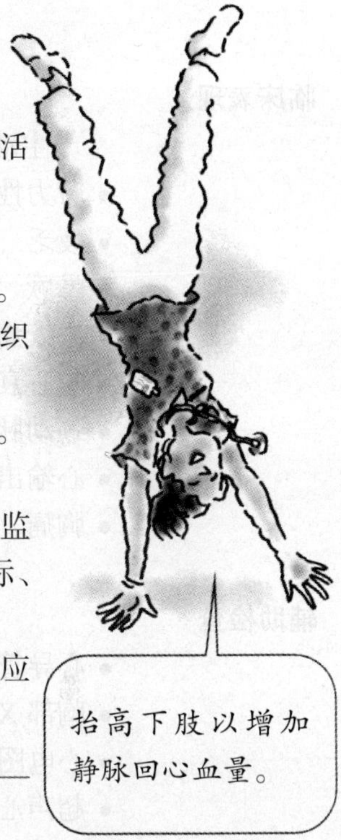
抬高下肢以增加静脉回心血量。

主动脉瓣狭窄

主动脉瓣狭窄是因主动脉瓣膜或大动脉本身变硬所致。

主动脉瓣狭窄的并发症包括心内膜炎、左心室肥厚、心力衰竭、心肌梗死、肺水肿和心律失常。

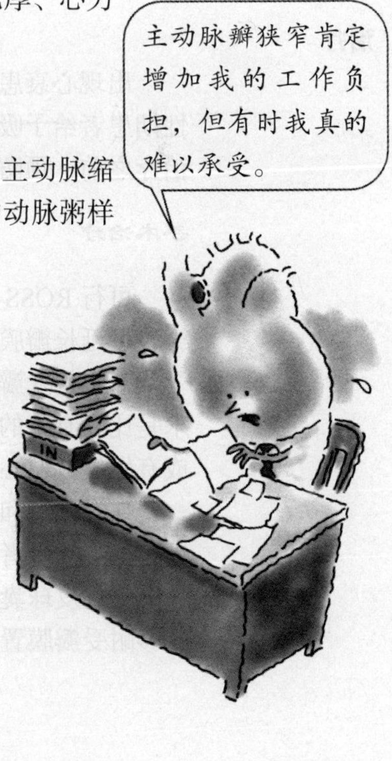
主动脉瓣狭窄肯定增加我的工作负担，但有时我真的难以承受。

病因

主动脉瓣狭窄由先天的主动脉瓣二瓣化（伴随主动脉缩窄）、瓣膜尖端的先天性狭窄、风湿热或老年患者的动脉粥样硬化所致，多见于60岁以上的男性。

发病机制

主动脉瓣狭窄致心室压力升高，以克服狭窄瓣膜的阻力。这种额外增加的负担增加了氧的需要量，而心输出量降低致使冠状动脉灌注不足、左心室缺血、左心衰竭。

临床表现

主动脉瓣狭窄的症状和体征包括：

- 劳力性呼吸困难和夜间阵发性呼吸困难
- 疲乏
- 晕厥
- 心绞痛、心悸和心律失常
- 左心衰竭
- 颈动脉基部收缩期杂音
- 心输出量降低
- 胸痛

辅助检查

- 心导管检查显示心室舒张末压升高
- 胸部 X 线显示瓣膜钙化、左室扩张和肺静脉充血
- 心电图显示左室肥大
- 超声心动图和 TEE 显示主动脉瓣膜和左室壁增厚，可能伴有二尖瓣狭窄

治疗

出现心衰患者给予强心苷类药物、低盐饮食、利尿剂，急性期患者给予吸氧。硝酸盐类药物用于缓解心绞痛。在侵入性治疗之前，预防性应用抗生素是预防心内膜炎的必需措施。

手术治疗

可行 ROSS 手术，该手术是用尸体的肺动脉瓣替换主动脉瓣，可延长瓣膜寿命，不需要抗凝治疗。

对不伴发瓣膜钙化的儿童，简单的直视下瓣膜联合部切开术是比较有效的治疗方法。伴发瓣膜钙化的成年人在出现症状或有发展成左心衰竭的危险时，需要实施瓣膜置换术。

在对儿童和先天性主动脉瓣狭窄的成年人以及存在有严重钙化的老年患者，经皮球囊动脉瓣膜成形术是行之有效的治疗方案，经皮球囊动脉瓣膜成形术可改善左心室功能，以使患者能够耐受瓣膜置换手术。

护理措施

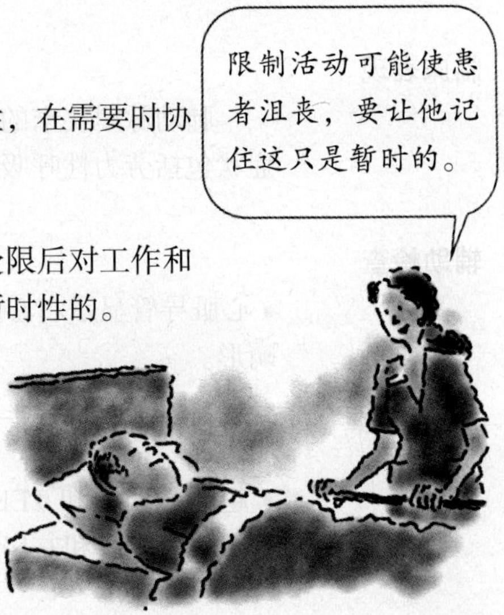
限制活动可能使患者沮丧，要让他记住这只是暂时的。

- 如患者需要卧床休息，强调卧床休息的重要性，在需要时协助患者的日常活动。
- 运动和休息交替以防过度疲劳和呼吸困难。
- 为减轻患者焦虑情绪，允许其表达日常活动受限后对工作和日常活动影响的关注，让其确信限制活动只是暂时性的。
- 让患者取坐位以减轻呼吸困难，如有必要给予吸氧以防组织缺氧。
- 保证患者低盐饮食，请教营养师以确保患者在其限食期间获得其可口的食物。
- 监测心力衰竭、肺水肿的体征及药物治疗时所发生的不良反应。
- 如患者系术后，监测有无低血压、心律失常和血栓形成，监测生命体征、动脉血气、出入量、日常体重、血液生化检查、胸部 X 线以及肺动脉导管参数。
- 教会患者有关限制饮食和日常活动、药物治疗、应该汇报的有关症状的知识，以及坚持随诊的重要性。
- 确保患者和家属理解需要长疗程抗生素治疗，需要长期随诊。在牙科手术或其他侵入性操作时需要预防性应用抗生素。

肺动脉瓣狭窄

肺动脉瓣狭窄是肺动脉和右心室之间的开口变硬或变窄所致。并发症包括心律失常、右心衰竭和右室肥厚。

病因

肺动脉瓣狭窄少见，但可由先天性瓣尖狭窄或风湿性心脏病引起，也可能与法洛四联症有关。

发病机制

在肺动脉瓣狭窄时，右心室流出道受阻，导致右心室肥大以尽力克服狭窄瓣膜开放所形成的阻力，最终导致右心衰竭。

临床表现

肺动脉瓣狭窄的患者或许没有任何临床症状，可能出现的症状包括劳力性呼吸困难、右心衰竭以及收缩期杂音。

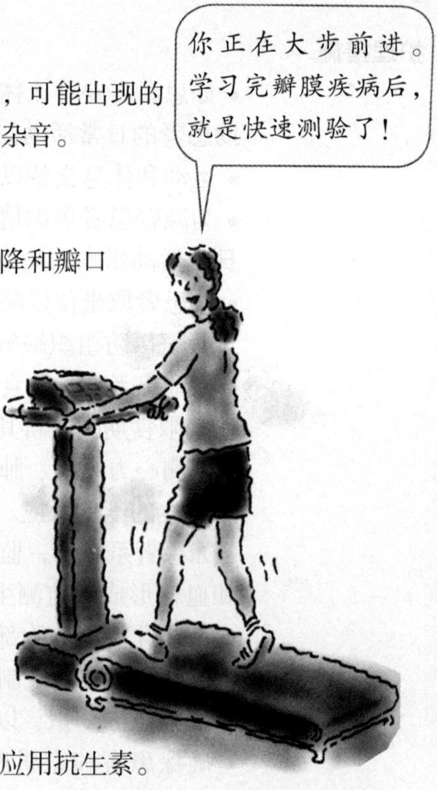
你正在大步前进。
学习完瓣膜疾病后，
就是快速测验了！

辅助检查

- 心脏导管显示右心室压力升高、肺动脉压力下降和瓣口畸形。
- 心电图显示右心室肥大、电轴右偏、右心房肥大和心房纤颤。
- 超声心动图和TEE显示狭窄的血流通过瓣口、右室肥厚和右房扩张。

治疗

低盐饮食和利尿剂协助减轻术前肝脏淤血；抗心律失常治疗对于控制心脏节律紊乱是必需的。另外，即使是中、重度狭窄，经心脏导管球囊瓣膜成形术通常是有效的。严重的瓣膜狭窄需要手术。在侵入性操作之前必须预防性应用抗生素。

护理措施

- 运动和休息交替以防止过度疲劳和呼吸困难。
- 保证患者低盐饮食。咨询营养师以确保患者在限制饮食期间可以摄取到可口的食物。
- 监测心力衰竭、肺水肿和治疗期间药物不良反应的临床表现。
- 告知患者有关限制饮食、药物方面的知识、应该汇报的症状和体征，及坚持随诊的重要性。

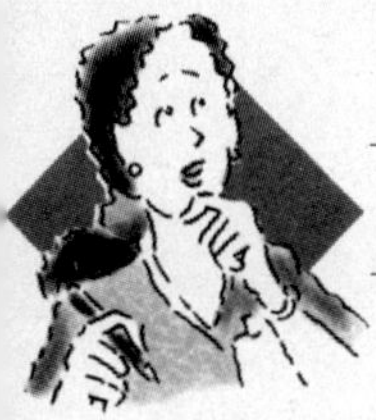

快速测验

1. 心脏瓣膜上的赘生物来源于:

A. 细菌入侵

B. 缺乏食物

C. 高血压

D. 糖尿病

答案: A。细菌入侵,在心脏瓣膜、心腔内膜或者血管内皮上形成赘生物种植生长。这些赘生物可在脾、肾、中枢神经系统、肢体末端以及肺脏形成栓塞。

2. 心肌的局限性或弥漫性炎症称为:

A. 心内膜炎

B. 心包炎

C. 心肌炎

D. 心肌梗死

答案: C。心肌炎是心肌的局限性或弥漫性炎症。可以急性或慢性起病,可发生于任何年龄段。

3. 被描述成胸膜炎性的胸痛常见于:

A. 舌下含化硝酸甘油可缓解

B. 发生于睡眠期间

C. 深吸气时加重,坐位或前倾位时减轻

D. 深呼吸可缓解

答案: C。胸膜炎性疼痛在深吸气时加重,坐位或前倾位时可缓解。这种缓解的发生是由于前倾位使心脏远离肺的膈胸膜层。

4. 外科治疗瓣膜疾患包括:

A. 冠状动脉旁路手术

B. 球囊成形术

C. 心脏支架术

D. 球囊瓣膜成形术

答案: D。球囊瓣膜成形术可以达到扩张狭窄的二尖瓣、主动脉瓣或肺动脉瓣瓣口的目的。其他的手术治疗方案包括：瓣环或瓣膜成形术用于重建或者修补二尖瓣关闭不全的瓣膜，瓣膜置换术用于治疗主动脉瓣和二尖瓣疾患。

得分

☆☆☆ 如果4个问题全部回答正确，非常好！你已经完全掌握了心脏内膜和瓣膜疾患的知识！

☆☆ 如果你正确回答了3个问题，很好！你已掌握了这些疾病的知识！

☆ 如果你正确回答的问题少于3个，别泄气！正确的方法是重新学习本章内容。

（闫小芳 译 刘文辉 校）

8

第八章　退行性病变

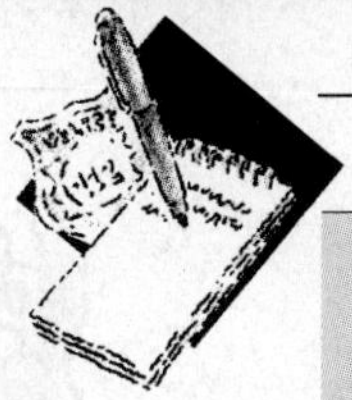

要点

在本章中，你将学习：

- 降低冠状动脉血流和心脏功能的疾病
- 与这些疾病相关的病理生理及治疗
- 每一种疾病的诊断性检查、结果评估和护理措施

退行性病变概述

退行性病变是最常见的心血管疾病，其病因是老化。这些疾病的发生是隐匿性的，只有在疾病的晚期才出现症状。这些疾病包括急性冠脉综合征、心肌病、心衰、高血压和肺动脉高压。

急性冠脉综合征

急性冠脉综合征患者有不同程度的冠状动脉闭塞。根据闭塞的程度，本综合征定义为不稳定型心绞痛、ST段抬高型心肌梗死（STEMI）或非ST段抬高型心肌梗死（NSTEMI）。

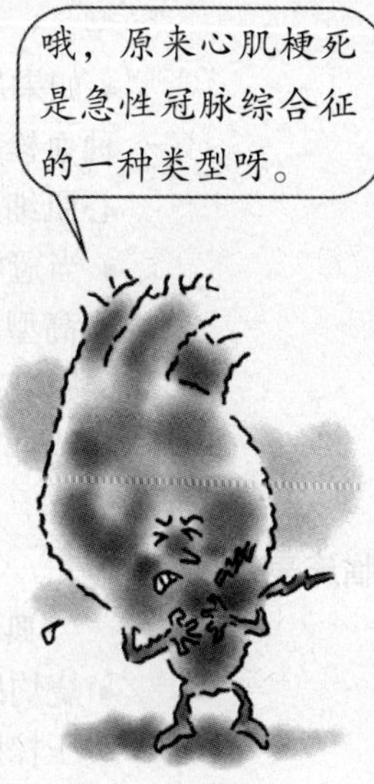

斑块的位置

任何一种急性冠脉综合征均始于斑块的破裂、侵蚀，斑块为富含脂质的不稳定斑，斑块破裂引起血小板聚集、纤维蛋白形成，激活凝血酶。

并发症

急性冠脉综合征的并发症包括心衰、慢性胸痛、慢性活动无耐力和死亡。

病因

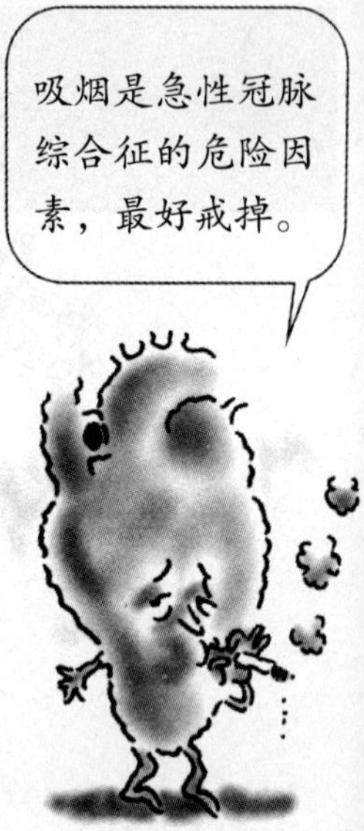

具有一定危险因素的患者发展成为急性冠脉综合征的可能性大。这些危险因素包括：

- 有心脏病家族史
- 肥胖
- 吸烟
- 高脂肪及高碳水化合物饮食
- 高脂蛋白血症
- 久坐的生活方式
- 绝经期
- 压力
- 糖尿病
- 高血压

发病机制

急性冠脉综合征多源于血栓进展到闭塞冠脉血流（早期斑块并不一定能阻断血流）。其结果是引起心肌需氧与供氧之间的不平衡。

两种决定因素

血流阻断的程度和持续时间决定了心肌缺血或坏死的类型。

- 如果患者为不稳定型心绞痛，血栓部分阻塞了冠脉血管，这种血栓是血小板血栓。部分阻塞血管的远端可有微血栓并引起心肌细胞坏死。患者有典型的临床症状。
- 当冠状动脉血流减少引起心肌缺血、损伤、坏死即为 ST 段抬高型心肌梗死。坏死波及心肌的各层。
- 如果是小血管梗死，患者具有心肌梗死的高度危险，可以进展为非 ST 段抬高型心肌梗死，通常仅心内膜受损。

临床表现

典型心绞痛患者的症状：

- 烧灼感
- 压榨感

女性患者的非典型胸痛

女性冠心病患者可表现为典型胸痛，发生与活动、紧张无关。然而也可表现为非典型胸痛，疼痛含糊不清楚，甚至无胸痛发作。

位置

男性患者常主诉胸正中压榨性疼痛，而女性患者常主诉上肢、肩部、下颌、颈部、喉、牙、背部、胸骨下或胃部疼痛。

女性患者表现的其他症状体征包括恶心、头晕、气短、不能解释的焦虑、虚弱、疲劳、心悸、冷汗、苍白。

- 胸骨后或心前区的压迫、紧缩感向左臂、颈部、下颌或左肩部放射。

任何患者可经历非典型胸痛，但非典型胸痛在妇女中更为常见。（见：女性患者的非典型胸痛）

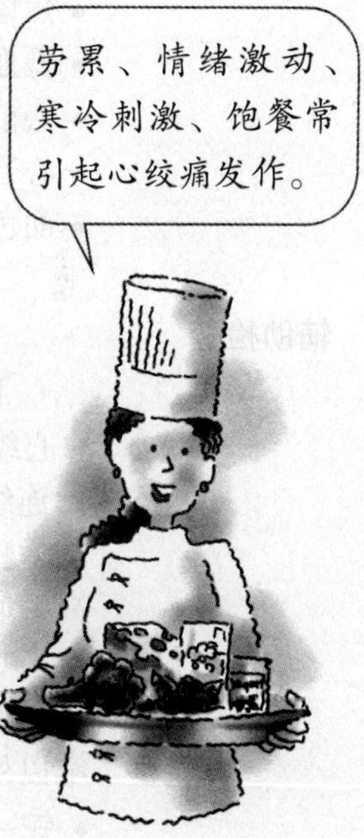

诱因

劳累、情绪激动、寒冷刺激、饱餐常引起心绞痛发作。硝酸甘油可缓解发作。与急性心肌梗死的胸痛比较，心绞痛程度轻，持续时间短。

心绞痛的四种类型

稳定型心绞痛——可预测疼痛发作的频率和持续时间，硝酸酯类药和休息可缓解疼痛。

不稳定型心绞痛——很容易诱发的胸痛，休息时亦可发作，疼痛程度可加重，疼痛性质可改变。

Prinzmetal或变异型心绞痛——不可预测的冠状动脉痉挛诱发的胸痛。

微血管性心绞痛——心绞痛样胸痛发作由于血管舒张储备能力（动脉的扩张能力）受损引起，冠状动脉造影正常。

胸痛

心肌梗死的胸痛特点是胸痛严重且持续时间长，经休息或含服硝酸甘油不能缓解，患者描述的胸痛有压迫感、挤压感或压榨感。胸痛部位常位于胸骨后，可放射至左臂、下颌、颈部或肩部。

其他症状和体征

心肌梗死的其他症状和体征包括：

- 濒死感
- 疲乏
- 恶心、呕吐
- 气短
- 四肢发凉
- 出汗
- 焦虑
- 低血压或高血压
- 心前区搏动增强，可触及
- 心音低钝
- 面色苍白或紫绀

辅助检查

下列各项检查常用来诊断急性冠脉综合征：

- 心绞痛发作时心电图可提示心肌缺血。心肌梗死最初数小时内连续 12 导联心电图可能正常或不能确定心肌梗死。心电图异常包括：非 ST 段抬高型心肌梗死时的 ST 段压低，ST 段抬高型心肌梗死时的 ST 段抬高和 Q 波，代表心肌瘢痕、坏死。（见：心肌梗死定位）
- 冠状动脉造影可显示冠脉狭窄、闭塞和侧支循环，以及除狭窄以外的动脉情况。
- 铊-201 心肌灌注显像踏车试验可显示心肌缺血部位，称“冷显像”。
- 心肌梗死时系列血清心肌标志物升高，包括：肌酸激酶（CK），尤其 CK-MB 同工酶，肌钙蛋白 T、肌钙蛋白 I、肌红蛋白。
- 超声心动图可见 ST 段抬高型心肌梗死的室壁运动异常。

治疗

对于心绞痛的患者，治疗的目的是减少心肌耗氧量，增加心肌供氧量。

治疗心绞痛的方法包括：

- 硝酸酯类减少心肌耗氧量。
- β 受体阻滞剂减少心脏负荷和心肌需氧量。
- 如果是冠脉痉挛引起的心绞痛，可应用钙通道阻滞剂。

我掌握了

心肌梗死定位

心肌梗死的部位取决于病变血管：

- 左冠状动脉回旋支闭塞引起侧壁心肌梗死。
- 左冠状动脉前降支闭塞引起前壁心肌梗死。
- 后壁或下壁心肌梗死通常由右冠状动脉或其分支闭塞引起。
- 右室心肌梗死由右冠状动脉闭塞引起，常并发于下壁心肌梗死，可引起右心衰。
- ST 段抬高型心肌梗死为透壁性心肌坏死，非 ST 段抬高型心肌梗死常为心内膜下心肌坏死。

• 抗血小板药物减少血小板聚集，降低冠脉闭塞的风险。

• 抗血脂药降低血清高胆固醇和高三酰甘油水平。

• 冠脉旁路移植术（CABG）或经皮冠脉成形术（PTCA）可用于治疗冠脉闭塞性病变。其他可供选择的措施包括激光血管成形术、微创外科手术、斑块旋切术、支架置入术。

• 增强体外反搏治疗可作为其他治疗方法治疗心绞痛不成功时的替代疗法。

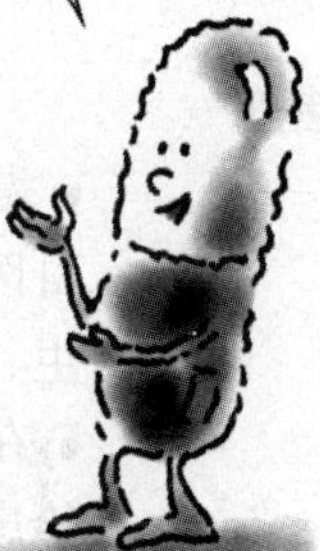
治疗心绞痛的药物包括硝酸酯类、β受体阻滞剂、钙通道阻滞剂、抗血小板药物和抗血脂药。

心肌梗死的治疗

心肌梗死的治疗目标是缓解疼痛，稳定心脏节律，冠状动脉血运重建，保护心肌组织，减少心脏负担。

下面是一些治疗指南：

• 紧急医疗服务人员或急诊科工作人员应首先给患者 160～325mg 阿司匹林嚼碎含服，除非患者对阿司匹林过敏或有活动性出血倾向或近期有消化道出血。

• 在症状开始后 3 小时内应开始溶栓疗法（除非有禁忌证），溶栓药物有链激酶、阿替普酶或瑞替普酶。

• PTCA 用于开放阻塞或狭窄的动脉。

• 吸氧以增加血氧浓度。

• 舌下含服硝酸甘油以缓解胸痛，除非患者收缩压低于 90mmHg 或心率小于 50 次 / 分或大于 100 次 / 分。

• 应使用吗啡镇痛，因为疼痛刺激交感神经系统造成心率增加和血管收缩。此外，吗啡也是静脉扩张剂，可以减少心室负荷和心肌需氧量。

• 对于已使用组织纤维蛋白溶酶原激活剂的患者，静脉应用肝素以增加冠脉再通的机会。

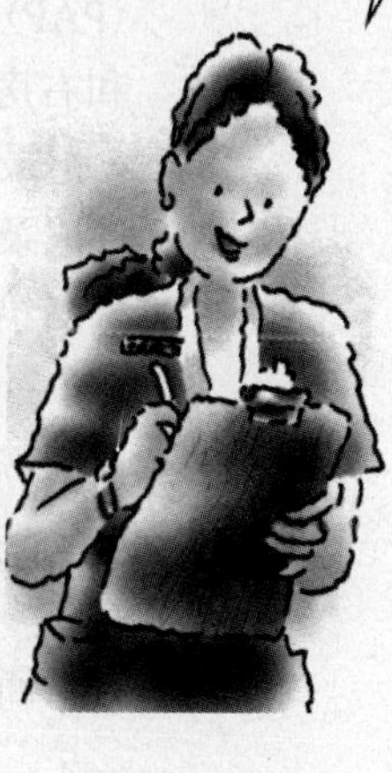
治疗心肌梗死的方法有多种，主要取决于患者的症状和梗死的范围。

• 最初的 12 小时应限制体力活动以减少心脏负荷，进而防止梗死面积扩大。

• 如果有心律失常，可根据需要选用利多卡因、经皮起搏或经静脉起搏、除颤、肾上腺素。

• 如果患者无低血压、心动过缓、心动过速时，静脉应用硝酸酯类药物 24～48 小时，以减少心脏的前后负荷从而缓解胸痛。

• 血小板Ⅱb/Ⅲa 受体阻滞剂（如阿昔单抗），用于治疗持续不稳定型心绞痛或急性胸痛的患者，以减少血小板聚集。此药在冠心病介入治疗中常用。

• 急性心肌梗死早期应静脉使用β受体阻滞剂，然后改为口服使用，以减少心率和心肌收缩力，从而降低心肌氧需求。

• 血管紧张素转换酶抑制剂（ACEI）用来治疗ST段抬高型心肌梗死或左束支传导阻滞，可减少心脏的前后负荷，进而抑制心脏重构。

• 也可使用激光血管重建术、斑块切除术或支架置入术。

• 若患者低密度脂蛋白和总胆固醇水平高，应使用抗血脂药。

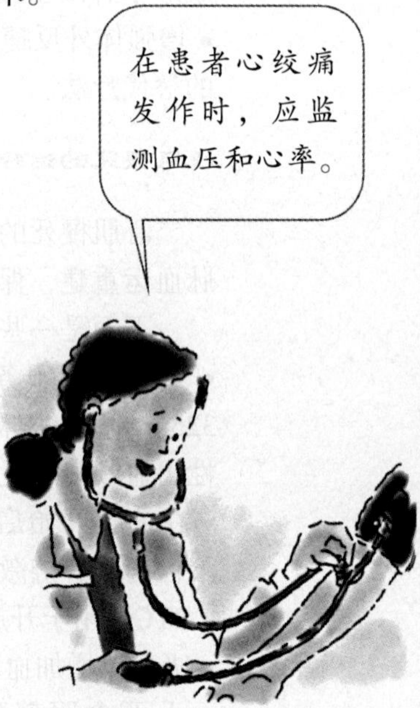

护理措施

• 需要一支技术熟练、团结合作的队伍，包括急诊科医生、一名心脏内科医生、一名心脏外科医生、一名营养师和心脏康复团队。

• 在患者心绞痛发作时，应监测血压和心率。给患者服用硝酸甘油或其他硝酸酯类药物以前，记录一份心电图。记录疼痛的持续时间、缓解疼痛的用药数量、疼痛发作时的伴随症状。

• 收住CCU病房，监测、记录心电图、血压、体温、心音和呼吸音，记录胸痛的严重程度、位置、类型和持续时间。

• 当患者急性胸痛发作时，记录12导联心电图，评估心率和血压。

监测其他指标

• 应密切监测患者的血流动力学状况，对于心输出量减少的指征应保持警惕，例如：血压下降、心率增快、肺动脉压（PAP）升高、肺动脉楔压（PAWP）升高、心输出量参数下降和右房压下降。

• 记录每小时尿量。

• 记录血氧饱和度水平，当血氧饱和度低于90%时通知医生。

• 当给患者使用硝酸甘油后，应测量血压，尤其第一次给药时。

• 经常观察心电图的心律条图以发现心率的变化和心律失常。

其他护理措施

• 胸痛发作时，观察心电图、血压、肺动脉导管参数（如果已放置了导管），以发现变化。

- 按医嘱连续测量心肌酶水平。
- 通过化验血清脑钠素（BNP）水平确定是否发展为心衰。
- 观察即将发生左心衰的指征：捻发音、咳嗽、呼吸急促和水肿。每日仔细测量体重、出入量、呼吸节律、血清酶学水平、心电图波形、血压。
- 听诊有无第三心音或第四心音奔马律。
- 如果有指征，准备再灌注治疗。
- 按照医嘱给药调整药物剂量。避免肌肉注射，静脉注射给药可迅速缓解症状。
- 定时护理患者，避免打扰患者休息，安排患者适当活动。如果患者需要制动，应经常翻身，间断使用加压装置。如果患者能耐受的话，逐渐增加运动量。
- 在患者恶心症状消失前，应提供流食。应安排低脂、低盐、无咖啡因饮食。
- 给患者提供缓泻剂以防止排便时用力。

对患者进行宣教

- 告知患者将症状和体征向医生报告。
- 向患者讲解有关的药物及用药目的和可能出现的不良反应。
- 告知患者相关的危险因素，如何正确减少危险因素。
- 鼓励患者家属学会心肺复苏术。
- 记录患者对于治疗的反应、生命体征、心脏节律、心绞痛发作和缓解、对宣教的理解。

轻松记忆

美国心脏病协会提出的远离心脏病的首字母缩写 ALOHA 有助于你向女性高危患者提出建议。

A：评估风险，了解重要数值，如胆固醇、体重、血压值。

L：生活方式改变在前，生活方式改变如戒烟、运动、健康饮食有助于预防心血管疾病。

O：如果生活方式改变没有显著减少心血管疾病的危险，需要其他的干预措施，请教医生。

H：高危病例非常严重应立即向患者讲明并让其理解。

A：避免激素治疗，补充抗氧化维生素和服用阿司匹林，因为这些治疗所带来的损害可能大于益处，特别是低危患者。

心肌病

心肌病通常是指心肌纤维的病变，主要有三种类型：扩张型、肥厚型（梗阻性和非梗阻性）和限制型（非常少见）。

第二杀手

在猝死的常见病因中，心肌病占第二位（冠心病占第一位）。因为扩张型心肌病常常到晚期才被诊断，因而预后很差。

心肌病的其他并发症包括心衰、心律失常、低氧血症、肺水肿、瓣膜性疾病、肝肿大、低心输出量造成的多脏器功能不全综合征（MODS）。

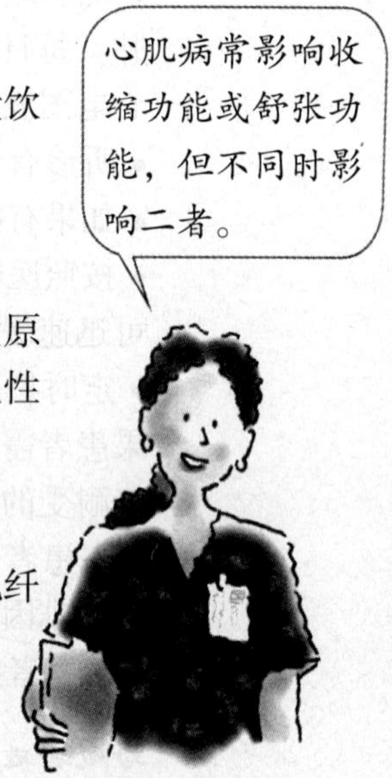
心肌病常影响收缩功能或舒张功能，但不同时影响二者。

病因

心肌病的危险因素包括高血压、妊娠、病毒感染和大量饮酒。总的来说，男性和黑种人患心肌病的危险性最高。

发病机制

大部分心肌病患者为原发性，但一部分患者有继发性原因。肥厚型梗阻性心肌病常为与性别联锁无关的常染色体显性遗传。

扩张型心肌病

扩张型心肌病主要影响心肌的收缩功能。源于广泛心肌纤维受损，导致左室收缩功能降低。

代偿

当收缩功能受损时，每搏输出量、射血分数、心输出量下降。随着左室舒张末容积增加，可能发生肺淤血。尽管射血分数下降，为了保持每搏输出量，左室舒张末容积代偿性增加。

交感神经系统兴奋增加心率和心肌收缩力。

肾脏代偿

肾脏受刺激后产生水钠潴留以维持心输出量，肾素 - 血管紧张素系统兴奋后血管收缩。当这些代偿机制不能再维持心输出量时，出现心衰。

有害的扩张

当静脉回流增加和全身血管阻力增加时，出现左室扩张。最后，需心房加强收缩才能充盈心室，故心房也发生扩张。心脏扩大是心房和心室扩张的结果。心室内血液淤滞增加了血栓形成的危险。左室扩张也可导致二尖瓣功能失调。

肥厚型心肌病

肥厚型心肌病主要影响心脏的舒张功能，其特点包括：

- 不对称的左室肥厚
- 室间隔增厚（梗阻性肥厚型心肌病）
- 左室快速、强有力的收缩
- 舒张功能受损
- 左室流出道梗阻

充盈异常

肥厚的心室变得僵硬、顺应性差，在心室充盈期不能舒张。结果，左室充盈减少，左室舒张末压增加，继而引起左房压和肺静脉压升高，导致静脉淤血和呼吸困难。

作为对心动过速的代偿，心室充盈时间进一步缩短。舒张期心室充盈时间缩短和左室流出道梗阻导致低心输出量。

肥厚的危险

如果乳头肌肥厚，在收缩期不能完全关闭，就会发生二尖瓣关闭不全。而且，心肌壁内的冠状动脉相对变小，不能满足肥厚心肌对血液和氧气的需求增加。

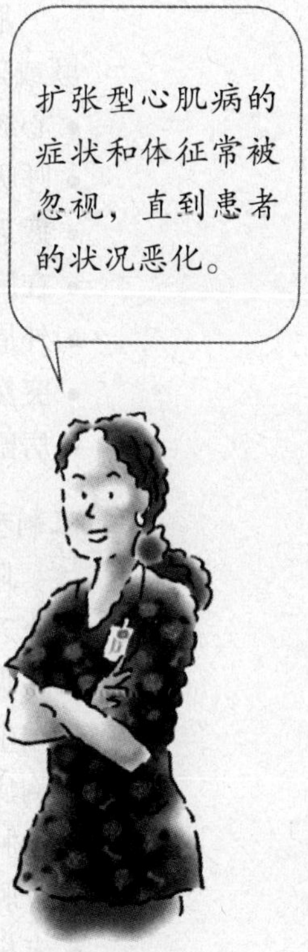
扩张型心肌病的症状和体征常被忽视，直到患者的状况恶化。

限制型心肌病

左室肥厚、心内膜纤维化和增厚引起的心室僵硬是限制型心肌病的特征。心室的舒张能力下降，舒张期的充盈减少，而且僵硬的心肌在收缩期不能完全收缩，结果心输出量降低。

临床表现

通常，扩张型心肌病或限制型心肌病的发病是隐袭的。随着疾病的发展，不管哪种类型的心肌病都会病情加重、住院时间延长。

扩张型心肌病

扩张型心肌病的患者其症状和体征常常被忽视，直到发生左心衰。应正确评估患者的当前状况，并且与其前6～12个月的状况对比。

扩张型心肌病的症状和体征包括：

- 由于左心衰导致的气短、端坐呼吸、劳力性呼吸困难、夜间阵发性呼吸困难、疲乏、夜间干咳
- 由于右心衰导致的外周水肿、肝肿大、颈静脉怒张、体重增加
- 末梢紫绀
- 心动过速
- 二、三尖瓣关闭不全导致的全收缩期杂音
- 第三心音、第四心音奔马律
- 如果有房颤，脉律不规整
- 疲乏和活动受限

肥厚型心肌病

肥厚型心肌病患者的症状和体征有多种多样。常常出现晕厥或猝死。其他可能的症状和体征包括：

- 心绞痛
- 呼吸困难
- 疲乏
- 在胸骨左缘或心尖部可闻及收缩期杂音
- 外周脉搏出现双波脉
- 突然的动脉搏动
- 房颤时脉律不规整

限制型心肌病

限制型心肌病患者可出现心衰，其他症状和体征包括：

- 疲乏
- 呼吸困难
- 端坐呼吸
- 胸痛
- 水肿
- 肝肿大
- 末梢苍白紫绀
- 面色苍白

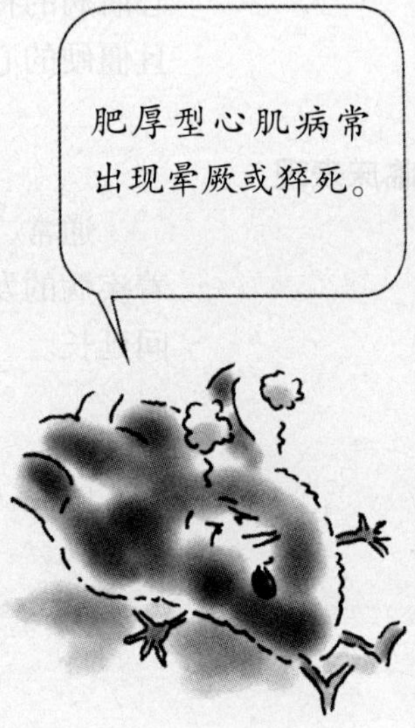

- 第三心音、第四心音奔马律
- 收缩期杂音

辅助检查

以下各项检查常用于诊断心肌病：

- 超声心动图可确诊扩张型心肌病
- X 线胸片可以发现与各种心肌病有关的心脏扩大
- 如有可能，经心脏导管取心肌活检可确诊心肌病的病因

治疗

心肌病不能治愈。依据心肌病的类型、病因和患者的条件治疗应个体化。

扩张型心肌病

扩张型心肌病的治疗包括：

- 如果有明确病因，应治疗原发病。
- ACEI 作为一线用药，通过血管舒张降低心脏后负荷。
- 利尿剂与 ACEI 合用，减少液体潴留。
- 对 ACEI 和利尿剂反应差的患者，可使用地高辛来增加心肌收缩力。
- 肼屈嗪和硝酸异山梨酯联合应用，可扩张血管。
- β 受体阻滞剂适用于轻至中度心衰患者。
- 应慎重使用抗心律失常药物（如胺碘酮）控制心律失常。
- 心脏复律用于将房颤转为窦性心律。
- 起搏器植入用于纠正心律失常。
- 植入双心室起搏器可通过心房、心室同步收缩改善心功能。
- 抗凝剂可减少血栓形成的危险（这一点有争议）。
- 如果扩张型心肌病是由缺血引起，可行血运重建术，如心脏旁路移植手术。
- 如果扩张型心肌病是由瓣膜异常引起，可行瓣膜修补或置换。
- 生活方式的改变，例如戒烟，低脂、低盐饮食，体力活动，戒酒。
- 对药物治疗无效的患者，可行心脏移植或左心室辅助装置。

肥厚型心肌病

肥厚型心肌病的治疗包括：

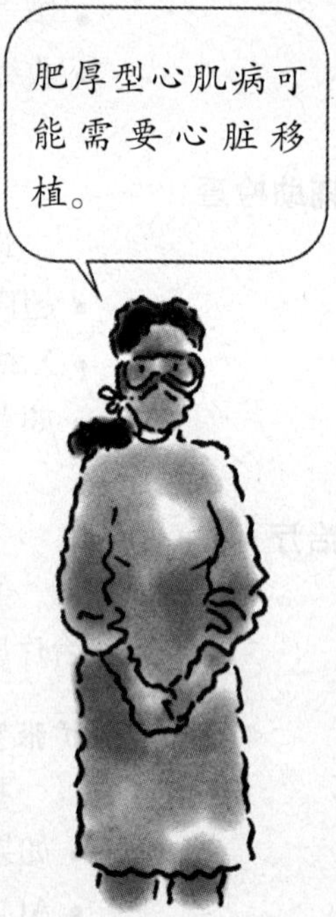

- β受体阻滞剂可减慢心率，降低心肌耗氧量，松弛梗阻的心肌，增加心室充盈，因此可增加心输出量。
- 抗心律失常药物，如胺碘酮，可减少心律失常。
- 心脏复律用于治疗房颤。
- 抗凝治疗减少房颤患者全身血栓形成的危险。
- 维拉帕米和地尔硫䓬可降低心室僵硬度和升高的心室舒张末压。
- 对肥厚型梗阻性心肌病和室性心律失常的患者可射频消融房室结后植入双腔起搏器（这一点有争议），通过改变心室收缩力来降低左室流出道梗阻。
- 植入心脏复律除颤器以纠正恶性室性心律失常。
- 心室肌切开术和肌切除术（切除肥厚的室间隔）可以降低流出道梗阻，缓解症状。
- 二尖瓣瓣膜置换术可治疗二尖瓣关闭不全。
- 肥厚型心肌病出现难处理症状时可考虑心脏移植。

限制型心肌病

限制型心肌病的治疗包括：

- 治疗原发病因，例如：对血色素沉着引起的限制型心肌病患者可使用去铁胺以降低血清铁。
- 地高辛、利尿剂、低钠饮食（尚未用于限制性心室充盈的治疗）可减轻心衰患者的症状。
- 口服血管扩张剂治疗顽固性心衰。

护理措施

- 需要一支技术熟练、相互协作的团队，包括一名心内科医生、一名心外科医生、一名营养师、专业理疗师和心脏康复团队。
- 按医嘱用药，以改善心功能。
- 如果需要，每2小时或者更短的时间测量一次血流动力学状况。

出入量

- 每天认真监测出入量，测量体重，按医嘱限制液体入量。

• 连续心电监测以评估心律失常。
• 观察药物的不良反应，如血管扩张药、利尿剂或 ACEI 引起的直立性低血压。

不能快速活动

• 劝告患者缓慢地变换体位。
• 心肺听诊应警惕第三心音、杂音、啰音、喘鸣音这些心衰的指征。监测生命体征变化，特别是心率超过 100 次 / 分、呼吸频率超过 20 次 / 分、收缩压低于 90mmHg 时，这些均提示心衰。
• 帮助患者日常活动以减少氧耗量。

何时通知医生

• 告知患者关于他所患疾病的诊断、诊断检查和治疗。一定要告知患者服用的药物、注意事项和潜在的不利影响。同时，告诉患者什么时候通知医生。
• 重申饮食规定和限制液体。
• 告知患者关于心衰的症状和体征。
• 记录心脏和呼吸状况、生命体征和每日体重。记录患者对治疗的反应。记录患者对宣教的理解。

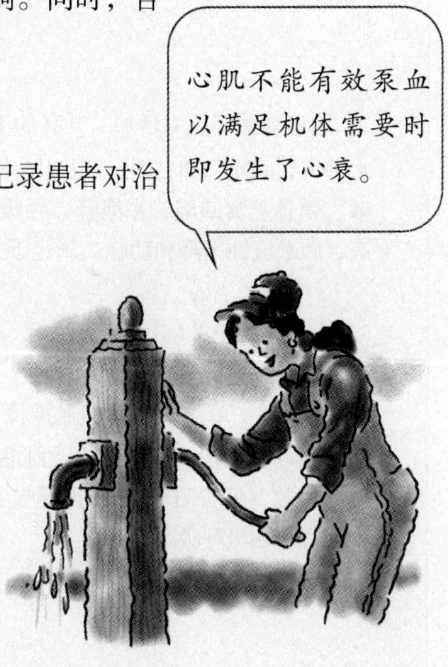
心肌不能有效泵血以满足机体需要时即发生了心衰。

氧疗医嘱

• 按照医嘱给予吸氧。估测患者意识水平的变化，如烦躁或反应下降，提示脑灌注减少。如果患者已放置肺动脉导管，测量混合静脉血氧饱和度水平。如果未置导管，可使用脉搏血氧计监测血氧饱和度水平。
• 定时护理以免干扰患者休息。
• 如有指征，为患者植入起搏器、埋藏心脏复律除颤器、主动脉内球囊反搏、心脏移植作准备。

心衰

当心肌不能有效泵血，心排血量不能满足身体代谢需要的时候，即发生了心衰。泵功能衰竭常发生在受损的左室，但右

我掌握了

左、右心衰详解

下图说明了心肌损伤如何导致心衰。

左心衰

工作负荷和舒张末期容量增加使左室扩大（见右图）。由于缺氧心室扩大伴非功能组织的延伸。患者可以出现心率增加、皮肤苍白发凉、四肢远端麻刺感、心输出量下降和心律失常。

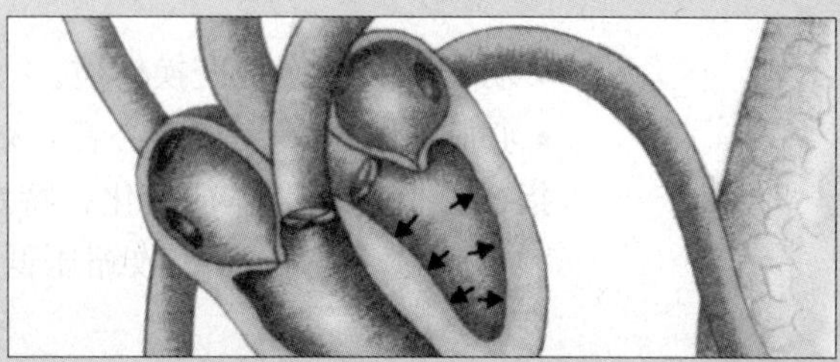

左室功能下降使血液淤滞在心室和心房并最终使血液反流至肺静脉和肺毛细血管（如右图所示）。此阶段患者可出现劳力性呼吸困难、意识障碍、头晕、直立性低血压、外周脉搏无力、脉压减小、紫绀和 S_3 奔马律。

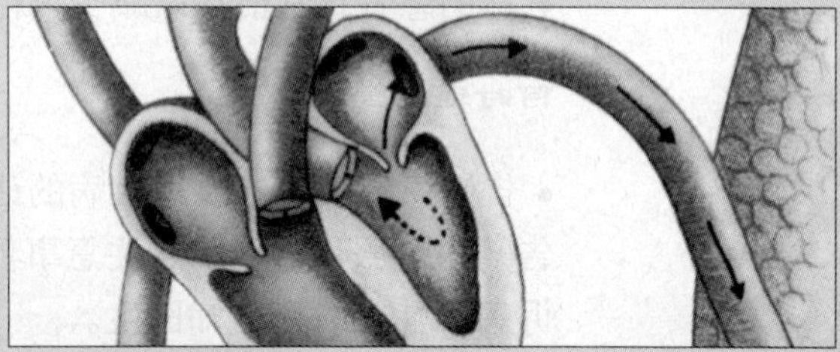

随着肺循环压力增加，升高的毛细血管压使 Na 和水进入到间质（如右图），引起肺水肿。患者可出现咳嗽、锁骨上窝凹陷、水泡音、呼吸急促、肺动脉压升高、肺顺应性下降和动脉二氧化碳分压增加。

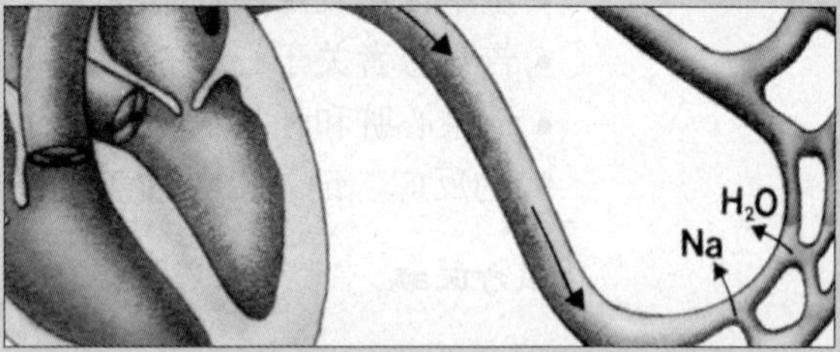

当患者平卧后，四肢的血液流向体循环。因为心室不能处理增加的静脉回流，血液淤滞在肺循环，加重肺水肿（见右图）。可出现呼吸音低、叩诊呈浊音、水泡音和端坐呼吸。

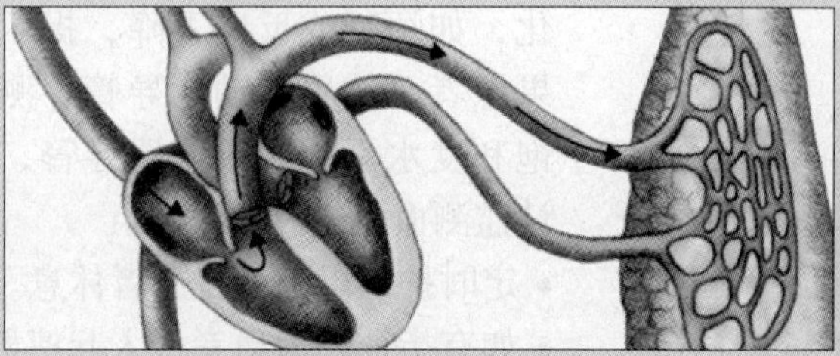

因为右室需要克服增加的肺血管阻力和左室压（见右图），右室压力负荷增加。当发生这一情况时患者的症状加剧。

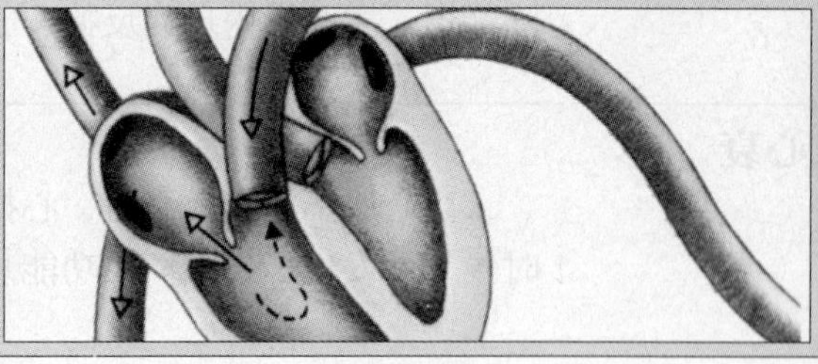

右心衰

压力增加的右室扩大伴组织延伸（见右图）。传导时间延长电轴偏移可引起心律失常。如果患者无左心衰，可出现心率增加、皮肤凉、紫绀、心输出量下降、心悸和呼吸困难。

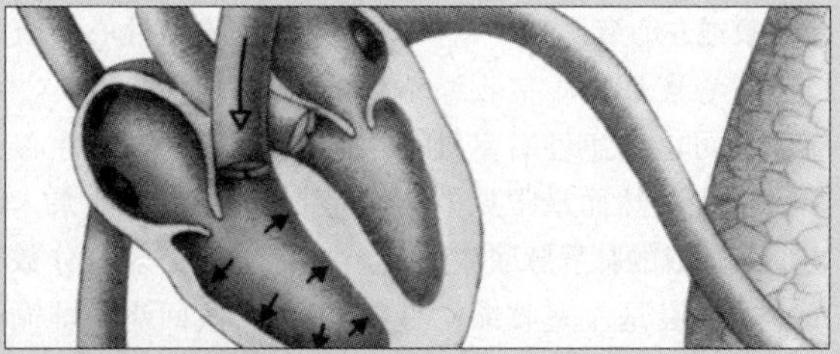

血液淤滞在右心室和右心房。回流的血液引起腔静脉和体循环压力升高和充血（见右图）。患者的中心静脉压升高，颈静脉充盈，肝颈静脉回流征阳性。

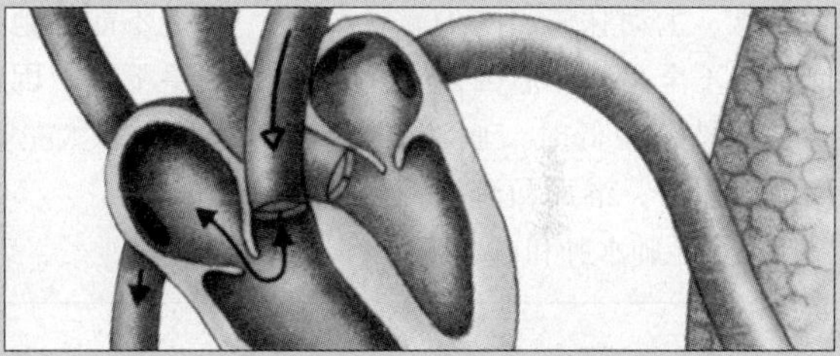

回流的血液也可使内脏的静脉扩张，特别是肝静脉。随着肝静脉和脾静脉扩大（见右图），它们的功能受损。患者可出现厌食、恶心、腹痛、肝脾可触及、无力、继发于腹胀的呼吸困难。

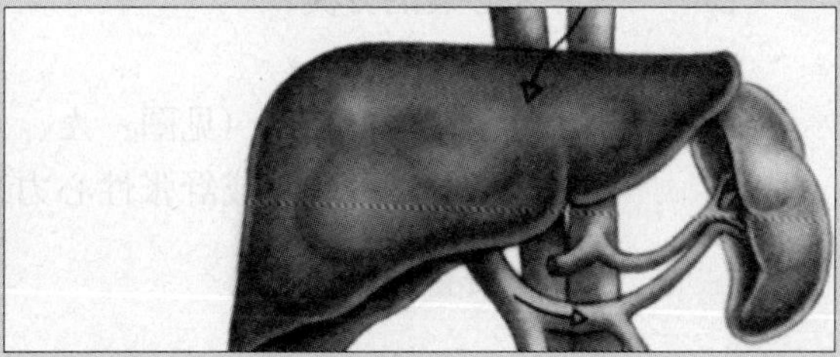

毛细血管压升高迫使过多的液体自毛细血管进入间质（见右图），引起组织水肿，特别是在下肢和腹部。患者可出现体重增加、指凹性水肿和夜尿增加。

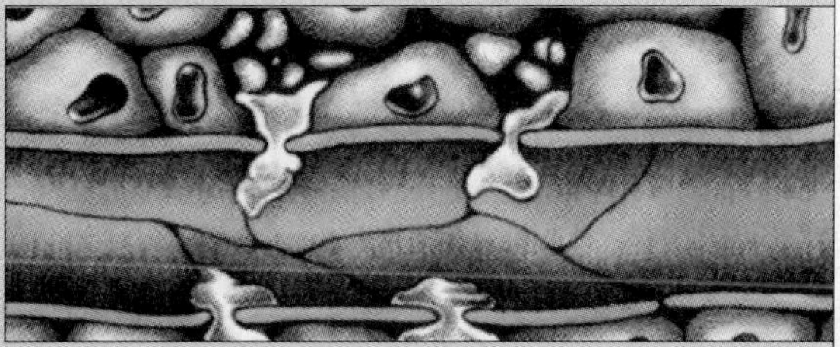

心衰的分类

根据病理生理学进行分类，分为左心衰或右心衰，收缩性心力衰竭或舒张性心力衰竭，急性或慢性心力衰竭。

右心衰或左心衰

右心衰是右心室收缩不良的结果。可能由急性右室梗死或肺栓塞引起。然而最常见的原因是左心衰造成的肺静脉回流受阻。

左心衰是左室收缩不良的结果，它可引起肺淤血、肺水肿、心输出量降低。左室心肌梗死、高血压、主动脉瓣和二尖瓣狭窄或关闭不全是常见原因。当左室泵功能持续减低时，血液聚积，反流至左房，继而回流至肺。进一步发展至肺水肿和右心衰。

收缩性心力衰竭或舒张性心力衰竭

收缩性心力衰竭：在收缩期左室不能泵入足够的血液至体循环，射血分数下降。其结果是血液回流至肺循环，肺静脉压力升高，心输出量降低。

舒张性心力衰竭：在舒张期左室不能松弛和正常充盈，心输出量下降。因此为了保持心输出量必须扩大左室容积。

急性心衰或慢性心衰

急性一词是指症状突然发作，无论代偿机制是否启动。典型的急性心衰，血容量正常或低，并未发生水钠潴留。

慢性心力衰竭：症状体征已经出现一段时间，代偿机制已发挥作用，血容量持续超负荷。药物、饮食变化、限制活动通常可以控制症状。

室也会发生。通常，首先出现左心衰。

心衰的分类：

- 急性或慢性
- 左心衰或右心衰（见图：*左、右心衰详解*）
- 收缩性心力衰竭或舒张性心力衰竭（见：*心衰的分类*）

生活质量

心衰的症状会限制患者日常生活的能力，有时严重影响生活质量。诊断和治疗技术的进步已经很大程度上改善了这些患者的预后。然而，预后仍然取决于原发病因和对治疗的反应。

令人气馁的困难

心衰的并发症包括心律失常、瓣膜疾病、精神状况改变、活动受限、多脏器功能不全（MODS），也可能出现死亡。

病因

引起心衰的心血管疾病包括：

- 动脉粥样硬化性心脏病
- 心肌梗死
- 高血压

- 风湿性心脏病
- 先天性心脏病
- 缺血性心脏病
- 心肌病
- 瓣膜疾病
- 心律失常

引起心衰的其他原因

引起心衰的非心血管疾病：

- 妊娠和分娩
- 环境温度和湿度增加
- 过于劳累或精神压力大
- 甲状腺毒症
- 急性失血
- 肺栓塞
- 严重感染
- 慢性阻塞性肺疾病（COPD）
- 高血容量
- 败血症

发病机制

患者的基础病因决定了心衰是急性发作还是隐匿发生。心衰通常与收缩期负荷过重或舒张期负荷过重及心肌受损有关。当心肌承受的压力达到一个阈值时，心肌收缩力减弱，心输出量降低。然而，静脉回流至心室的血流量仍保持原来水平。

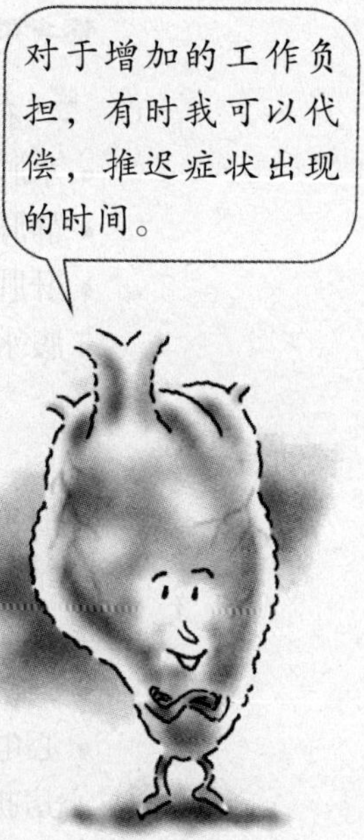

机体对心输出量减少的反应包括：

- 反射性交感神经活性增加
- 肾球旁细胞释放肾素
- 受影响的细胞改为无氧代谢
- 外周细胞增加氧摄取

代偿

当心室内血容量增加时，心脏开始代偿或者适应。在症状和体征出现前，心脏的代偿已经存在很长一段时间了。

- 短期代偿：随着舒张末期心肌纤维延长，心肌收缩力增加进行代偿（Frank-Starling 机制）。

• 长期代偿：通过心室肥厚增加心肌收缩力和向体循环泵血的能力。

临床表现

左心衰的临床征象包括：

- 呼吸困难，最初是劳力性呼吸困难
- 夜间阵发性呼吸困难
- 陈–施呼吸
- 咳嗽
- 端坐呼吸
- 心动过速
- 疲乏
- 肌无力
- 水肿和体重增加
- 易激惹
- 烦躁
- 注意力集中时间缩短
- 心室奔马律（心尖部闻及）
- 双侧捻发音

较少的临床表现

右心衰患者可出现：

- 水肿，开始为坠积性
- 静脉怒张
- 肝肿大
- 腹水

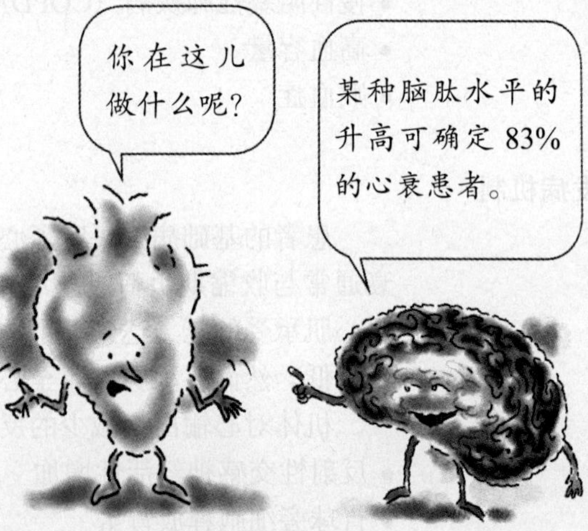
你在这儿做什么呢？
某种脑肽水平的升高可确定83%的心衰患者。

辅助检查

• 血液检查可发现血尿素氮（BUN）、肌酐（Cr）水平升高，血清去甲肾上腺素水平升高，如果肝功能受损，转氨酶及胆红素水平增高。

• 脑钠素水平升高，对心衰的特异性达83%。

• 心电图显示心脏扩大或心室扩大（缺血性改变），也可显示心房扩大、心动过速和期前收缩，这些均提示心衰。

• X线胸片可发现肺血管影增加、间质水肿、胸腔积液和心脏扩大。

• 多门电路探测扫描显示左心衰时射血分数下降。

• 左、右心衰患者通过心脏导管检查可发现心室扩张、冠状动脉闭塞和瓣膜疾病（例如主动脉狭窄）。

• 超声心动图和经食管内超声心动图检查可发现左、右心衰患者的心室肥厚、收缩力减弱和瓣膜疾病。动态观察心脏超声有助于评估患者对治疗的反应。

• 心肺运动试验可评估运动期间的心室工作状况，显示出对氧的摄取减弱。

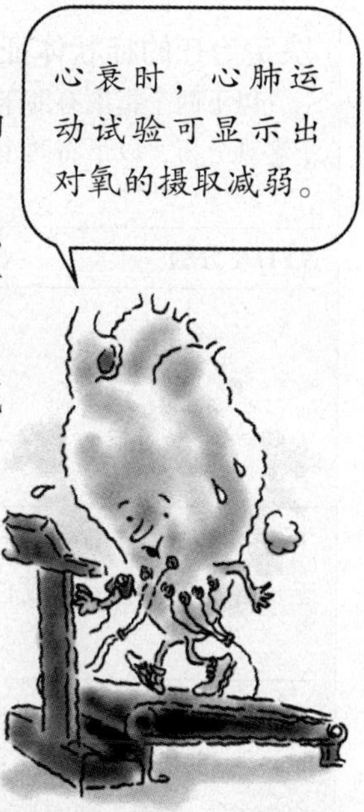
心衰时，心肺运动试验可显示出对氧的摄取减弱。

治疗

心衰的治疗可根据纽约心脏协会分级和 ACC/AHA 治疗指南而定。（见：决定治疗的症状体征分类）

治疗措施包括利尿剂，通过减少总血容量和循环系统淤血而减少前负荷。ACEI 类药物扩张容量血管、减少血管阻力进而减轻心脏负荷。不能耐受 ACEI 类药物的患者，可使用血管扩张剂。血管扩张剂通过减少心室流出道阻力、减少心脏后负荷，增加心输出量。

强心药物

地高辛增加心肌收缩力。β 受体阻滞剂可防止心脏重构（左室扩张和肥厚）。奈西立肽是一种人脑钠素，可增强利尿剂作用，减少后负荷。正性肌力药物如静脉用多巴胺或多巴酚丁胺，仅适用于终末期心脏病或等待安装左心室辅助装置及心脏移植的患者。

休息和运动

患者必须休息和活动相交替，低盐饮食，少量多餐。应穿抗血栓袜子，阻止静脉淤滞和血栓栓塞形成。医生也可以开医嘱给予吸氧治疗。

外科治疗不确信

经过生活方式改变和药物治疗后，如果患者心衰改善不明显，可以外科治疗，尽管这一点是有争议的。如果瓣膜性心脏病患者经常发生急性心衰，则应进行瓣膜置换术。由于缺血引

决定治疗的症状体征分类

以下两个指南有助于指导心衰患者的治疗，纽约心脏协会（NYHA）分级基于心功能，ACC/AHA 治疗指南基于客观分析，以下将两个指南进行对比。

NYHA 分级	ACC/AHA 治疗指南	建议
	A 期：患者有心衰高危因素，但没有器质性心脏病或心衰的症状和体征	• 治疗高血压、脂质代谢异常、糖尿病 • 戒烟，规律运动 • 限酒，禁用违禁药物 • 如果有指征，使用 ACEI 类药物
Ⅰ级：一般体力活动不引起疲乏、心悸、呼吸困难或心绞痛	B 期：有器质性心脏病，但没有心衰的症状和体征	• 所有 A 期的治疗 • ACEI 类药物（除非有禁忌证） • β 受体阻滞剂（除非有禁忌证）
Ⅱ级：体力活动轻度受限但安静时无症状，日常体力活动引起疲乏、心悸、呼吸困难或心绞痛 Ⅲ级：体力活动明显受限但安静时常无症状，轻微活动即可引起疲乏、心悸、呼吸困难或心绞痛	C 期：有器质性心脏病，以前或现在有心衰的症状和体征	• 所有 A、B 期的治疗 • 低盐饮食 • 利尿剂 • ACEI 类药物 • 避免或停用抗心律失常药物、大多数钙通道阻滞剂、非甾体抗炎药 • 药物治疗包括醛固酮受体拮抗剂、血管紧张素受体阻滞剂、盐酸肼屈嗪、硝酸酯类、地高辛 • 双心室起搏或植入除颤器（某些患者）
Ⅳ级：患者不能从事任何体力活动，安静时有症状，活动后症状加重	D 期：终末期需要专门治疗策略，例如机械循环支持，持续静注正性肌力药物或心脏移植	• 所有 A、B、C 期的治疗 • 临终护理 • 特殊治疗：如心脏移植、慢性离子疗法、永久性机械辅助装置、外科手术治疗或药物治疗

起的心衰，可行 CABG、PTCA 或支架置入术治疗。

Dor 手术，也称部分左室切除或心室重构，是将坏死的心肌切除减少肥厚心室的形态，因而使心脏有效泵血。严重心衰患者将会受益于心室辅助装置或心脏移植。植入式心脏除颤器治疗致命性心律失常。可植入双腔起搏器以使心室同步收缩。

护理措施

- 需要一支技术熟练、团结协作的队伍，包括一名心内科医生、一名心外科医生、一名营养师、物理治疗和职业治疗师、心脏康复团队和社会服务人员。
- 经常监测 BUN、血清肌酐、钾、钠、氯、镁和 BNP 水平。
- 增强坚持按照医嘱饮食重要性的认识。如果医嘱要求限制液体量，安排双方可接受的时间表，定时饮用。
- 每日测量体重以估计有无液体负荷过重。
- 为防止血管充血造成深静脉血栓形成，可帮助患者进行肢体关节活动范围练习。被迫卧床休息的患者，应穿抗静脉血栓形成的袜子。观察小腿疼痛和触痛。定期活动以提供休息时间。
- 评估患者。成功康复包括呼吸音清、正常心音、血压正常、无呼吸困难和水肿。患者应该从事日常活动，保持正常体重。

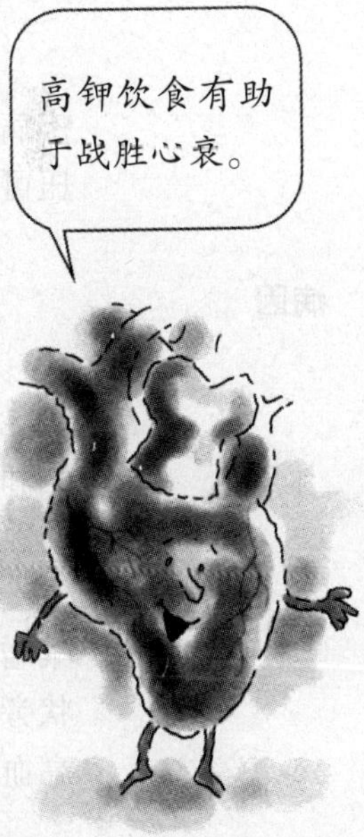

限钠，补钾

- 教患者如何改变生活方式。建议避免高钠饮食，以防止液体量过多。解释使用利尿剂可造成低钾，且必须按医嘱补钾治疗，同时吃含钾丰富的食物。强调常规检查的必要、活动和休息保持平衡的益处。
- 强调按医嘱正确服用强心苷药物的重要性，告诉患者观察和报告毒性反应的征象。
- 告知患者如果他的脉搏变得不规则或小于 60 次 / 分，或出现头晕、视物模糊、呼吸短促、夜间阵发性呼吸困难、踝部水肿或尿量减少，每周体重增长 1.5～2.5kg 时，应通知医生。
- 记录生命体征、出入量、每日体重。记录心脏和呼吸状况、对治疗的反应。记录对患者进行的宣教和患者对宣教的理解。

高血压

高血压是指收缩压或舒张压间断或持续升高。原发性（特发性）高血压是最常见的类型；继发性高血压是由其他疾病引起的血压升高；恶性高血压是严重的、突然发生的高血压，常分为两型。

血压分类

按收缩压（SBP）和舒张压（DBP）分类。

血压分类	正常	高血压前期	1期	2期
SBP（mmHg）	＜120	120～139	140～159	≥160
	和	或	或	或
DBP（mmHg）	＜80	80～89	90～99	≥100

血压可分为正常、高血压前期、高血压1期和高血压2期，高血压的严重程度有助于指导治疗。（见表：血压分类）

高血压可导致其他心血管疾病

未控制的高血压可导致卒中、心肌梗死、心衰、外周动脉疾病、视网膜病、肾衰竭。在出现并发症之前发现并治疗高血压可改善患者预后，血压重度升高可致命。

病因

科学家们尚未能确定原发性高血压的单一病因，血压升高可能是多种因素相互作用的结果，这些因素可能包括肾脏调控钠和细胞外液、醛固酮分泌和代谢、去甲肾上腺素分泌和代谢的改变。

继发性高血压可由肾血管疾病、嗜铬细胞瘤、原发性醛固酮增多症、Cushing综合征、甲状腺功能障碍、垂体病变、甲状旁腺病变引起。主动脉缩窄、妊娠和神经系统疾病也可引起高血压。

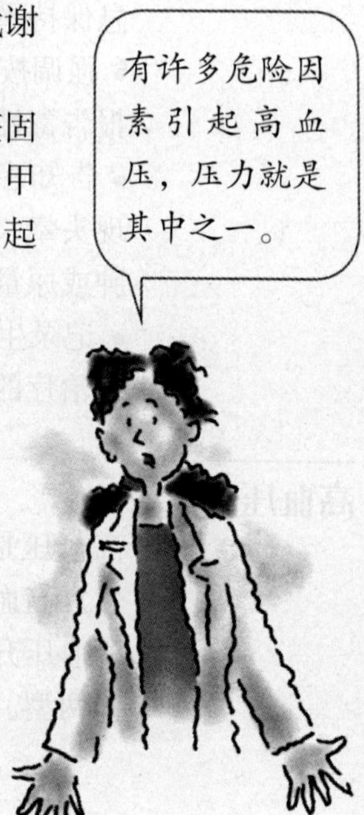
有许多危险因素引起高血压，压力就是其中之一。

高血压的危险因素

某些因素可增加发生高血压的可能性，这些因素包括：

- 高血压家族史
- 种族（黑人多见）
- 性别（男性较绝经期女性风险高）
- 糖尿病
- 压力
- 肥胖
- 摄入高饱和脂肪或高钠饮食

- 吸烟
- 避孕药
- 久坐的生活方式
- 高龄

发病机制

原发性高血压病开始为良性病变，起病隐匿，缓慢进展至恶性状态，如果不治疗，即使轻症病例也可引起严重并发症和死亡。

血压为什么升高

有一些理论用于解释高血压的发生（见图：血管损伤），这些理论包括：
- 动脉血管床变化引起阻力增加。
- 起源于血管运动中枢的感觉神经系统的张力异常增加引起外周血管阻力增加。
- 肾脏或激素异常引起的血容量增加。
- 遗传因素引起的血管壁增厚，导致外周血管阻力增加。

血管损伤

持续高血压引起血管损伤，损伤开始于负责血管收缩/舒张的部位，下图说明了损伤是如何发生的。

动脉内压增加损伤内皮细胞膜。 血管紧张素使血管内膜收缩，使血浆渗入内皮间隙。 血浆成分沉积在血管壁引起中膜坏死。

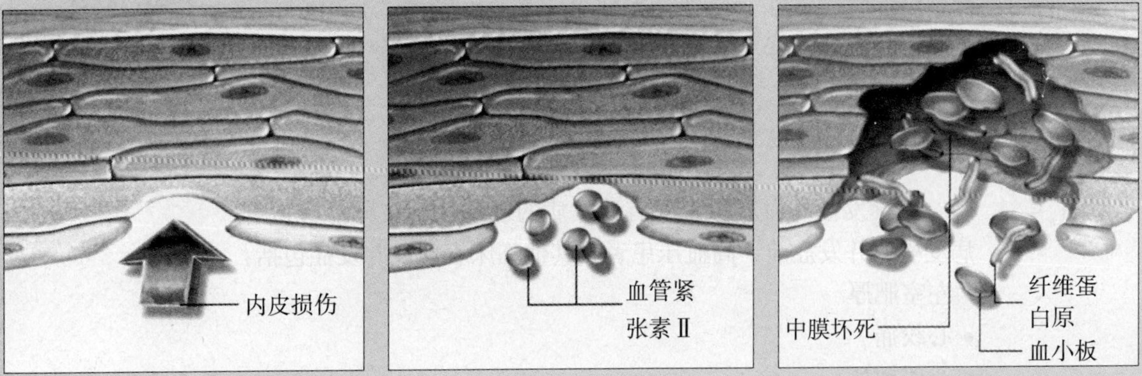

• 肾素释放异常使血管紧张素Ⅱ增加，后者可收缩血管增加血容量。

继发性高血压的病因不简单

继发性高血压的病理生理与原发病有关，如下列疾病：

• 最常见的继发性高血压病因是慢性肾脏疾病、慢性肾小球肾炎和肾血管狭窄引起的肾脏损伤使钠排出和肾脏灌注减少，激活肾素-血管紧张素-醛固酮系统，这些均可使血压升高。

• Cushing 综合征：皮质激素增加肾脏钠潴留，使血管紧张素Ⅱ水平增加，血管对去甲肾上腺素的反应增加，这些因素导致了血压升高。

• 原发性醛固酮增多症：通过增加血容量，改变血管壁内钠浓度，在非常高的浓度时使血管收缩（增加血管阻力），使血压升高。

• 嗜铬细胞瘤是嗜铬细胞的分泌性肿瘤，常位于肾上腺髓质，由于肾上腺素和去甲肾上腺素的分泌增加而引起高血压，肾上腺素的主要作用是增加心肌收缩力和心率，而去甲肾上腺素主要增加外周血管阻力。

临床表现

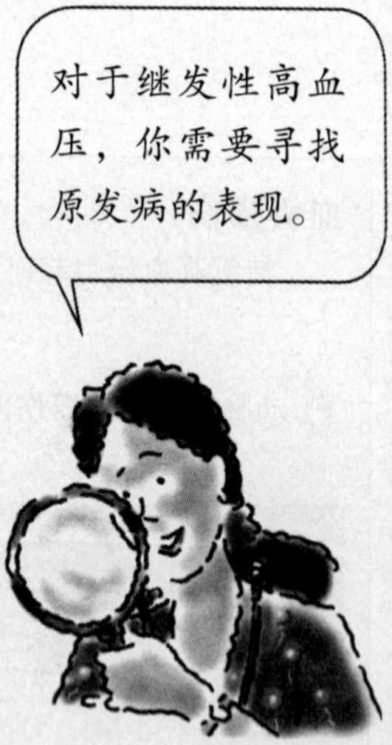

症状和体征包括：

• 初诊后2次或多次随诊，每次随诊测量2次或2次以上血压均高
• 枕部搏动性头痛（尤其晨起后）
• 困倦
• 意识模糊
• 视力障碍
• 恶心

并发症

除继发性高血压患者除有原发病的表现外，在靶器官血管病变引发并发症前，高血压患者无其他临床表现，并发症包括：

• 左室肥厚
• 心绞痛
• 心肌梗死
• 心力衰竭

- 卒中
- 短暂性脑缺血发作
- 肾病
- 外周动脉疾病
- 视网膜病变

辅助检查

结合病史，下列检查项目可帮助判断易感因素和原发病因：

- 尿中出现蛋白质、红细胞和白细胞提示肾小球肾炎。
- 血糖水平升高提示糖尿病。
- 贫血引起的高心输出量可导致高血压。I 型红细胞增多症增加高血压和卒中的危险。
- 总胆固醇和低密度脂蛋白水平升高增加动脉粥样硬化的危险。
- 排泄性尿路造影发现肾萎缩提示慢性肾脏疾病，一侧肾较对侧肾短 1.5cm 提示单侧肾脏病变。
- 血清钾低于 3.5mEq/L 提示肾上腺功能障碍（原发性醛固酮增多症）。
- BUN 水平正常或升高超过 20mg/dl，Cr 水平正常或升高超过 1.5mg/dl 提示肾脏疾病。

确定有无心脏损害

另外一些检查可确定心血管系统损害及其他并发症。

- 心电图可揭示左室肥厚或心肌缺血。
- 超声心动图可发现左室肥厚。
- 胸部 X 线片可显示心脏扩大。

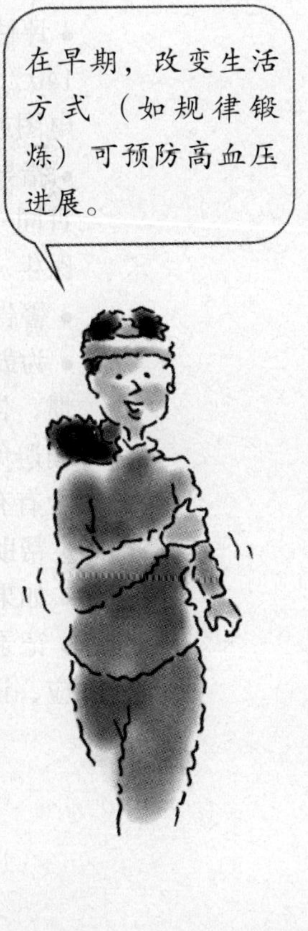
在早期，改变生活方式（如规律锻炼）可预防高血压进展。

治疗

继发性高血压的治疗包括纠正原发病因和控制高血压，虽然原发性高血压不能治愈，但改变生活方式和药物治疗有助于控制血压。

改变需要时间

高血压前期意味着需进行有关改变生活方式的教育并预防发展成为高血压。所有患者均应开始改变生活方式。生活方式改变的内容包括：饮食、掌握放松技巧、定期锻炼、戒烟、限制饮酒、控制钠盐和饱和脂肪的摄入。

药物治疗

是否需要药物治疗取决于血压水平和是否存在靶器官损害或其他危险因素，无并发症的高血压药物治疗首选噻嗪类利尿剂、ACEI、β受体阻滞剂。其他抗高血压药物包括血管紧张素Ⅱ受体阻滞剂、α受体阻滞剂、直接小动脉扩张剂、钙通道阻滞剂。（见图：抗高血压治疗）

护理措施

- 需要技术娴熟团队的通力协作，其中包括心脏病专家、护理专家和心脏康复团队。
- 如果高血压患者来诊，询问是否在按医嘱服用药物。如果未服用，帮助查找依从性差的原因，如果患者无力支付药费，将他们转至适当的社会服务机构，如果药物的不良反应严重，应更换药物。
- 所有高血压患者均应接受常规筛查，特别是高危患者。
- 评估患者，成功控制高血压的标志是：休息时血压水平低于140／90mmHg，能够耐受体力活动，扩大的左室缩小（经心电图或X线胸片证实）。
- 指导患者使用自测血压装置，并记录读数，测量血压应在每日同一时间进行，每周至少测量两次，将结果告知患者的全科医生。
- 警告患者控制不良的高血压可引起卒中、心肌梗死或肾衰。
- 为鼓励患者依从抗高血压治疗，建议患者养成每日服药的习惯，告知患者报告药物的不良反应，记录药物的疗效。劝说他们避免含高钠的抗酸剂和治疗感冒鼻塞的非处方药，这些药物含有有害的缩血管成分。
- 帮助患者检查和改变生活方式，鼓励必要的饮食改变。
- 如果患者吸烟，鼓励戒烟并将其介绍给一个戒烟组织。
- 记录生命体征和出入量，注意心脏和呼吸情况及对治疗的反应，记录对患者的宣教情况和患者对宣教的理解情况。

抗高血压治疗

下列流程是基于国家高血压诊断评估治疗联合委员会提倡的抗高血压治疗方法。

疑似高血压或已确诊高血压

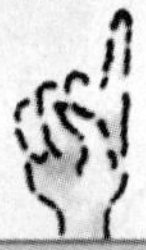

- 获取基线血压读数
- 告知患者改变生活方式（减轻体重，减少酒精摄入，增加体力活动，限盐，戒烟）

反应如何？ 好 → 继续治疗和监测血压

不好 ↓

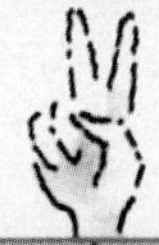

- 继续让患者改变生活方式，争取家族成员或社会组织的支持。
- 准备开始药物治疗。
- 无并发症的高血压1期患者可选用噻嗪类利尿剂、ACEI、血管紧张素受体阻滞剂（ARB）、β受体阻滞剂（BB）、钙通道阻滞剂（CCB），也可联合用药。
- 告知患者有关药物治疗的知识。
- 观察药物不良反应的症状和体征。
- 无并发症的2期高血压患者应两药联用（通常的组合为：噻嗪类利尿剂+ACEI、ARB、BB或CCB）。
- 如果患者有下列适应证选用：心力衰竭－利尿剂、BB、ACEI、ARB或醛固酮受体拮抗剂；心肌梗死后－BB、ACEI或醛固酮受体拮抗剂；冠心病高危－利尿剂、BB、ACEI或CCB；糖尿病－利尿剂、BB、ACEI、ARB或CCB；慢性肾脏疾病－ACEI或ARB；预防卒中复发－利尿剂或ACEI。

反应如何？ 好 → 继续治疗和监测血压

不好 ↓

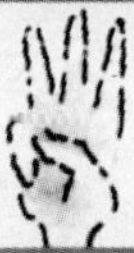

- 改变药物种类（加上第二或第三种抗高血压药，如以前未服用加上利尿剂）
- 继续监测血压
- 观察药物不良反应的症状体征

来源：U. S. Department of Health and Human Services；National Institutes of Health；National Heart, Lung, and Blood Institute. *The Seventh Report of the Joint National Committee on Detection, Evaluation and Treatment of High Blood Pressure*（*JNC 7*）. Washington D. C. :Government Printing Office, 2003.

肺动脉高压

肺动脉高压是指肺动脉压持续升高（>25mmHg）。肺动脉高压的并发症包括右心衰和左心衰、瓣膜疾病、低氧血症、心律失常和死亡。

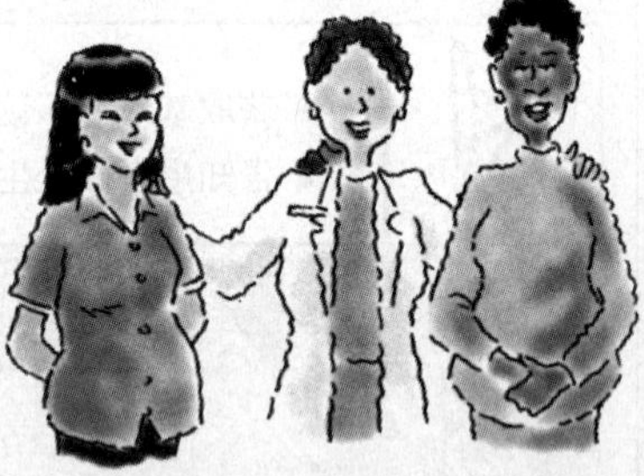

病因

原发性（特发性）肺动脉高压的病因不清，在20～40岁的妇女中最为常见，通常在病后3～4年内死亡，妊娠期妇女死亡率最高。

心肺疾患导致的肺动脉高压

继发性肺动脉高压源于心肺疾患，心脏病因包括：

- 左心衰
- 室间隔缺损
- 显著的动脉导管未闭

肺部病变包括：

- 慢性阻塞性肺疾病（COPD）
- 由于低氧、酸中毒引起的肺动脉血管床收缩
- 肺动脉栓塞
- 硬皮病

继发性肺动脉高压也可发生于携带人类免疫缺陷病毒的患者，这一点有待研究。

发病机制

在原发性肺动脉高压，肺动脉的内膜增厚，管腔狭窄，弹性减退，血管阻力增加。

引起肺泡破坏或胸壁不能充分扩张以使血液进入肺泡的病变可导致肺泡低通气，通气减少使肺血管阻力增加。

由通气/血流比值失调所致的低氧血症可引起血管收缩，进一步增加血管阻力并导致肺动脉高压。

不予治疗的后果

如果肺动脉高压患者未接受治疗，其后果如下：
- 动脉中膜的平滑肌层增厚，使弹性进一步减退。
- 肺动脉增高的压力传递到右心室（右心室供应肺动脉血）。
- 心室肥厚并最终出现心衰（肺源性心脏病）。
- 由肥厚引起的弹性下降可引起心律失常。

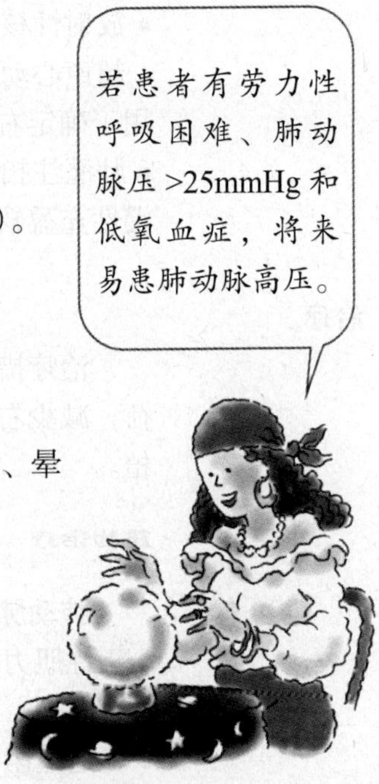
若患者有劳力性呼吸困难、肺动脉压>25mmHg和低氧血症，将来易患肺动脉高压。

临床表现

肺动脉高压患者典型的主诉是劳力性呼吸困难、无力、晕厥和疲乏。

视、触、听

肺动脉高压的症状和体征有：
- 心动过速
- 轻度用力即感呼吸困难
- 血压降低
- 意识状态变化，从坐立不安到易激惹甚至意识混乱
- 右侧心衰的征象，如腹部静脉或颈静脉怒张
- 可触及右心室搏动，颈动脉搏动减退
- 可发生外周性水肿
- 膈肌运动及呼吸运动减弱
- 心尖搏动移位越过锁骨中线
- 收缩期喷射性杂音，S_2宽分裂，可闻及S_3、S_4，呼吸音减弱，可闻及高调哮鸣音

辅助检查

- 动脉血气分析提示低氧血症。
- 心电图变化与右室肥厚相符，包括电轴右偏、下壁导联P波高尖。
- 心导管检查发现肺动脉压升高，收缩压超过25mmHg，如果原发病因为左房黏液瘤、二尖瓣狭窄、左心衰时，PAWP升高，否则PAWP正常。
- 肺动脉造影用于确定肺血管的充盈缺损。
- 肺功能检查可发现阻塞性肺疾病显示通气量下降、残气量增加，发现限制性疾病显示肺总容量下降。

• 放射性核素检查可发现左、右心功能异常。
• 超声心动图检查可用于评估室壁运动、瓣膜功能不全，也可用于确定右室扩大、间隔形态异常、左室腔缩小。
• 肺灌注扫描可正常，也可出现与肺动脉栓塞不同的片状或弥漫性充盈缺损。

治疗

治疗措施包括氧疗以纠正低氧血症，限制液体以减轻前负荷，减少右室负荷，严重的不可逆病变的患者可能需要心脏移植。

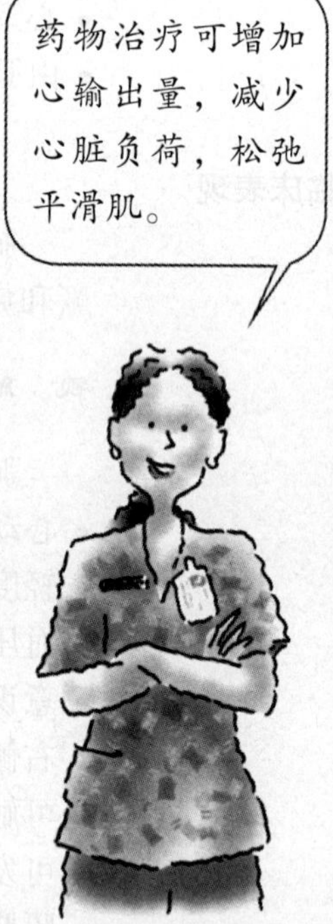
药物治疗可增加心输出量，减少心脏负荷，松弛平滑肌。

药物治疗

肺动脉高压患者可服用下列药物：
• 正性肌力药物，如地高辛，以增加心输出量。
• 利尿剂，以减少血管内容量和静脉回流。
• 钙通道阻滞剂和其他扩血管药（可能包括持续输注扩血管药物），以减少心脏负荷和氧耗。
• 支气管扩张剂，以松弛平滑肌开放气管。
• β受体阻滞剂，以减轻心脏负荷，改善供氧。
• 对合并高凝状态者给予抗凝治疗。

护理措施

• 需要技术娴熟团队的通力合作，包括心脏病专家、护理专家和心脏康复人员。
• 评估心肺情况，听诊心音和呼吸音，认真查找心衰的体征包括 S_3、杂音、水泡音。监测生命体征、氧饱和度和心律。
• 根据患者的情况可每2小时或更短时间评估血流动力学状态一次，包括PAP和PAWP，发现变化及时报告。
• 监测出入量和每日体重增加情况，按医嘱限制液量。
• 按医嘱给予药物以促进心肺功能，观察潜在的药物不良反应，如利尿剂和β受体阻滞剂引起的直立性低血压。

• 按医嘱吸氧，定时护理以免干扰休息。

• 告知患者的诊断、诊断检查及治疗。

• 告知患者服用的药物、治疗措施和可能的不良反应，告知患者哪些情况应通知医生。

• 监督饮食和限制液体情况。

• 告知患者心衰的症状和体征。

• 记录心脏和呼吸情况、生命体征、每日体重。注意患者对治疗的反应，记录患者对宣教的理解情况。

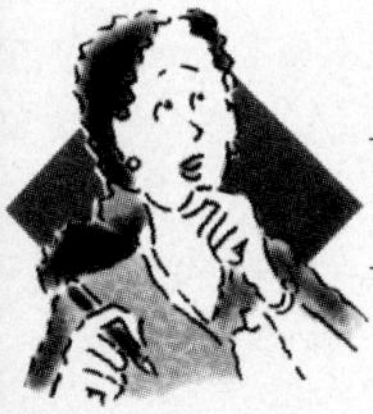

快速测验

1．涉及急性冠脉综合征的 3 个危险因素包括：

A．吸烟，心脏病家族史，糖尿病

B．家族史，糖尿病，积极的生活方式

C．吸烟，糖尿病，高密度脂蛋白水平高

D．低体重，吸烟，高密度脂蛋白水平低

答案：A。急性冠脉综合征的危险因素包括心脏病家族史、肥胖、吸烟、高脂和高碳水化合物饮食、久坐的生活方式、绝经、压力、糖尿病、高血压、高脂血症。

2．最常见的猝死病因是：

A．心肌病

B．肺动脉高压

C．心衰

D．冠脉疾病

答案：D。冠脉疾病是猝死最常见的病因，心肌病居第二位。

3．左心衰的临床征象包括：

A．呼吸困难和心动过缓

B．心动过速和坐立不安

C．呼吸困难和心动过速

D．坐立不安和咳嗽

答案：C。左心衰的临床征象包括开始劳力性呼吸困难、夜间阵发性呼吸困难、潮式呼吸、咳嗽、端坐呼吸、心动过速、疲乏、肌肉无力。

4．高血压前期的治疗措施是：

A．利尿剂

B．教育改变生活方式

C．β受体阻滞剂

D．血管紧张素转换酶抑制剂

答案：B。高血压前期的治疗，是进行改变生活方式的教育，防止发展成高血压。生活方式改变包括：饮食、掌握放松技巧、规律锻炼、戒烟、限制饮酒、限制钠盐和饱和脂肪酸的摄入。

得分

☆☆☆ 如果4个问题全部正确，太神奇了！你已掌握了心肌梗死的知识。

☆☆ 如果正确回答了3个问题，太好了！你已掌握了高血压的知识。

☆ 如果正确回答的问题少于3个，不要紧张！从心衰到肺动脉高压，有许多知识要学。

（白新明　译　杨小星　校）

9

第九章　血管疾病

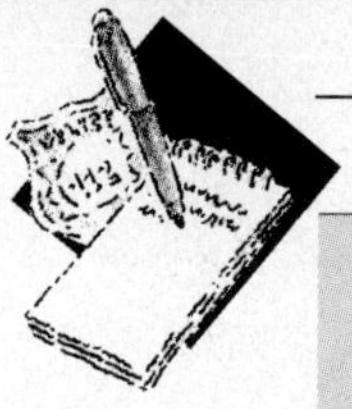

要点

在本章中，你将学习：

- ◆ 影响心脏血管的疾患
- ◆ 与这些疾患相关的病理生理及治疗
- ◆ 每种疾患的诊断试验、结果评估及护理措施

血管疾患概述

血管疾患可影响动脉、静脉或动静脉血管同时受累。动脉疾患包括：①动脉瘤，其病因是动脉壁变薄弱；②动脉闭塞性疾病，最常见的是由动脉粥样硬化致动脉管腔变窄。血栓性静脉炎源于炎症或静脉闭塞。

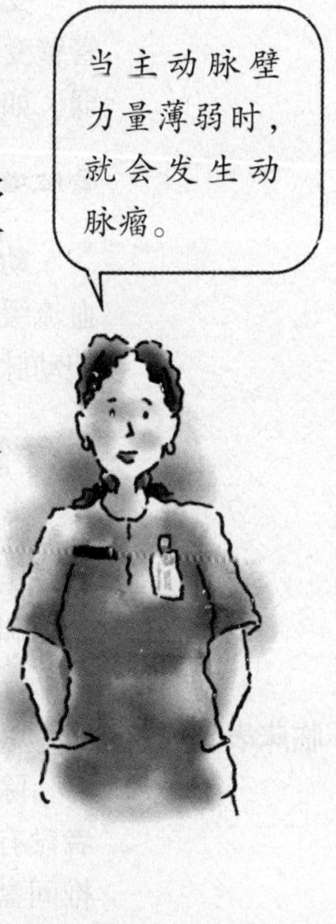

主动脉瘤

主动脉瘤是一种薄弱动脉壁的异常扩张。典型的动脉瘤多发生在肾动脉和髂动脉之间的腹主动脉，但胸主动脉也可受累。

并发症

主动脉瘤主要的并发症包括出血、心肌梗死、肾衰竭、栓塞、脑供血不足、循环衰竭或死亡。

病因

主动脉瘤的确切病因仍不清楚，但有一些危险因素，包括：

- 年龄超过55岁
- 高血压史
- 吸烟
- 动脉粥样硬化
- 结缔组织病
- 糖尿病
- 创伤
- 遗传
- 男性

发病机制

动脉瘤源于动脉壁中层病变（内中膜或中层），当血管中层的弹性纤维和胶原受损时，发生局部扩张和延长，其结果是中层断裂、弹性丧失，平滑肌细胞减少，管壁变薄。

管腔越来越薄

变薄的血管壁可含有钙沉积和动脉粥样硬化斑块，这使血管壁变得脆弱。随年龄增长，血管壁弹性下降，管壁进一步薄弱。如果合并高血压，血流缓慢，可导致缺血和进一步薄弱。

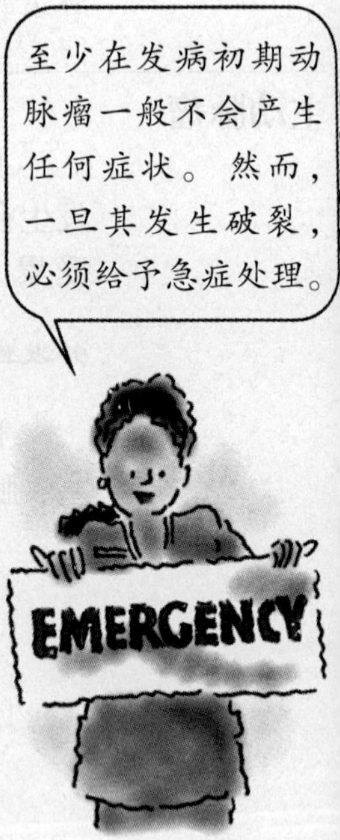
至少在发病初期动脉瘤一般不会产生任何症状。然而，一旦其发生破裂，必须给予急症处理。
EMERGENCY

管腔增宽，血流减慢

动脉瘤开始形成时，管壁的侧压力升高，致血管腔变宽，血流缓慢。在扩张的区域会形成血栓。随时间推移，机械压力使动脉瘤扩张。

血流动力学作用

血流动力学可能起一定作用，搏动压作用于薄弱的血管壁上并压迫血管壁的滋养层血管。在主动脉瘤，这可引起主动脉迂曲和扭曲。

临床表现

除非动脉瘤增大并压迫周围组织，否则大多数主动脉瘤患者没有症状。大动脉瘤可产生一些类似心肌梗死、肾结石、腰椎间盘疾患、十二指肠受压的症状和体征。

何时出现症状

通常，当动脉瘤发生破裂、扩张、血栓形成、栓塞或压迫周围组织时，患者出现症状。如果患者存在控制不佳的高血压或动脉瘤大于 6cm 时更易发生动脉瘤破裂。当动脉瘤出现渗出或破裂时，患者会出现严重的剧烈的撕裂样疼痛。

腹主动脉瘤

腹主动脉瘤的患者可能有：

- 全腹持续性剧痛
- 不受活动影响的下后背部疼痛
- 胃或腹部胀满感
- 脐周搏动性肿物（如患者不肥胖）
- 在腹主动脉处可闻及收缩期杂音
- 股动脉搏动
- 低血压（伴动脉瘤破裂）

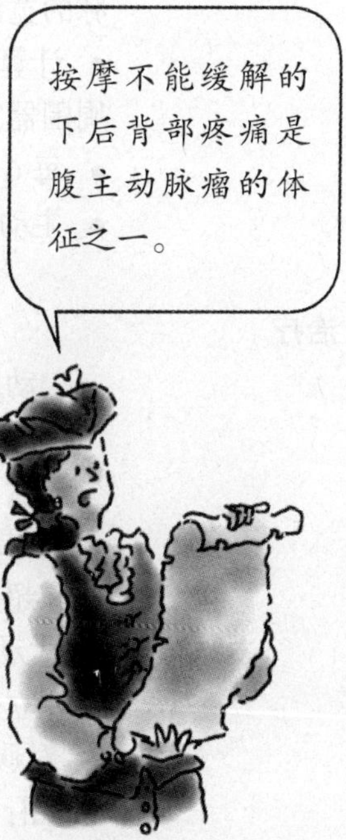
按摩不能缓解的下后背部疼痛是腹主动脉瘤的体征之一。

胸主动脉瘤

如怀疑患者有胸主动脉瘤，可能有如下表现：

- 主诉胸骨后疼痛，可能放射到颈、背、腹或肩部
- 声嘶或咳嗽
- 吞咽困难
- 呼吸困难
- 咯血
- 呕血
- 双上肢血压和脉搏不等
- 主动脉瓣关闭不全的杂音

急性扩张

当主动脉瘤急性扩张时，可有以下表现：

- 重度高血压
- 神经系统变化
- 新出现的主动脉瓣关闭不全的杂音
- 右侧胸锁部隆起
- 颈静脉充盈
- 气管移位
- 急性心衰
- 胸部或后背部剧烈撕裂样疼痛

辅助检查

许多动脉瘤是在体检时或在检查其他医学问题时被偶然发

现的，没有特异的实验室检查可用于诊断主动脉瘤。然而，下列检查对诊断动脉瘤有所帮助：

- 如血流向动脉瘤外渗漏，全血细胞计数可显示白细胞增多，血红蛋白和血细胞比容下降。
- 腹部超声或超声心动图检查可用于明确动脉瘤的大小、形状、长度和位置。
- 经食管超声心动图可显示胸主动脉，常与多普勒血流检查相结合提供有关血流的信息。
- 胸部或腹部的正侧位 X 线片可用于检查主动脉钙化和主动脉的宽度。
- 计算机断层扫描和核磁共振检查可揭示动脉瘤的大小及对周围器官的影响。
- 每 6～12 个月常规超声检查可显示小动脉瘤的生长情况。
- 主动脉造影术可用于估计主动脉瘤的尺寸及内脏血管的情况。

治疗

动脉瘤的治疗通常涉及手术及适当的药物治疗。

通常应将主动脉瘤切除，并用血管或涤纶血管取代切除部分。然而，应常记下列原则：

- 如果动脉瘤小且尚未引起症状，可推迟手术治疗，定期体检和超声检查以监测其进展。
- 大动脉瘤和那些产生症状的动脉瘤，随时有破裂的危险，需要立即修补。
- 对腹主动脉瘤的患者，血管内膜移植或许是一种选择。（见图：血管内膜移植修补腹主动脉瘤）
- 用药物控制血压，缓解焦虑，控制疼痛。

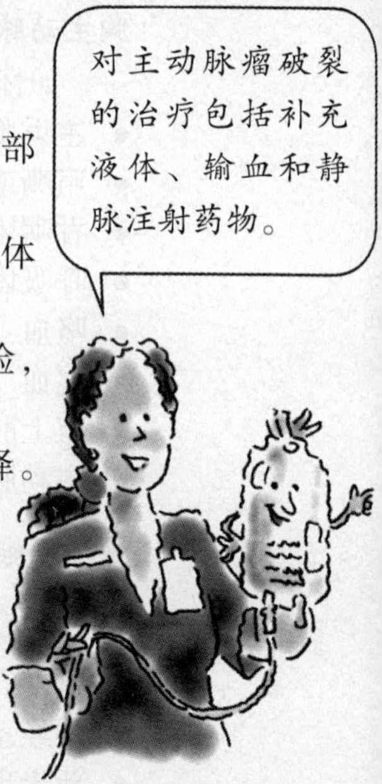
对主动脉瘤破裂的治疗包括补充液体、输血和静脉注射药物。

对主动脉瘤破裂要快速反应

主动脉瘤破裂是一种要求立即治疗的急症，包括：

- 补充液体和输血。
- 静脉注射普萘洛尔以降低心肌收缩力。
- 静脉注射硝普钠以降低血压，控制收缩压在 90～100mmHg 水平。

血管内膜移植修补腹主动脉瘤

血管内膜移植修补是一种损伤小的操作，可使血管壁得到加固以防止腹主动脉瘤扩张和破裂。手术过程可在局部麻醉或全身麻醉下进行。

患者术后第一天即可下床行走，在医院观察 1～3 天即可。

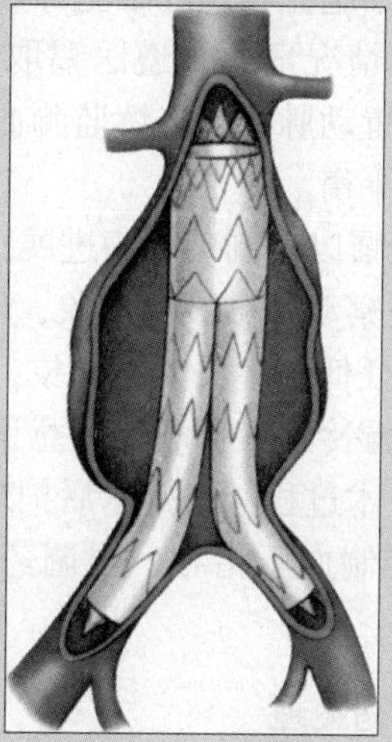

- 给予止痛药以缓解疼痛。
- 留置动脉导管和导尿管以监测患者术前状况。

护理措施

- 需要技术精湛的医务人员通力合作，包括急救人员、心血管外科医师、营养师和物理治疗师。
- 监测患者的生命体征，尤其是血压情况，应根据病情，每 2～4 小时或更短时间测量一次。监测血压和肢端脉搏并不断进行双侧比较，如收缩压相差 10mmHg 以上，应立即通知医生。
- 应反复评估心血管系统情况，包括心率、心律、心电图和心肌酶水平。心肌梗死是最常见的并发症。
- 采血检测血尿素氮、肌酐、电解质以评估肾功能；记录出入量，依患者情况必要时以每小时为单位记录。

● 监测全血细胞计数以发现失血的证据，包括血红蛋白水平下降、血细胞比容及红细胞计数。

● 如患者情况危急，遵医嘱取动脉血做动脉血气分析，监测心率，留置动脉导管连续监测血压，留置肺动脉导管以评估血流动力学平衡。

● 执行医嘱以控制动脉瘤进展，如有疼痛给予止痛药。

● 严密观察动脉破裂的迹象，因为可能是突然发生且致命的。严密观察任何急性失血的迹象：血压下降、脉搏及呼吸频率增快、皮肤湿冷、坐立不安及意识水平下降。

● 解释手术过程并安排术后护理。

● 加强控制血压指导，强调药物和饮食治疗的重要性，应戒烟。

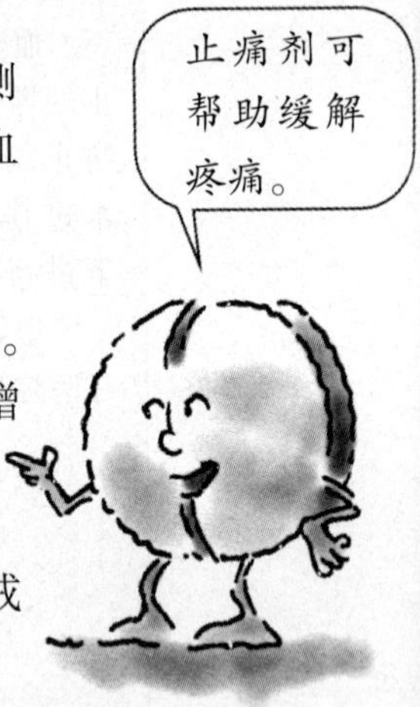

发生破裂的处理

● 如发生破裂，置入大口径静脉导管，补充液体，同时遵医嘱经静脉应用硝普钠，维持平均动脉压 70～80mmHg；经静脉应用普萘洛尔（为降低左心室射血分数）直至心率维持在 60～80 次 / 分。预期每 4～6 小时追加额外剂量直至能口服药物为止。

● 如患者感觉剧痛，遵医嘱静脉给予吗啡 2～10mg。

● 准备实施急症手术。

术后处理

● 应用硝普钠或硝酸甘油，调整滴速维持血压在正常水平。

● 认真完成肺部护理，包括吸氧、胸部理疗、深呼吸。

● 提供持续的心脏监护。

● 记录每小时尿量。

● 保持鼻胃管开放以保证胃肠减压。

● 反复行肢端多普勒检查以评价修复的脉管情况及是否出现栓塞。

● 检查动脉灌注不足的迹象，如疼痛、麻木、苍白、无脉、瘫痪和温度变化（湿冷）。

● 建议患者限制活动，直至得到医生允许之前不要推、拉、拽重物。

● 记录心脏、呼吸和神经血管状态，伤口情况及护理，出入量，生命体征和血流动力学参数。对患者进行宣教及患者对宣教的理解情况均应记录在案。

动脉闭塞性疾病

动脉闭塞性疾病是动脉粥样硬化和炎症最常见的并发症。可能影响到大的血管，如主动脉及其分支、椎动脉、无名动脉、锁骨下动脉、肠系膜动脉、肾动脉或外周动脉等，急性或慢性发生。男性较女性发病率高。（见图：大动脉可能闭塞的部位）

动脉闭塞性疾病主要的并发症包括肢体瘫痪、坏疽、截肢、感染和死亡。

病因

动脉闭塞性疾病的致病危险因素包括吸烟、高龄、高血压、高血脂、糖尿病或有血管病家族史、心肌梗死或卒中。

病因包括：

- 栓塞形成
- 血栓形成
- 动脉壁的粥样硬化病变

发病机制

在动脉闭塞性疾病，大动脉和其主要分支管腔闭塞或狭窄，导致血流中断，多发生于下肢和足部。

部位及时间

预后取决于闭塞的部位，为代偿血流减少而形成侧支循环，在急性病例，侧支循环的形成取决于闭塞与再通的时间间隔。

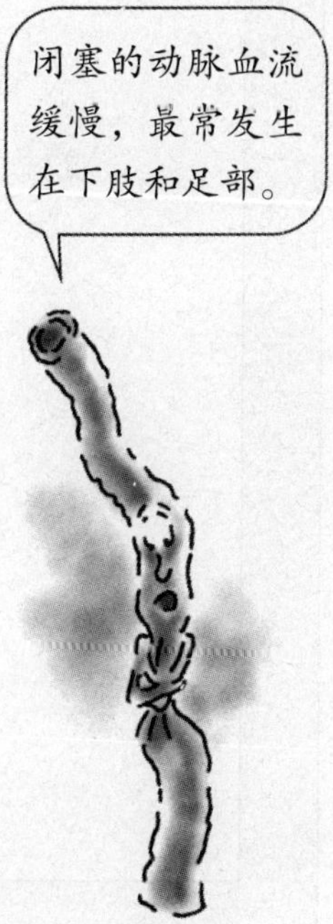

临床表现

症状、体征取决于动脉闭塞的严重程度和位置。（见：动脉闭塞性疾病的类型）

大动脉可能闭塞的部位

下图说明大动脉可能发生闭塞的部位。

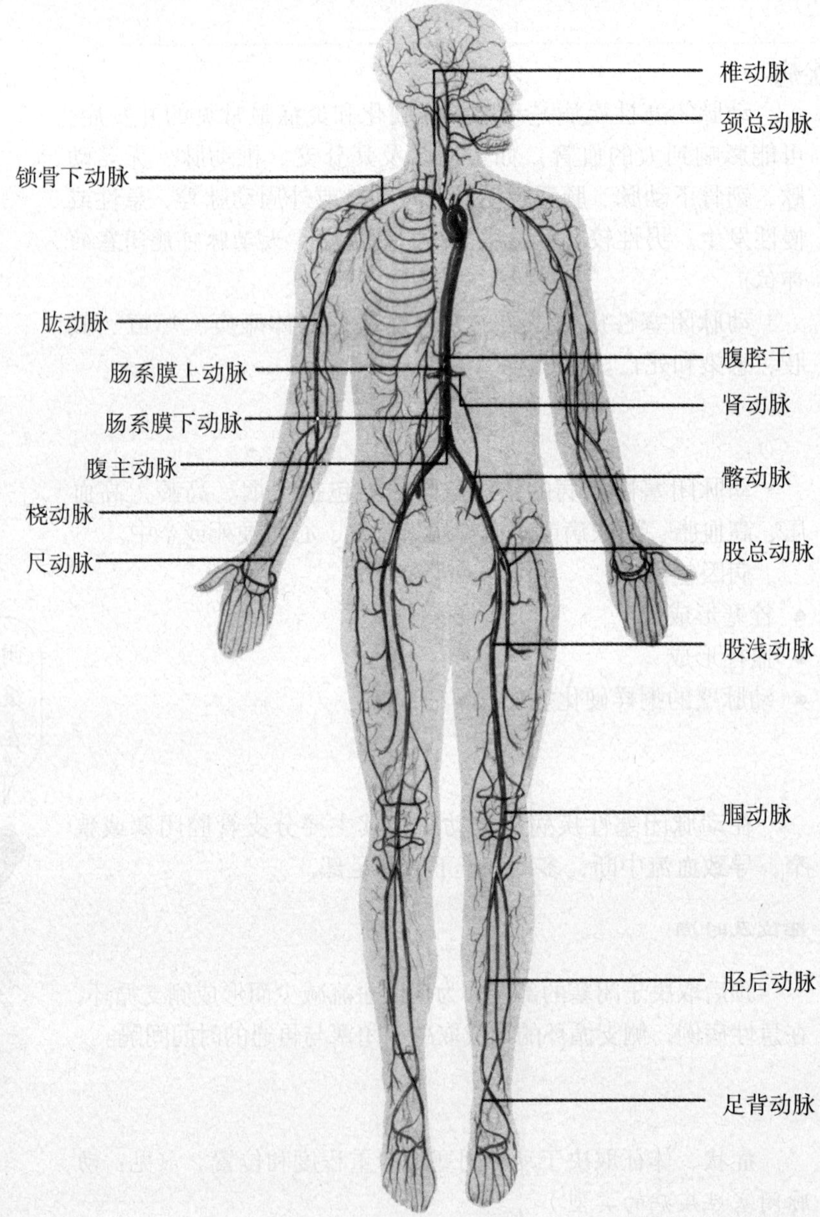

动脉闭塞性疾病的类型

动脉闭塞性疾病的症状、体征取决于闭塞部位。参考下表可帮助判断患者的闭塞部位。

闭塞部位	症状和体征
颈动脉系统 ● 颈内动脉 ● 颈外动脉	神经系统功能障碍：因脑循环血流量的降低导致短暂性脑缺血发作（TIA），可引起单侧的感觉或运动功能缺失（暂时的单眼失明、轻偏瘫），还可发生失语或构音障碍、神志混乱、心理障碍或头痛。这些反复发作的临床表现常持续5～10分钟，也可能持续24小时，也可能是卒中的先兆。听诊受累及的血管脉搏减弱或伴血管杂音。
椎-基底动脉系统 ● 椎动脉 ● 基底动脉	神经系统功能障碍：脑干和小脑的TIA产生双眼的视觉混乱、眩晕、构音障碍以及“跌倒发作”（跌倒时不伴有意识丧失）。较颈动脉系统的病变少见。
无名动脉 ● 头臂动脉	神经系统功能障碍：椎-基底动脉系统闭塞的症状和体征。右上肢的缺血征象（间歇性无力），右侧颈部可闻及血管杂音。
锁骨下动脉	锁骨下盗血综合征（以闭塞侧血液从大脑经椎动脉反流至同侧锁骨下动脉闭塞远端为特征），椎-基底动脉系统闭塞的症状、体征及运动诱发的上肢间歇性无力。也可发生趾（指）末端坏疽。
肠系膜动脉 ● 肠系膜上动脉（最易受累） ● 腹腔动脉 ● 肠系膜下动脉	肠道由于大量肠腔内液体及血浆丢失导致的缺血、梗死性坏死、坏疽，突发的腹部剧痛，恶心、呕吐，腹泻，白细胞总数升高，休克等。
主动脉杈 （突发性的阻塞性闭塞，与心源性栓塞有关的急症）	感觉和运动功能障碍（肌肉无力、麻木、感觉异常、麻痹）和双下肢缺血的体征（突发的疼痛、凉、苍白，末端脉搏搏动减弱或消失）。
髂总动脉 （Leriche综合征）	后腰部、臀部、股部间歇性无力，休息后可以缓解，股动脉或股动脉远端的脉搏减弱或缺失，股动脉可闻及血管杂音，男性还可发生阳痿。
股动脉和腘动脉 （与动脉瘤形成有关）	用力时出现间歇性跛行，足部缺血性疼痛、营养不良性疼痛（坏死和溃疡的先兆），下肢苍白、冰凉，肢体抬高时苍白，坏疽，踝部或者足部无脉。

典型表现

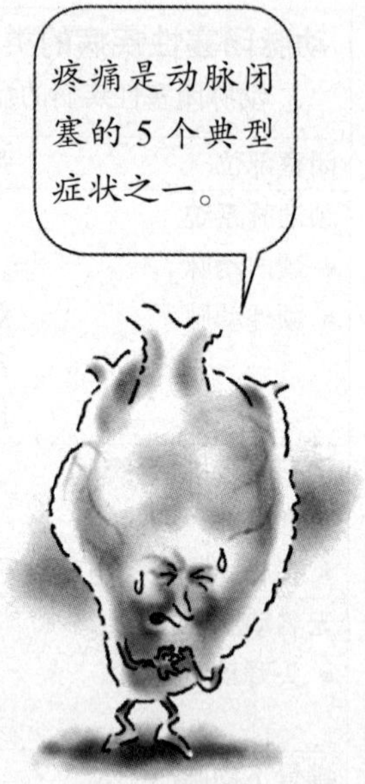

急性动脉闭塞的临床表现可概括为6“P”，即：

疼痛（Pain）

苍白（Pallor）

无脉（Pulselessness）

感觉异常　（Paresthesia）

麻痹　（Paralysis）

温度异常（Poikilothermy）

不要忘记其他症状、体征

其他症状、体征包括：

- 间歇性跛行。
- 严重烧灼样足趾痛（抬高患肢导致症状恶化，有时将患肢置于下垂位可使症状减轻）。
- 溃疡和坏疽。
- 患肢上抬时苍白，而下垂时随即变红。
- 毛细血管充盈延迟、体毛缺失、指甲营养变化。
- 脉搏减弱或消失。

辅助检查

相关的支持性诊断方法包括：

- 动脉造影术，可以显示类型（血栓或栓塞）、位置和阻塞程度，也有助评估侧支循环情况（尤其应用于诊断慢性病变，以及筛查手术血运重建的适应证）。
- 多普勒超声和体积描记，能够显示通过狭窄血管的血流速度、方向、血流的类型以及侧支血管的数量。

治疗

动脉闭塞性疾病的治疗取决于闭塞的病因、部位以及闭塞的形状，对于轻微的慢性病变患者，主要以支持治疗为主，如戒烟、控制高血压和步行锻炼。步行锻炼有利于侧支循环的形成。

改善血流

药物治疗包括抗血小板和影响血液流变学的药物，如阿司匹林、盐酸噻氯匹定、己酮可可碱和西洛他唑，溶栓治疗可用于治疗动脉血栓，抗血脂药物可用于治疗高脂血症患者。

栓子摘除术、移植术、截肢手术——噢，天哪!

合理的外科治疗包括栓子摘除术、血栓动脉内膜切除术、补片移植术、旁路移植术、腰部交感神经切除术。如动脉血运重建术失败或出现并发症，则必须施行截肢手术。

降低风险

侵入性血管内技术比手术风险少，如球囊血管成形术、动脉粥样硬化斑块切除术和支架置入术。其他合理治疗包括应用肝素防止栓子（针对栓子导致的闭塞），血流恢复后可行肠切除术（因肠系膜动脉闭塞）。

护理措施

- 需要一支技艺精湛队伍的通力协作，包括心血管外科医师和营养师以及物理治疗师。
- 在治疗过程中，评估患者情况，患者应在不出现疼痛的情况下增加运动耐力，外周血管搏动应恢复正常；另外，肢端应保持良好的皮肤颜色和温度。
- 根据病变部位，指导患者正确的足部护理以及其他适当的护理措施。

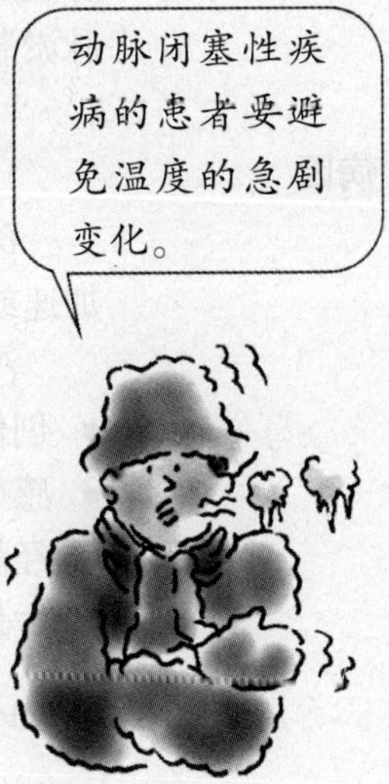
动脉闭塞性疾病的患者要避免温度的急剧变化。

患者的注意事项

- 告诫患者不要穿紧身衣服或在坐位时双腿交叉。
- 告知患者因移植血管闭塞或其他部位血管闭塞引起的复发征象（疼痛、苍白、麻木、麻痹、无脉）。
- 鼓励患者戒烟，向患者介绍一良好的戒烟组织。
- 鼓励患者坚持按医嘱服药。
- 建议患者避免温度急剧变化。
- 帮助患者调节紧张的生活方式。

● 记录心脏和神经血管状态、生命体征及伤口情况和护理；记录患者对治疗的反应和疼痛控制情况；记录对患者的宣教情况，及患者对指导的理解状况。

血栓性静脉炎

一种以炎症和血栓形成为特征的急性病变，血栓性静脉炎可发生于深（肌间的或肌内的）静脉或浅静脉。（见图：理解血栓性静脉炎）

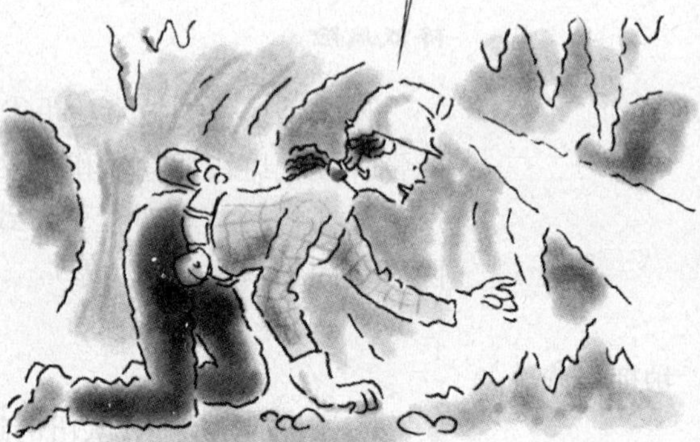
深静脉血栓性静脉炎可累及小静脉，如足底静脉窦；大静脉，如腔静脉。

深静脉炎的危害更大

深静脉血栓性静脉炎既可影响小静脉如足底静脉窦，也可影响大静脉如腔静脉、股静脉、髂静脉、锁骨下静脉。病情常进展，并可导致肺栓塞，肺栓塞是一种有潜在致命危险的疾病。

还有更严重的危害

血栓性静脉炎还可以引起其他的并发症，包括呼吸衰竭、右心衰、静脉炎后综合征（慢性水肿、疼痛、静脉淤滞、溃疡和静脉炎复发）。

病因

深静脉血栓性静脉炎可以是特发的，常由内皮损伤、血凝加速或血流缓慢所致。

浅表性血栓性静脉炎可发生于以下各种情况之后：

- 创伤
- 感染
- 经静脉使用毒品
- 大量静脉用药导致的化学刺激

危险因素

某些危险因素似乎增加深静脉或浅静脉血栓性静脉炎的风险，包括：

- 长期卧床
- 创伤
- 分娩

理解血栓性静脉炎

由于炎症而引起血栓形成的任何静脉都可以发生血栓性静脉炎。经常发生在静脉瓣的位置，如下所示：

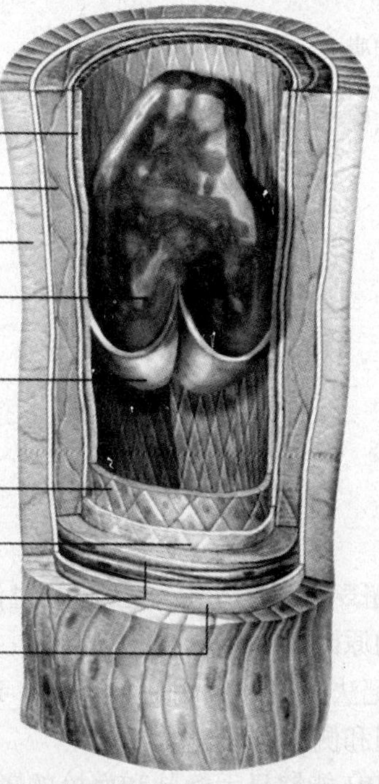

- 应用避孕药
- 腹部手术
- 大关节置换手术

发病机制

上皮层的变化导致血小板聚集和纤维蛋白网罗红细胞、白细胞及更多的血小板，血栓在血管内皮触发炎性反应，导致纤维化、闭塞血管腔或形成栓塞。

临床表现

临床特征随受累静脉的部位和长度而不同。深静脉血栓性静脉炎可有：

- 剧痛

- 不适感
- 受累肢体肿胀、紫绀
- 受累部位皮温可增加
- Homan 征阳性（常见假阳性）

浅表部位肿胀

浅表血栓性静脉炎沿受累静脉可产生如下的症状和体征：

- 热
- 痛
- 胀
- 红
- 触痛
- 硬结
- 淋巴结炎（广泛静脉受累时）

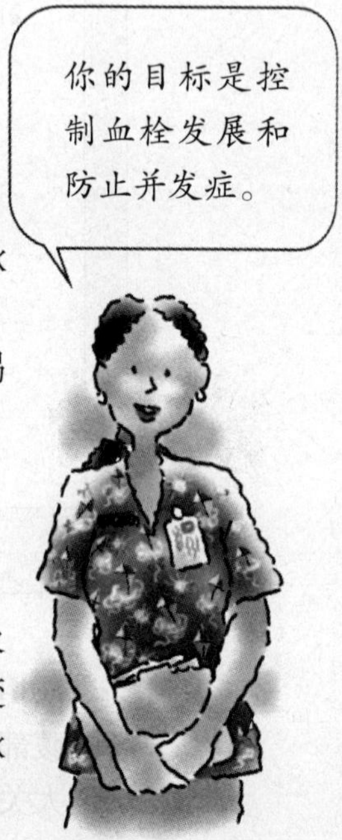

辅助检查

- 多普勒超声可以确定某一区域的血流减少，并能揭示静脉血流阻塞的原因。
- 体积描记法，需要应用一种染料，现已经很少应用，能揭示充盈缺损和侧支循环情况。
- CT 和 MRI 能够显示静脉和血栓的影像。

治疗

治疗的目标是控制血栓进展，防治并发症，减轻疼痛以及防止复发。缓解症状的措施包括卧床休息、抬高患肢、对病变部位进行湿润热敷以及遵医嘱给予止痛剂。急性深部血栓性静脉炎缓解后，患者可穿着防血栓袜开始行走（下床前就开始应用）。

药物及手术治疗

治疗血栓性静脉炎也包括抗凝治疗（开始使用普通或低分子肝素，其后使用华法林）以延长凝血时间。在任何手术操作之前，遵医嘱停止所有抗凝治疗以降低出血风险。在一些手术之后，尤其是大的腹部或盆腔部位的手术，预防剂量的抗凝剂可以降低深静脉血栓性静脉炎和肺栓塞的危险。

姑息治疗

为溶解急性、广泛的深静脉血栓，治疗包括血栓溶解剂(如尿激酶)。在少数情况下，深静脉血栓性静脉炎可以导致静脉血流完全中断，这就需要对病变静脉进行简单的折叠结扎或切除。也可以实施栓子摘除术。为了防止肺栓塞的发生，有时需要在腔静脉放置静脉滤网。

长袜、热敷、患肢抬高

严重浅表性血栓性静脉炎的治疗包括抗炎药物，如吲哚美辛，辅以抗血栓长袜、热敷以及抬高患肢，偶尔需要抗凝药治疗。

护理措施

● 需要一支技术精湛团队的通力协作，包括心血管外科医师和营养师及物理治疗师。

● 为预防高危人群血栓性静脉炎，卧床休息时应定时做运动训练。发生外科手术或诊断操作耗时较长时，应使用体外间歇性加压装置。术后使用抗血栓长袜以及鼓励患者尽早下床活动。

● 对肺栓塞的征象保持高度警惕：如啰音、呼吸困难、咯血、意识状态的突然变化、低血压和吸气时胸痛。

● 密切观察抗凝治疗以预防严重并发症，如内出血。观察出血的迹象，如黑色柏油样便、咖啡色呕吐物以及瘀斑。鼓励患者应用电动剃须刀，并避免服用含阿司匹林的药物。

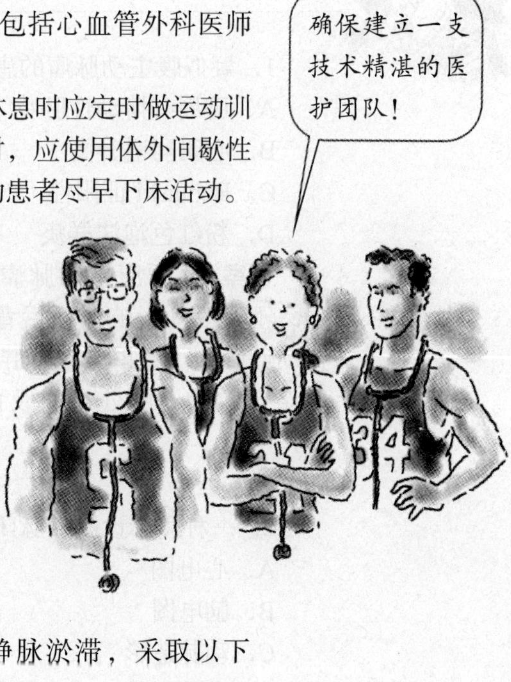

保持静脉畅通

为防止血栓性静脉炎的患者发生静脉淤滞，采取以下步骤：

● 遵医嘱必须卧床休息，抬高受累肢体（上、下肢）。如果计划用枕头垫高患肢，要将整个受累肢体全部垫高以免腘窝部位受压。

● 热敷以改善受累区域的循环和减轻疼痛和炎症，也可遵医嘱给予止痛剂缓解疼痛。

● 每日测量并记录受累肢体的周长，并同对侧肢体相比较。在皮肤上作出标记以保证测量的准确性和一致性。

● 遵医嘱给予抗血栓药物。

● 评估患者。治疗措施有效后，受累肢体疼痛消失。水肿消退。

● 为血栓性静脉炎患者出院作准备，对需要抗凝治疗的患者特别强调定期血凝系列检查的重要性。

● 告诉患者避免久坐或者久站，以防复发。

● 教会患者正确使用抗血栓长袜。

● 记录神经血管状态和生命体征。记录任何呼吸困难的情况。记录患者对治疗的反应和疼痛的控制情况。记录对患者的宣教情况和患者对宣教的理解。

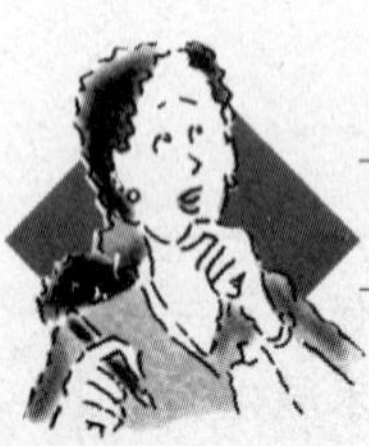

快速测验

1．疑似腹主动脉瘤的患者，主诉全腹持续性疼痛和：

A．脐周有搏动性肿物（如果患者不胖）

B．心肌酶谱升高

C．Babinski 征阳性

D．粉红色泡沫样痰

答案：A。腹主动脉瘤的征象包括侵蚀样全腹持续性疼痛；不受活动影响的下后背部疼痛；胃和腹部胀满感；脐周搏动性肿物（如果患者不胖）；在腹主动脉处听诊可闻及收缩期杂音；股动脉处可闻及血管杂音以及低血压（动脉瘤破裂）。

2．一种用于诊断动脉闭塞的重要诊断方法是：

A．心电图

B．脑电图

C．动脉造影

D．心脏导管

答案：C。动脉造影可以明确类型（栓子或血栓）、位置和阻塞程度以及帮助评估侧支循环情况。

3. 动脉闭塞复发的重要征象是：

A. 严重的胸骨后胸痛、出汗和低血压

B. 紫绀、呼吸困难和咳嗽

C. 疼痛、苍白、麻木、麻痹和无脉

D. 寒战、发热、疲倦和咳嗽

答案：C。动脉闭塞复发的征象包括疼痛、苍白、麻木、麻痹和无脉，这些征象是由移植血管闭塞或其他部位血管闭塞所致。

4. 深静脉血栓性静脉炎的并发症包括：

A. 肺栓塞

B. 急性肾衰竭

C. 糖尿病

D. 肝功能衰竭

答案：A。深静脉血栓性静脉炎可导致肺栓塞，肺栓塞具有潜在的致命危险。浅静脉血栓性静脉炎通常是自限性的，很少导致肺栓塞。

5. 下列哪些征象使你考虑到动脉瘤的破裂？

A. 尿量增加

B. 血压升高

C. 血压降低

D. 脉率降低

答案：C。因为动脉瘤破裂是一种急症，要密切观察患者有无出现：血压下降、脉搏和呼吸频率增加、皮肤湿冷、烦躁以及意识水平降低。

6. 治疗血栓性静脉炎的患者，哪种措施比较重要？

A. 冷敷和使患肢低于心脏水平

B. 增加患者的活动量和使用缩血管药物

C. 应用冷敷和硝酸甘油

D. 热敷和抬高患肢高于心脏水平

答案：D。为辅助治疗血栓性静脉炎，重要的目的是防止静脉淤滞，措施包括热敷和抬高患肢。

得分

☆☆☆ 如果6个问题全部回答正确，太酷了！你掌握了闭塞性疾病的全部细节！

☆☆ 如果回答正确了4或5个问题，很好！你在动脉瘤方面得分为“A”！

☆ 如果回答正确的问题少于4个，别泄气！记住，要不惜任何代价防止动脉瘤破裂！

（曹术东，王剑利 译　王艳秀 校）

10

第十章　急症和并发症

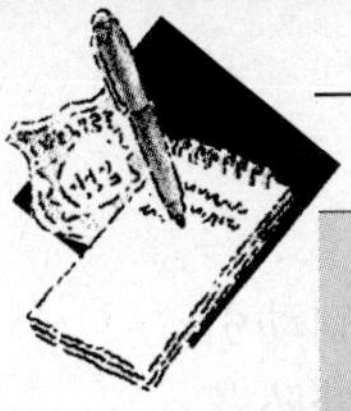

要点

在本章中，你将学习：

- 需要紧急处理的心脏并发症
- 与这些并发症有关的病理生理和治疗
- 每一个并发症的诊断检查、评价结果和护理措施

心脏急症概述

心脏急症可由其他病因所致，需要立即进行评估和治疗。心脏急症包括：心脏损伤、心脏压塞、心源性休克、低血容量性休克。

心脏损伤

其临床表现通常很重，常与其他胸部损伤并存。心脏损伤常由钝性或穿透性创伤引起，在所有创伤死亡者中占25%。

症状可能不明显

尽管心脏损伤可能很严重，但不是所有的伤者都被收入急诊科或者重症监护病房。特别是患者无胸壁损伤的外在体征时，可在伤后数小时出现体征或数天后出现并发症。因此，敏锐的观察和评估对于早期识别心脏损伤和潜在的并发症是必不可少的。

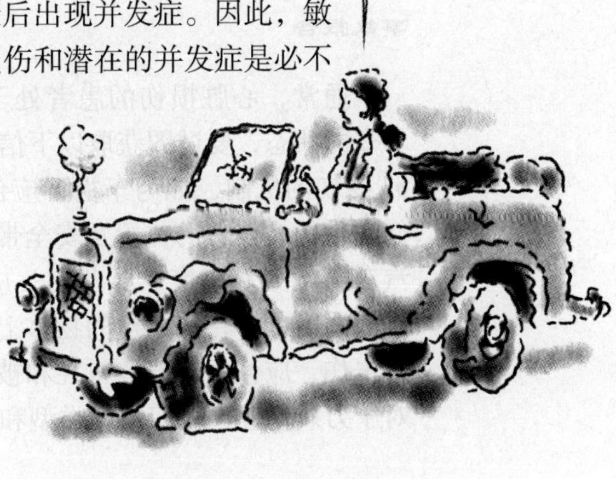

心脏损伤患者的预后很大程度上取决于心脏损伤的范围和其他部位受伤情况，年龄和伤前疾病情况也影响预后。

病因

心脏损伤是由钝性或穿透性胸部损伤所致。

发病机制

钝性损伤通常发生于交通事故或从高处跌落。快速制动引发的剪切力可导致心脏结构的破坏和大血管破裂，从高处坠落可能导致腹腔和胸腔内的压力急剧增加，这可以导致心肌破裂、瓣膜断裂或两者并存。当心脏在胸骨和脊柱之间受到挤压时，挤压力可导致心脏挫伤或破裂。

心脏震荡伤是较轻的钝性损伤，当快速制动引起心脏碰击前胸壁和胸骨时，导致心肌挫伤。（见图：心肌挫伤）

心脏穿透伤

通常是由于刀伤、枪击伤或心脏异物所致。其死亡率非常高，通常需要立即开胸进行修补，此种类型的心脏损伤常导致心脏压塞，大多数穿透性心脏损伤的患者在到达医院前死亡。

临床表现

因为常会有其他危及生命的更为明显的创伤需要处理，开始时心脏损伤常被忽视。另外，心肌挫伤或心脏压塞的症状和体征可在数小时后发生。因此，娴熟的评估技能对于早期发现和及时处理心脏穿透伤是必要的。

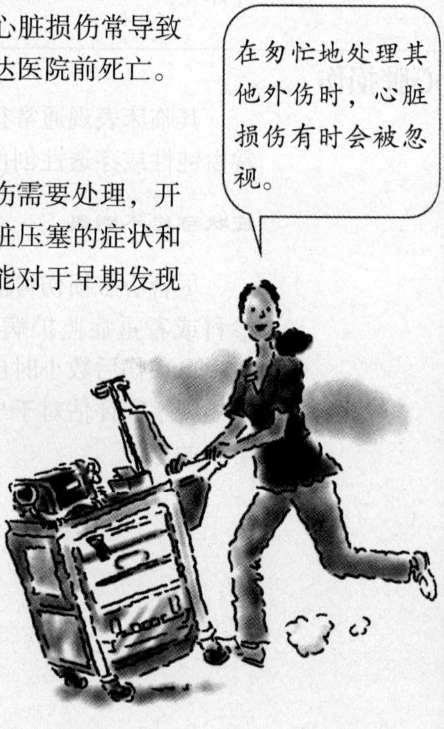
在匆忙地处理其他外伤时，心脏损伤有时会被忽视。

事故报告

通常，心脏损伤的患者处于疼痛和焦虑不安的状态，要试图获取以下信息：

- 受伤的机制，如为车祸，应包括车祸是如何发生的，伤者的位置及安全带的使用情况，汽车内部毁坏程度。坠落伤，应包括伤者跌落的高度，摔在什么样的物体上，如何着地。射击伤，应包括武器的口径和被射中的距离；对于刀刺伤还包括刀具的类型和尺寸。

我掌握了

心肌挫伤

心肌挫伤是钝性创伤最常见的类型。只要胸部受到冲击伤，就应考虑有心肌挫伤，这种损伤通常由高处跌落或由车轮及其他物体碰击所致，因为右心室位于胸骨后，因此是最易受伤的部位。

心肌挫伤时：

- 在伤害减速期间，当心脏和大血管向前移动时，心肌碰击到胸骨上。
- 另外，大动脉可能因剪切力而撕裂。
- 外力也可直接作用于胸骨，引起损伤。

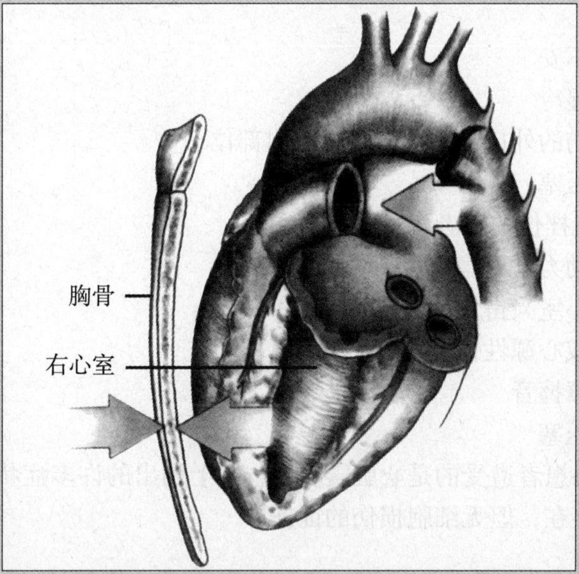

- 心肺疾患史
- 疼痛位置、发作、特征和程度
- 是否同时出现气短

寻找更多的线索

其他和钝器伤有关的症状和体征是：

- 心前区疼痛
- 心动过缓或心动过速
- 气短
- 胸部明显挫伤
- 连枷胸
- 心脏杂音

如果患者为穿透伤可表现为：

- 心动过速
- 气短
- 虚弱
- 出汗
- 烦躁不安
- 皮肤湿冷
- 穿透伤的外口或穿透器具的突出部位
- 心脏压塞

心肌挫伤的患者可表现为：

- 血流动力学不稳定
- 由于心室兴奋性增高导致的心律失常
- 心衰或心源性休克
- 心包摩擦音
- 心脏压塞

如果患者遭受的是心脏震荡伤，以上列出的许多症状和体征均可存在，但无细胞损伤的证据。

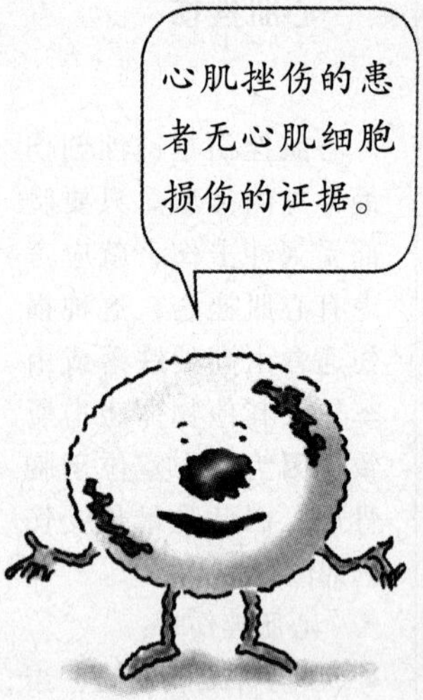

辅助检查

- 心电图可揭示心律失常：如室早、房早、室速、房速和与心肌缺血相关的室颤和伤后48小时之内出现的ST段和T波改变。
- 胸部X线可显示：纵隔变宽（有心脏压塞时）和肺充血(有间隔缺损时)。
- 心脏超声可显示：心脏压塞的证据和瓣膜异常，室壁运动异常和射血分数下降（有心肌损伤时）。
- 经食管超声可显示：主动脉破裂，心脏压塞，心房和间隔缺损。
- 门控扫描可发现：心脏泵血能力下降（有心脏损伤时）。
- 心肌酶可显示：在受伤后4小时内CK-MB较总CK值升高8%（结合心电图变化提示心肌挫伤）。
- 肌钙蛋白I：24小时后升高（提示有心脏损伤）。

治疗

维持血流动力学稳定是治疗的关键。伴有大出血的穿透伤可导致急性低血压和休克。另外，如果患者发生心脏压塞或心肌挫伤引起的心律失常时可影响心输出量。对于评估患者状况和维持血流动力学稳定，血流动力学监测是至关重要的。必要时应静脉输液，包括血液成分输血。对于发现可能出现的心律失常，持续的心电监测很重要。利多卡因可以用于治疗室性心律失常。地高辛可用于泵衰竭，正性肌力药物可用于帮助提高心输出量和射血分数。

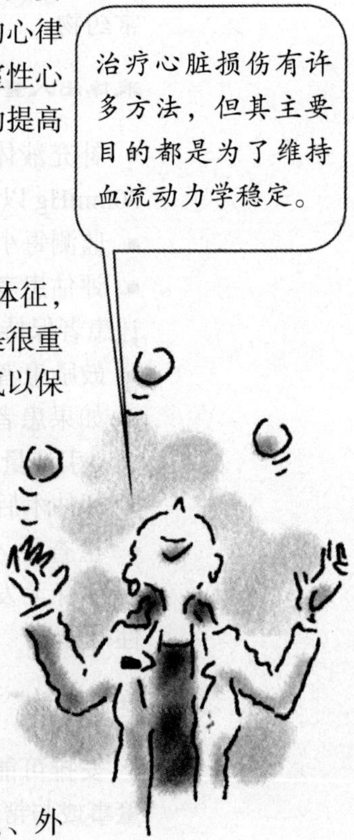
治疗心脏损伤有许多方法，但其主要目的都是为了维持血流动力学稳定。

注意肺部情况

对心脏损伤的患者必须严密观察心肺受累的症状和体征，因为心脏损伤常与肺部损伤相关。吸氧和观察氧饱和度是很重要的。如果相伴的肺损伤严重，应行气管插管和机械通气以保证足够的氧合。

药物和其他治疗措施

如果患者疼痛剧烈，可以给予小剂量吗啡，除非患者有低血压（在这种情况下，可用低效的麻醉剂）。另外，对于间隔或瓣膜损伤、穿透伤或心脏破裂应行修补手术。急诊心包穿刺术用于治疗急性心脏压塞。

护理措施

● 需要技术娴熟团队的通力合作，团队包括：急救人员、外科医生、呼吸科医生和社会服务人员。

观察心肺情况

● 至少每 4 小时或更短时间评估一次患者的心肺情况，如有迹象，应查找可能受伤部位的症状和体征，评估外周血管搏动和毛细血管灌注情况以发现外周组织灌注减少。

● 至少每 4 小时听诊呼吸音一次，报告任何充血和液体积聚的体征。

● 每小时监测心率和心律、心音、血压的变化。开始血流动力学监测，包括：中心静脉压、肺动脉楔压和心输出量，至少每2小时一次。

● 在最初的48～72小时，持续心电监测，以便发现心律失常或者传导阻滞。如果发生心律失常，遵医嘱给予抗心律失常药物。

液体出入量

● 补充液体：包括：按医嘱给予成分输血，使收缩压维持在90mmHg以上。

● 监测每小时尿量，如果每小时尿量少于30ml，即通知医生。

● 评估患者的疼痛程度，遵医嘱给予止痛治疗，并观察疗效。让患者保持舒适体位，通常床头抬高30°～45°。

● 鼓励患者咳嗽和深呼吸，必要时用夹板固定胸部。

● 如果患者接受了外科手术，监测和评估胸部引流管是否通畅、引流量及颜色和有无气体漏出。

● 评估术后的生命体征，特别是体温。

● 检查手术部位是否有感染的迹象，至少每4小时一次，观察有无发红、引流液、发热、水肿或者手术部位的局限性疼痛。

社会帮助

● 安排可能的社会服务咨询，根据外伤的原因，例如：酒后肇事或与帮派有关的枪击伤，向社会有关部门报告。

● 简要汇报患者的伤情和发生原因，告知患者和家属下一步的治疗方案，在采取新的治疗措施之前一定要向患者及家属解释清楚。

● 观察病情恶化的症状和体征，如果发生上述情况，护士的警惕性是很重要的。

● 告知患者一些关于并发症的症状、体征和随访的必要。

● 记录生命体征和评估发现的情况，记录患者的治疗效果。

心脏压塞

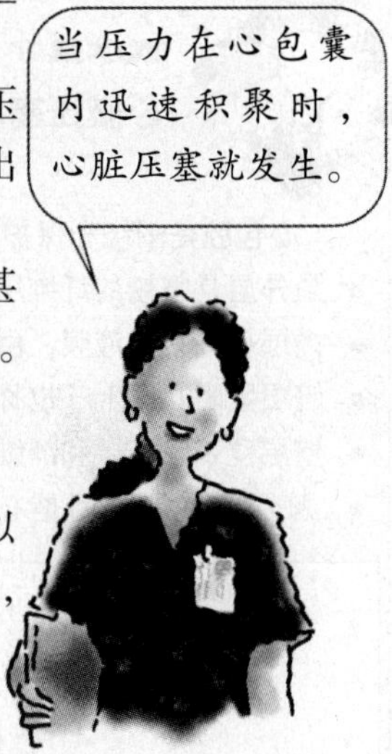
当压力在心包囊内迅速积聚时，心脏压塞就发生。

心脏压塞是一种快速的无法控制的心包腔压力增加，压力增加对心脏的压迫使心脏舒张期的血液充盈减少，心输出量下降。

心包腔压力的增加通常源于血液或液体在心包的积聚，甚至如果小量液体（50～100ml）快速积聚就可导致严重的填塞。

快速心脏压塞应立即给予治疗

如果液体迅速积聚，心脏压塞需要挽救生命的急救措施以防止患者死亡。缓慢液体积聚和压力增加可不立即产生症状，因为心包纤维可逐渐地延伸以容纳约 1～2L 的液体。

病因

心脏压塞可能源于：

- 特发性如心肌梗死后综合征
- 渗出（源于癌症、细菌感染、结核病和罕见的急性风湿热）
- 创伤导致的出血（如胸部的枪弹伤和刺伤）
- 非创伤导致的出血（如心包炎患者接受抗凝治疗、心肌或大血管破裂）
- 病毒性或放射治疗后的心包炎
- 需要透析的慢性肾衰
- 药物的不良反应：普鲁卡因、肼屈嗪、米诺地尔、异烟肼、青霉素或柔红霉素
- 结缔组织病（如风湿性关节炎、系统性红斑狼疮、风湿热和硬皮病）
- 急性心肌梗死

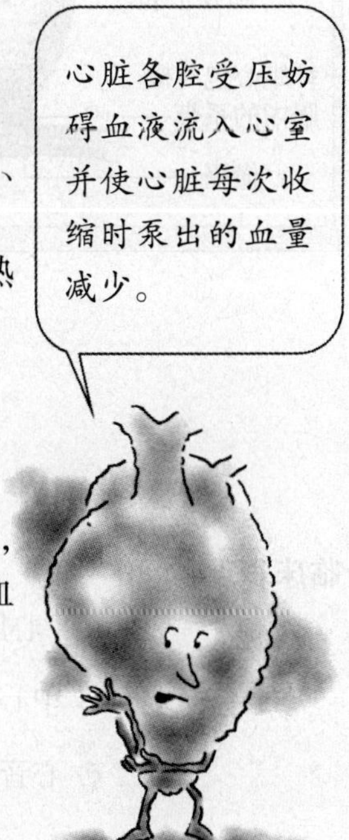

发病机制

在心脏压塞时，心包腔内液体的积聚引起心脏各腔受压，压力增加妨碍血液流入心室并减少每次心脏收缩时射出的血量。（见图：心脏压塞）

我掌握了

心脏压塞

心包腔是围绕和保护心脏的，由以下几层组成：

- 最外层是坚韧的纤维层
- 内层也称为浆液膜，由脏层和壁层组成
- 脏层紧附心脏上，也称为心脏的心外膜
- 壁层位于浆液层和纤维心包之间
- 脏层和壁层之间是心包腔，含有 10～50ml 心包液。心包液起润滑作用，减少心脏收缩时的摩擦。

在心脏压塞时，如右下图所示，血液或液体充满心包，压迫心脏各腔，心脏内部压力增加，妨碍静脉血回流，因血液流入心室减少，故心输出量下降。如果不立即治疗，心输出量下降可导致死亡。

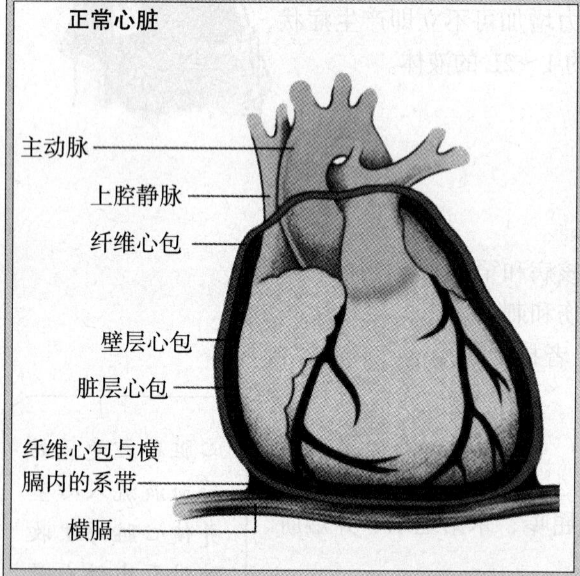

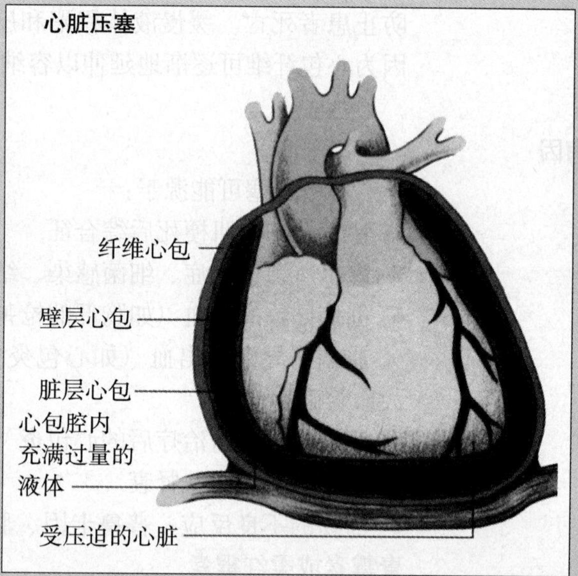

临床表现

心脏压塞有 3 个典型的特征，称为贝克三联征：

- 中心静脉压（CVP）升高伴颈静脉怒张
- 心音遥远

奇脉（吸气时收缩压下降大于 10mmHg）

其他体征

其他体征包括：

- 脉压差变小
- 端坐呼吸
- 出汗
- 焦虑
- 烦躁不安
- 紫绀
- 外周血管搏动快而弱

辅助检查

- 胸部 X 线检查显示：纵隔轻度变宽和心影增大。
- 心电图可显示：低振幅的 QRS 波群和心电交替，心搏之间 P 波、QRS 波群和 T 波振幅交替改变。各导联 ST 段非特异性抬高。心电图可除外其他心脏疾病，可显示由急性心包炎引起的改变。
- 肺动脉导管检查可揭示右心房压力、右心室舒张压和 CVP 增高。
- 心脏超声可显示：心包积液和右心室、右心房受压的征象。
- CT 或 MRI 可用于诊断心包积液或由缩窄性心包炎导致的心包增厚。

治疗

治疗的目标是通过消除积聚的血液或液体以解除心包腔的压力和对心脏的压迫。有三种治疗手段：

- 心包穿刺术（用针抽吸心包内的液体）
- 外科手术切开，称为心包开窗
- 心包腔内置入引流管以引流渗液

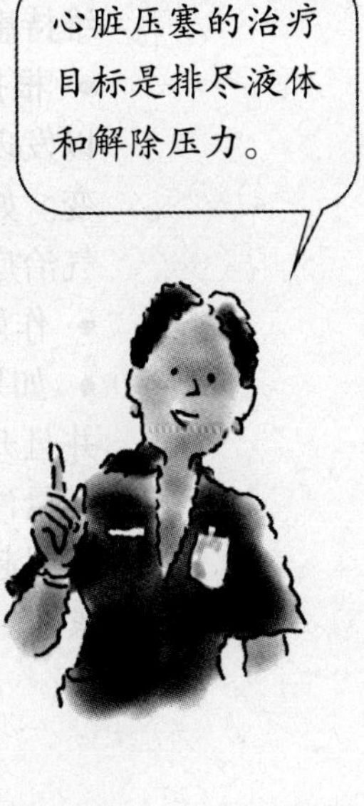

低血压的处理

如果患者出现低血压，可尝试给予晶体液，如静脉输入等渗盐水以维持收缩压。必要时用正性肌力药物如多巴胺，以增加心肌收缩力，直至解除心脏压塞。

其他治疗措施

依据病因不同，有必要采取相应的治疗措施，具体情况如下：

- 创伤——输血或开胸手术以排出积液或修补出血部位
- 肝素诱发的填塞——给予肝素拮抗剂硫酸鱼精蛋白
- 华法林引起的填塞——给予维生素 K

护理措施

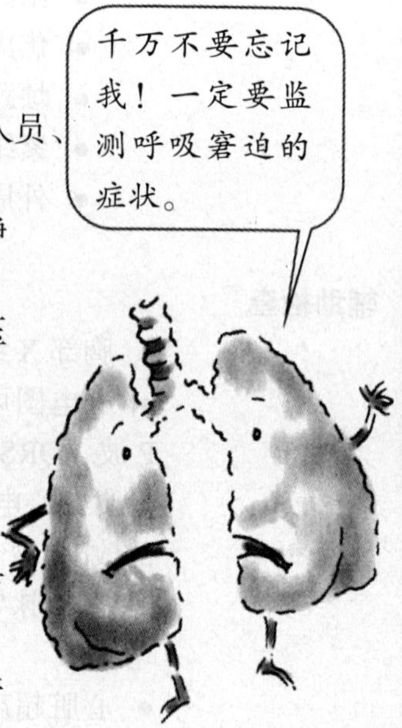

- 需要技术精湛团队的通力协作。团队包括：急救医疗人员、心血管外科医生、危重症专业人员。
- 每小时至少监测一次患者的心血管系统情况，注意颈静脉怒张的程度、心音的性质和血压。
- 评估血流动力学情况，包括 CVP、右房压、肺动脉压以及心输出量。

监测异常情况

- 监测脉搏反常（吸气期间脉搏迅速减慢）。
- 严密观察心电图 ST 段和 T 波的改变，注意其频率和节律，如有心律失常立即报告。
- 密切观察填塞症状、呼吸困难和心律失常加重的情况并立即汇报。
- 静脉输注液体和正性肌力药物，如按医嘱给予多巴胺以维持患者的血压。
- 根据需要给予吸氧，检查氧饱和度，监测患者的呼吸情况以发现呼吸窘迫的症状，如重度呼吸急促和患者意识程度的改变。如果患者的呼吸情况恶化，应准备给予气管插管和机械通气治疗。
- 作好行心包穿刺术或开胸手术的准备。
- 如果患者为创伤引起的心包填塞，评估损伤的其他体征，并且开始给予适当的处理。如需要补充大量液体可使用快速容量注入器及加压输入胶体液、晶体液和血液成分。对于肝素引起的填塞给予硫酸鱼精蛋白，华法林引起的填塞给予维生素 K。

- 密切评估肾脏功能状况，记录每小时尿量，如果每小时尿量小于 30ml，通知医生。
- 监测毛细血管充盈时间、意识程度、外周血管搏动和皮肤温度以发现组织灌注减少的迹象。
- 向患者解释病情和发生的原因，将治疗方案告知患者和家属。在开始新的治疗措施之前一定要向患者解释清楚。
- 观察病情恶化的症状和体征，强调如果出现这些体征护士及时发现的重要性。
- 记录患者的生命体征、循环、呼吸情况和治疗效果。

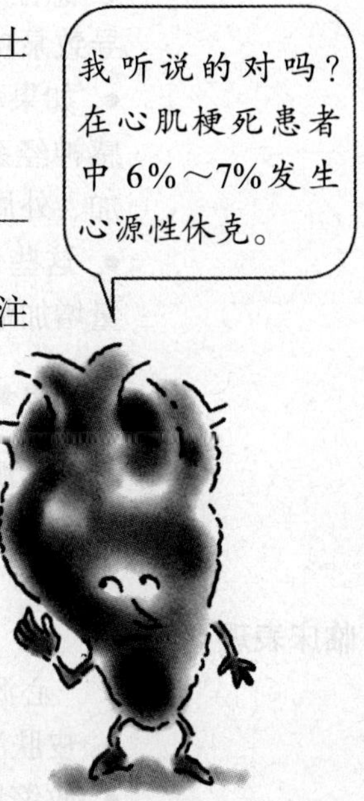

心源性休克

心源性休克是一种由于心输出量减少引起的严重组织灌注不足的状态，有时也称“泵衰竭”。

休克概述

心源性休克是急性心肌梗死的严重并发症，约 6%～7%急性心肌梗死的住院患者发生心源性休克，常发生在左心室梗死面积≥40%的患者，心源性休克患者的死亡率＞57%。

病因

任何引起严重左心室功能障碍导致心输出量减少的病因均可引起心源性休克。如：

- 心肌梗死（最常见的）
- 心肌缺血
- 乳头肌功能障碍
- 终末期心肌病

其他病因

其他病因包括心肌炎、心脏停搏和长时间心脏手术后心肌收缩功能下降。心室的机械功能异常，如急性二尖瓣或主动脉瓣关闭不全，急性获得性室间隔缺损或室壁瘤均可以导致心源性休克。

发病机制

无论病因如何，其发病机制如下：

- 左心室功能障碍引发一系列代偿机制以增加心输出量，以确保重要器官的功能。
- 急性心肌梗死导致的心源性休克，可能出现全身炎性反应，导致泵功能恢复延迟（心肌顿挫）。
- 如果心输出量下降，颈动脉和主动脉的压力感受器触发交感神经系统的反应，这些反应依次是心率加快、左室充盈增加、外周阻力增加、静脉回流增加。
- 这些代偿反应最初可稳定患者病情，但由于受损心肌耗氧量增加最终导致病情恶化。

心输出量越来越低

心源性休克时常存在由低心输出量、交感神经代偿、心肌缺血组成的恶性循环，最终心输出量更进一步下降。

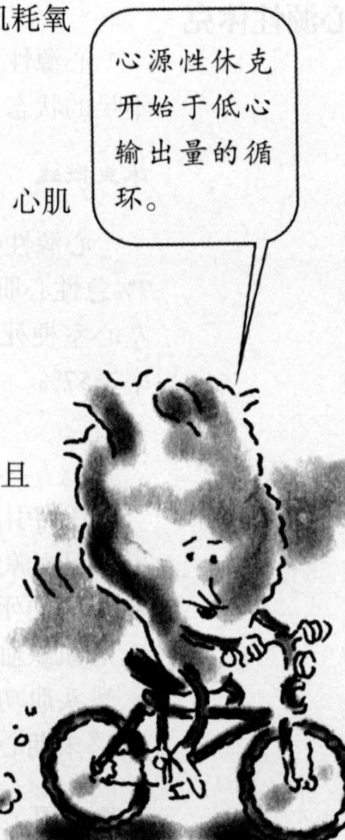

临床表现

心源性休克产生组织灌注不足的体征。如：

- 皮肤湿冷、苍白
- 收缩压低于基础血压30mmHg或持续低于80mmHg，且不能用药物作用解释的
- 心动过速
- 呼吸浅快
- 少尿（每小时尿量少于20ml）
- 坐立不安
- 意识障碍
- 脉压变小
- 紫绀
- 奔马律、心音弱，也可出现全收缩期杂音

辅助检查

- 肺动脉压监测显示PAP和PAWP增加，反映左室舒张末期压力（前负荷）增加和泵功能减退导致的左室排空阻力增大和外周血管阻力增加（后负荷）。热稀释导管法检查显示心脏指

心源性休克时的血流动力学参数

下表有助于快速确定与心源性休克有关的血流动学参数。

参数	诊断心源性休克的参考值
右房压	6～10mmHg
右室压	40～50/6～15mmHg
肺动脉压	50/25～30mmHg
肺动脉楔压	25～40mmHg
外周血管阻力	＞1200dynes/(s·cm^5)
混合静脉血氧饱和度	50%
心输出量	＜4L/min
心脏指数	＜1.5L/(min·m^2)

数下降。（见表：心源性休克时的血流动力学参数）

- 侵入性动脉压力监测显示由心室射血功能受损引起的收缩期低于 90mmHg。
- 动脉血气分析可能显示代谢性和呼吸性酸中毒及低氧血症。
- 心电图可能显示急性心肌梗死、心肌缺血或者室壁瘤的证据。
- 心脏超声可确定左室功能和显示瓣膜异常。
- 血清酶学检查 CK、乳酸脱氢酶、天冬氨酸转氨酶和丙氨酸转氨酶水平升高，证明心肌梗死或心肌缺血，并提示心衰或休克。CK-MB（一种 CK 的同工酶，产生于心肌组织）和 LD 同工酶的水平可以确诊急性心肌梗死。
- 心脏导管和超声心动检查可显示其他引起泵功能障碍和衰竭的情况。如：心包填塞、乳头肌梗死或断裂、室间隔破裂、肺栓塞、静脉淤血（与使用血管舒张药物和持续或间歇正压呼吸有关）和低血容量症。

治疗

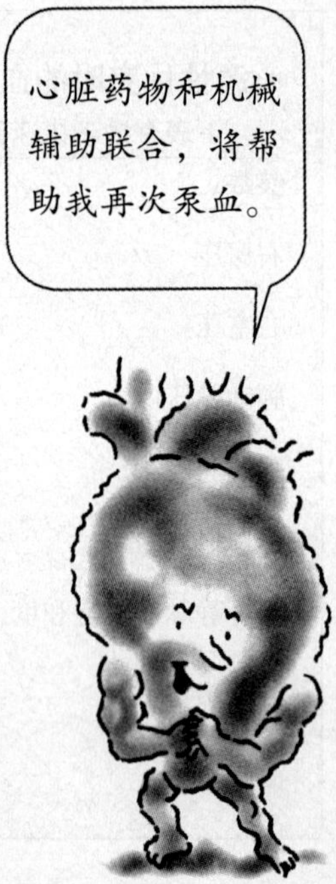

治疗目标是通过增加心输出量、提高心肌灌注和降低心脏负荷以稳定心血管系统状态。治疗措施包括联合使用心血管系统药物和机械辅助技术。

治疗ABC

治疗按下列步骤进行：

- 保持患者气道通畅。如果患者出现呼吸窘迫应准备气管插管和机械通气吸氧以增加氧合。
- 连续心电监测以发现心率和心律的改变，必要时给予抗心律失常药物。
- 建立和保持至少两组大号针头的静脉输液通路，以保证给予液体和药物。
- 静脉输入晶体液、胶体液和必要时给予血液制品，以维持血管内容量。

增加血流

药物治疗包括静脉输注多巴胺、去氧肾上腺素、去甲肾上腺素以提高血压，增加肾脏血流。常用正性肌力药物米力农或多巴酚丁胺以增加心肌收缩力和心输出量。

降低外周阻力和压力

血管舒张药硝酸甘油或硝普钠常与缩血管药物合用，通过降低外周血管阻力（后负荷），减少左室舒张末压（前负荷）进一步提高心输出量。但是，患者的血压必须足以支持硝普钠治疗且必须严密监测。利尿剂可用于减低液体过量患者的前负荷。脑钠素扩张动脉和静脉，降低PAWP，改善呼吸困难。

机械辅助治疗

机械辅助治疗包括用主动脉内球囊泵（IABP）增加冠状动脉灌注和减少心脏负荷，经股动脉将IABP送入胸廓内的降主动脉。气囊在舒张期充气以增加冠状动脉灌注压，在收缩期前放气（在主动脉瓣开放以前）以减少射血阻力（后负荷），因而降低心脏负荷。

改善心室有效射血可显著提高心输出量。继外周血管舒张左心室前负荷下降，做功减少，这是外周血管阻力下降的结果。

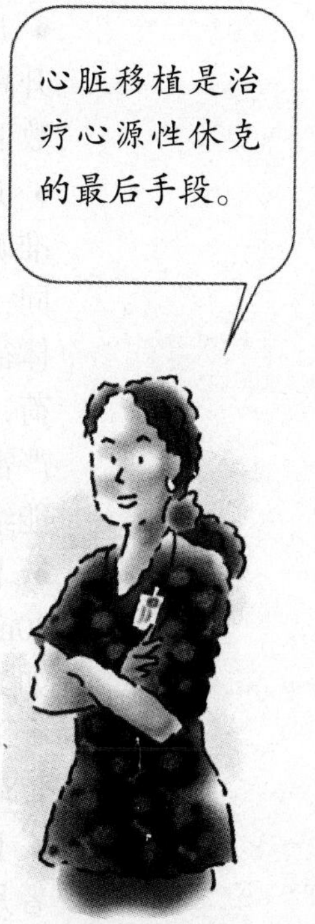

最后的努力

当药物治疗和 IABP 治疗无效时，可植入心室辅助装置以辅助心脏泵血。当所有药物和外科治疗手段均无效时，应考虑心脏移植。

其他治疗措施

心源性休克的其他治疗措施包括：

- 如果心源性休克是由急性心肌梗死所致，应用溶栓治疗或冠状动脉血管重建术以恢复冠状动脉血流。
- 如果乳头肌断裂或室间隔缺损是心源性休克的病因则应行外科修补。

护理措施

- 需要技术娴熟团队的协作。团队包括：急救人员、心血管病专家、营养治疗师和心血管康复团队。
- 开始静脉输注生理盐水或乳酸林格液，要用大号输液管，以便以后的输血治疗更容易。
- 通过面罩或人工气道给予氧气吸入以保证组织足够的氧气供应，根据动脉血气分析结果调整氧气流量，许多患者需要给予 100%的氧气吸入，也有一些患者需要给予 5～15cmH_2O 的呼气末正压或持续气道正压通气。

监护、记录、再监测

- 每 1～5 分钟监测和记录一次血压、脉搏、呼吸频率和外周血管搏动，直至患者的情况稳定。持续监测心律。收缩压小于 90mmHg 常导致冠状动脉血流不足、心脏缺血、心律失常并进一步导致低心输出量并发症的发生。

- 应用肺动脉导管严密监测 PAP、PAWP 和心输出量。PAWP 升高提示心衰、全身心血管阻力增加、心输出量降低和心脏指数下降，要立即向医生汇报。
- 通过测量血压、尿量、CVP 和 PAWP 决定补液量（为增加准确性，在右心房水平测量 CVP，每次测定时应选用胸部的同一参照点）。每当要增加输液速度时，观察有无液体过量的体征，如 PAWP 升高。如果患者是低血容量，需要增加前负荷，主要通过静脉输液增加前负荷，然而静脉补液要审慎，在严密监测血流动力学参数的情况下逐渐增加，在这种情况下不能给予利尿剂。
- 留置导尿管以观察每小时尿量，如果成人每小时尿量小于 30ml，增加静脉输液速度，但必须观察有无液体过量的体征，如 PAWP 增加。如果尿量未增加即刻通知医生。
- 遵医嘱给予利尿剂，如呋塞米或布美他尼，以降低前负荷且增加心搏量和心输出量。
- 监测动脉血气、全血细胞计数和电解质水平。如果患者是酸中毒可以考虑静脉输注碳酸氢钠溶液，并遵医嘱给予电解质。
- 在治疗期间，观察患者的皮肤颜色和温度，注意变化。皮肤苍白、湿冷可能是持续外周血管收缩的症状，提示休克加重。

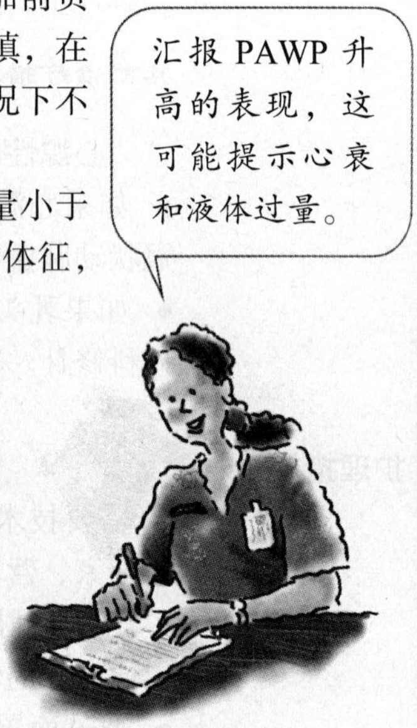
汇报 PAWP 升高的表现，这可能提示心衰和液体过量。

尽量减少移动

- 在应用主动脉内球囊泵期间，尽可能地减少患者活动，千万不要屈曲“球囊”所在腿的髋关节，因为这样可能会造成移位或折断导管；千万不要因为任何原因在球囊充气时（包括 X 线胸片检查）将患者置于坐位，否则会引起球囊撕裂主动脉并且导致患者即刻死亡。
- 另外在置入 IABP 期间，应观察足背脉搏和皮肤温度及颜色以保证足够的外周循环；经常检查置入部位的敷料有无渗血，并且根据相关规定定时更换；检查置入部位有无血肿或感染的迹象，对渗出物进行培养。
- 如果患者血流动力学状况逐渐稳定，逐渐地减少球囊充气的频率甚至脱离 IABP。

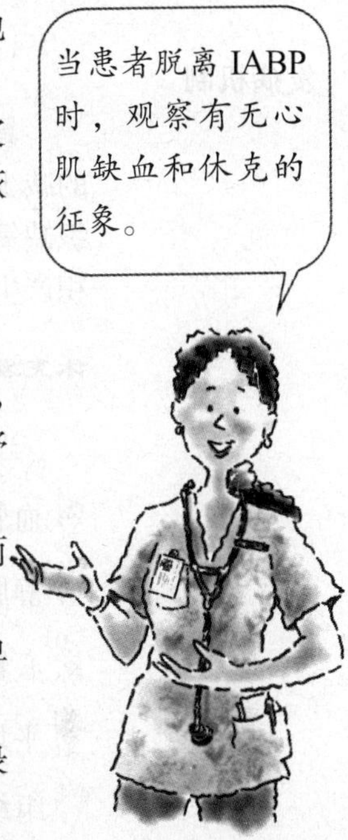
当患者脱离 IABP 时，观察有无心肌缺血和休克的征象。

- 当患者脱离 IABP 时，观察心电图的变化，有无胸痛和其他心肌缺血及休克复发的征象。
- 如果可能，准备为患者进行心导管检查以决定是否行经皮冠状血管成形术或冠状动脉旁路移植以使可逆性损伤性区域恢复血液供应。

保证充足的休息

- 为减轻精神压力，各项诊疗要有计划性以保证患者休息，并且尽可能地让患者独处，允许家属探视，尽可能地让患者舒适。
- 因为患者和家属有可能因在监护病房、IABP 和其他设备而焦虑，应向他们解释并使其放心。
- 让患者和家属为可能发生的死亡后果作准备，帮助他们寻求有效的对策，帮助讨论终止治疗的问题。
- 记录生命体征、血流动力学参数，评估发现的情况，记录患者对治疗的反应、患者和家属对治疗的期望。

低血容量性休克

低血容量性休克最常因急性失血所致（失血量约为 20%），如未及时补充足够的血液和液体，低血容量性休克可以导致器官和系统不可逆的损伤。

病因

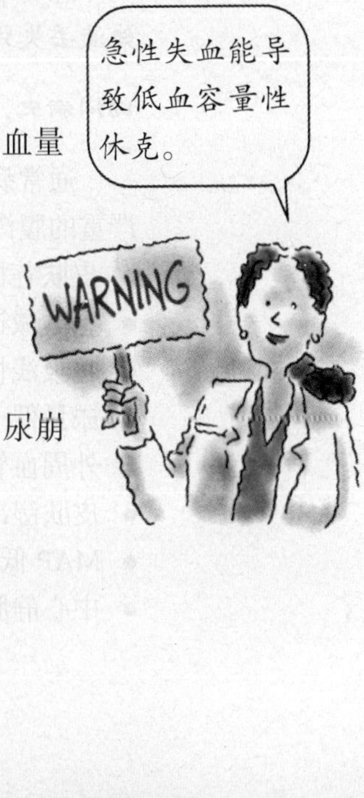
急性失血能导致低血容量性休克。
WARNING

导致大量失血的原因：

- 胃肠道出血、内出血、外出血或其他引起血管内循环血量或其他体液减少的情况
- 肠梗阻
- 腹膜炎
- 急性胰腺炎
- 腹水
- 由于过度的出汗、严重腹泻或持久呕吐引起的脱水、尿崩症、多尿或液体摄入量不足

发病机制

具有潜在的威胁生命的低血容量性休克源于血管内血容量的减少，由此导致心输出量的减少和组织灌注不足，随后的组织缺氧促使细胞代谢从有氧到乏氧途径转移，结果引起乳酸蓄积产生代谢性酸中毒。

休克发生的顺序

当代偿机制失效时，低血容量性休克按以下顺序发生：

- 血管内容量减少
- 静脉回流减少，因此前负荷降低和心搏量减少
- 心输出量减少
- 平均动脉压（MAP）下降
- 组织灌注减少
- 向细胞输入的氧气和营养物质减少
- 多器官功能衰竭

临床表现

患者表现出的特异性症状和体征取决于液体丢失量（见：体液丢失评估）。

询问病史，评估内容

通常病史包括血容量减少的情况，如胃肠道出血、创伤和严重的腹泻及呕吐。评估内容可包括：

- 皮肤苍白
- 感觉减退
- 呼吸浅快
- 尿量低于 25ml/h
- 外周血管搏动细速
- 皮肤湿冷
- MAP 低于 60mmHg，脉压差变窄
- 中心静脉压、右房压、PAWP 和心输出量下降

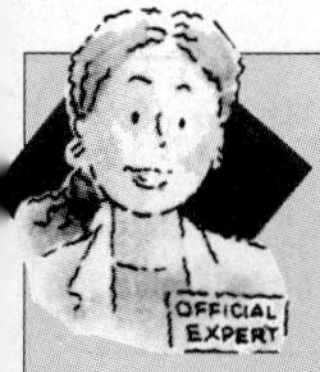

专家建议

体液丢失评估

使用下面的评估参数可确定液体丢失的严重程度。

轻度液体丢失

轻度液体丢失的症状和体征包括：

- 轻度心动过速
- 卧位血压正常
- 立位时阳性生命体征包括：收缩压降低＞10mmHg 或脉搏增加＞20 次 / 分
- 毛细血管充盈时间＞3s
- 尿量＞30ml/h
- 四肢皮肤凉、苍白
- 焦虑不安

中度液体丢失

中度液体丢失的症状和体征包括：

- 脉搏细速
- 直立性低血压
- 躯干皮肤发凉
- 每小时尿量 10～30ml
- 严重的口渴
- 坐立不安、意识障碍或易怒

重度液体丢失

重度液体丢失的症状和体征包括：

- 明显的心动过速
- 明显的低血压
- 外周血管搏动减弱或缺失
- 皮肤湿冷、花斑或紫绀
- 尿量＜10ml/h
- 意识丧失

辅助检查

没有单一的诊断性检查能确诊低血容量性休克，但是这些检查结果有助于支持该诊断。

- 血红蛋白水平下降
- 低血细胞比容
- 红细胞和血小板计数下降
- 血清钾、钠、乳酸脱氢酶、肌酐和血尿素氮水平均升高
- 尿比重增加（＞1.020）和渗透压增高
- 尿钠水平＜5mEq/L
- 尿肌酐水平下降
- pH 和动脉血氧分压下降，动脉血二氧化碳分压上升
- 胃镜检查、X 线检查，通过鼻胃管进行胃内容物抽吸和潜血试验

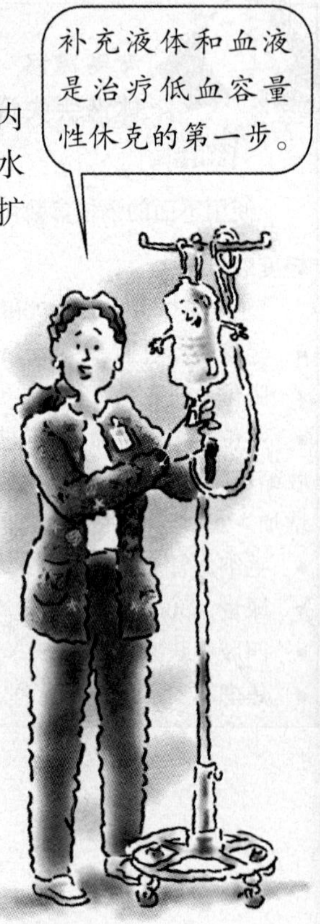
补充液体和血液是治疗低血容量性休克的第一步。

治疗

急救处理取决于及时足够的补充液体和血液以恢复血管内容量和升高血压并维持在90mmHg以上，快速输入生理盐水或林格液，可能的话，输入白蛋白或其他血浆扩容剂适当的扩容直至配血完毕。（见：血压下降）

进一步治疗措施

进一步治疗措施包括充气抗休克服的应用（尽管是有争议的）、吸氧、止血、多巴胺或其他正性肌力药物，如果有必要行外科手术治疗。

护理措施

- 需要技术娴熟团队的合作，团队包括：急救人员、医生、营养师和物理治疗师。
- 评估患者液体丢失的程度，按医嘱开始补充液体，准备输血治疗，查血型，行交叉配血。

ABC程序和ABG程序

- 评估气道、呼吸和循环（ABC）。如果患者心脏或呼吸停止，开始心肺复苏。
- 遵医嘱给予吸氧，监测氧饱和度和动脉血气指标以发现低血氧的证据。当患者呼吸状况恶化时作好气管插管和机械通气

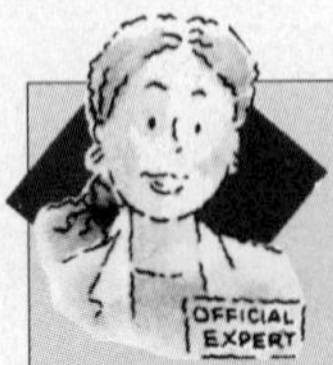
OFFICIAL EXPERT

专家建议

血压下降

收缩压低于90mmHg通常是血管内血容量减少引起心输出量下降的标志。如收缩压低于90mmHg常引起冠状动脉血流不足、心肌缺血、心律失常和低心输出量引发的其他并发症。

增加氧流量，通知医生

如果收缩压低于90mmHg且患者的脉搏细速，应增加氧气流量并且立即通知医生。

的准备，将患者置于半卧位以利于胸部最大限度的扩张，尽可能地让患者保持安静和舒适以减少氧的需求。

- 连续监测生命体征、神经系统状况和心律以发现心律失常或心肌缺血等变化，观察皮肤颜色和检查毛细血管充盈时间，如果毛细血管充盈时间＞2s 即通知医生。
- 监测血流动力学参数，包括中心静脉压、肺毛细血管楔压、心输出量和入量。每 15 分钟一次评估患者的情况和治疗的效果。
- 密切监测入量和出量，留置导尿管，评估每小时尿量。如果怀疑胃肠道出血，应检查所有的粪便、呕吐物、胃肠道引流物的潜血试验。如果出血量低于每小时 30ml 要增加液体输入速度，但要观察有无液体过量的体征，如肺毛细血管楔压升高。如果尿量还没有增加即刻通知医生。
- 遵医嘱给予成分输血治疗，连续检测血红蛋白量和血细胞比容，以评估治疗的效果。
- 遵医嘱静脉给予多巴胺或去甲肾上腺素，以增加心肌收缩力和肾灌注。

注意凝血障碍

- 观察即将发生凝血障碍的征象，如瘀斑、青肿、自牙龈或穿刺部位出血或渗血，并且立即报告。
- 提供精神支持，减轻患者对丢失大量液体的担忧。
- 根据病情作好外科手术的准备，向患者解释外科治疗的必要性及手术治疗的预期效果。
- 记录生命体征和评估发现的情况，注意患者对治疗的反应。

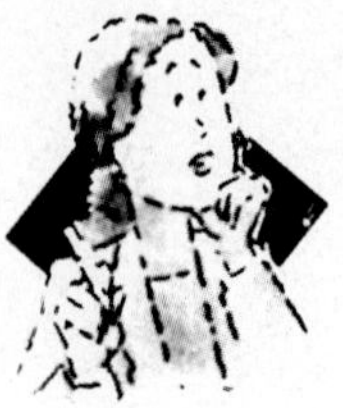

快速测验

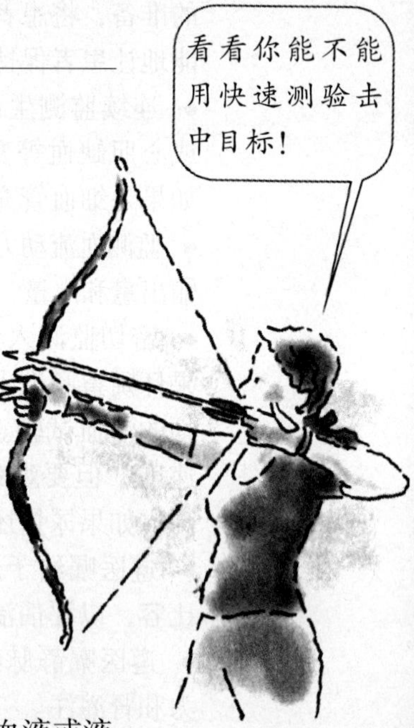

1．胸部钝性伤最常见的损伤部位是：

A．主动脉

B．左心室

C．上腔静脉

D．右心室

答案：D。因为它位于胸骨的正后方，右心室是胸部钝性伤最常见的损伤部位。

2．心脏压塞治疗的即刻目标是：

A．缓解疼痛

B．减轻焦虑

C．改善活动能力

D．解除心包内压力

答案：D。治疗的目标是通过去除心包内积聚的血液或液体而解除心包内的压力和对心脏的压迫。

3．低血容量性休克的急救治疗包括：

A． 使用抗生素

B． 静脉给予液体或血液制品

C． 解除疼痛

D． 使用血管舒张剂

答案：B。急救治疗取决于迅速地补充液体和血液以恢复血容量，升高血压并维持在 90mmHg 以上。快速地输注生理盐水和林格液，如果可能的话，输注白蛋白、血浆扩容剂以充分扩容，直至配血完毕。

评分

☆☆☆ 如果你全部正确回答了 3 个问题，太棒了！你对这个章节的掌握是深入透彻的。

☆☆如果你正确回答了 2 个问题。太好了！你基本掌握了本章的内容。

☆如果你仅正确回答了 1 个问题，不要着急。重读本章有益于你掌握本章内容。

（于秀清 译　刘爱华 校）

附 录

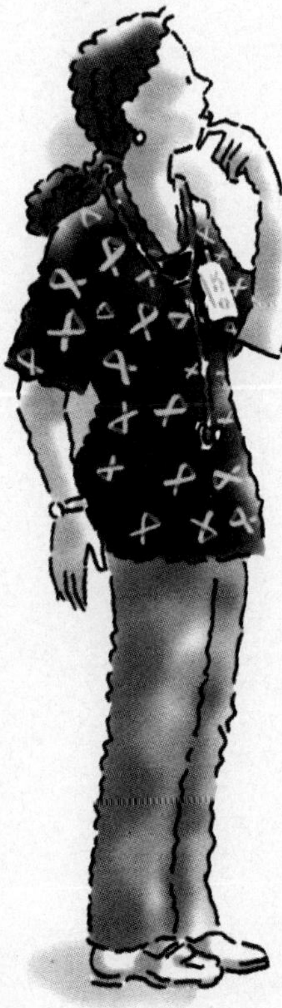

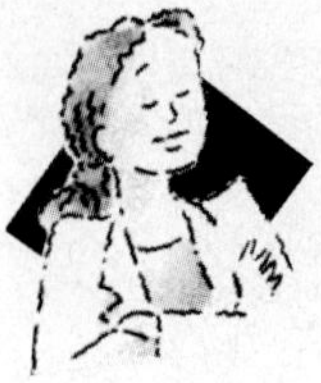

提高练习

1．为描述一个完整的心动周期，护士制定一个学习计划，从下面的选项中排列出正确的心脏收缩顺序。

1．心房收缩期

2．等容舒张期

3．心室充盈期

4．心室等容收缩期

5．心室射血期

2．护士从头到脚趾评估患者的动脉搏动，最先触到哪种搏动？

1．桡动脉
2．腘动脉
3．股动脉
4．肱动脉

3．护士最可能观察到动脉功能不全的哪些特征？（可多选）

1．指凹性水肿
2．脉搏减弱
3．皮肤湿冷、苍白
4．趾甲增厚

4．护士准备听患者的心音，把听诊器放在哪个部位第二心音最响？

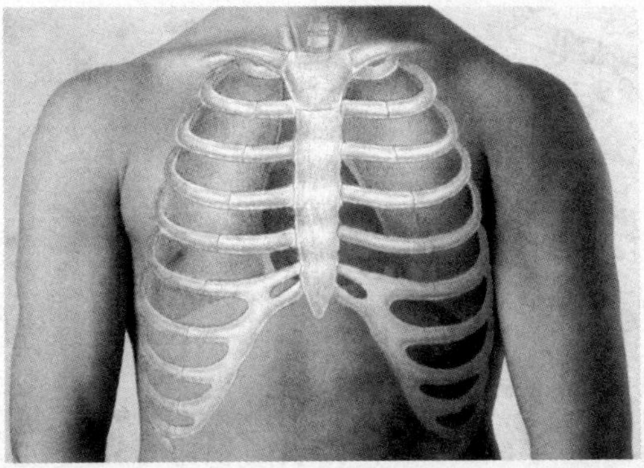

5．当为急性心肌梗死患者提供护理服务时，护士要复习患者的实验室检查结果。对护士来说下面哪些结果是有用的？（可多选）

1．CK-MB
2．肌酐
3．同型半胱氨酸
4．肌红蛋白
5．肌钙蛋白 I
6．B 型脑钠素

6．一个患深静脉血栓的患者，肝素抗凝之后，给予华法林（香豆素类抗凝剂）抗凝，护士首先确定哪一天华法林抗凝达到目标水平？

实验室结果

每天的凝血时间

天	凝血酶原时间	部分促凝血酶原激酶时间
1	10s	52.5s
2	12s	42.5s
3	16s	35s
4	18s	30s
5	20s	22s

1．第 1 天
2．第 2 天
3．第 3 天
4．第 4 天

7．一患者接受遥测心电监测用 MCL_1 导联，当使用三个电极时，接地电极应放在什么位置？

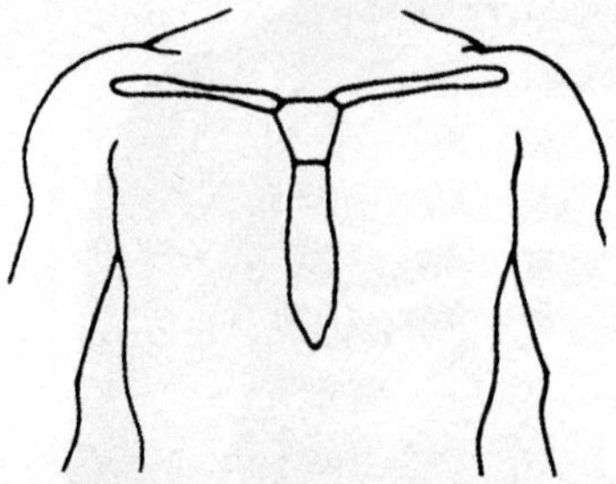

8．一患者心输出量为 6.5L/min，体表面积为 $1.6m^2$，心率是 78 次 / 分，那么患者的心脏指数是________$L/(min\cdot m^2)$。

9．一位有深静脉血栓形成的高危患者接受周期性肝素抗凝治疗，医生给予肝素 5000 单位皮下注射，每 12 小时一次。肝素玻璃瓶标签上标明 10 000U/ml，护士准备每一份剂量肝素需________毫升？

10．当评价一位患者心律失常类型时，护士确定是房性早搏，下列哪种发现支持护士的解释？（可多选）

1．QRS 波群缺失

2．房律和室律不规整

3．P 波形态异常

4．P 波提前出现

5．P-P 间期逐渐缩短

11．当给一患者电除颤时，电极若前侧位放置，一个电极放在右锁骨下，另一个电极应放在什么位置？

1．左侧腋前线第 5 或第 6 肋间隙

2．直接放在心前区即胸骨下缘左侧

3．肩胛骨下恰好位于心脏的后面

4．右侧胸部与乳头同一水平

12．一病情危重的患者，急诊科医生准备行起搏器治疗，护士建议应该为患者准备哪种类型的起搏器？

1．永久起搏器

2．经皮起搏器

3．经静脉起搏器

4．经心外膜起搏器

13．一位有室性心动过速病史的患者，护士认为患者室性心动过速最可能的病因是什么？

1．风湿性心脏病病史

2．经常大量喝茶史

3．就业环境压力大

4．可卡因中毒

14．在胸部听诊时，护士在心尖部听到一个全收缩期高调、吹风样杂音，吸气时杂音不增强，可能的解释是

1．三尖瓣关闭不全

2．二尖瓣关闭不全

3．主动脉瓣狭窄

4．肺动脉瓣狭窄

15．一个急性心包炎患者，诉胸部疼痛，下列哪项描述最能反映胸痛的特点？

1．好像有重物压在胸部，不能呼吸

2．发生在饭后不久，有烧灼感

3．是我感觉最疼的一次，有撕裂感

4．针刺样疼痛，深吸气时加重

16．护士为高血压前期患者宣教如何改变生活方式，患者下面的哪一项描述表明宣教是有效的？

1．我可以多吃牛排，少吃鱼

2．我每天晚餐可以喝两杯酒

3．我可以加入健康俱乐部，每周至少锻炼 3 次

4．我可以喝水，但是我要看一下，真正需要喝多少水

17．一患者行心脏负荷试验过程中，诉胸痛和呼吸困难，下一步护士如何做？

1．让患者速度逐渐减慢

2．立即停止检查

3．鼓励患者深呼吸

4．按程序继续进行检查

18．一位行心脏移植术患者，其儿子问护士在探视他父亲时为什么要穿罩衣，护士的哪项解释最准确？

1．可以保护你不被你父亲术后感染所感染

2．不要担心，这些是所有心脏移植术后常规

3．你父亲正在服抗排斥药易患感染

4．你不要过多考虑穿什么衣服而应更多关心你的父亲

19．护士对行微创冠脉旁路移植术的患者进行指导，下面哪项描述表明该患者还需要进一步指导？

1．我很高兴，现在我吃东西不用限量了

2．在接下来4周内，我不能举任何超过10磅的东西

3．我应该每天检查伤口是否发红或肿胀

4．继续进行在医院开始的训练

20．一护士参加当地的健康博览会并准备了关于妇女胸痛的海报，在海报上应该包括哪一项描述？

1．胸痛肯定与活动有关

2．上肢和肩部疼痛比较常见

3．胸痛常常是压榨性的

4．腹泻常伴随胸痛

21．护理一个主动脉瘤破裂的患者，护士优先采取的干预措施为下面的哪一项？

1．应用止痛剂止痛

2．插入一个留置导管

3．保证呼吸道通畅

4．流质饮食

22．一患者口服地高辛治疗心衰，护士解释此药的疗效是下面的哪一项？

1．减少全血容量

2．扩张血管

3．增加心肌收缩力

4．降低全身血管阻力

23．一护士对有关主动脉瘤及其不同类型实施在职教育项目，项目结束后问成员如何通过动脉壁上囊性膨出确定主动脉瘤类型，当成员判断下列哪种类型时认为培训是有效的？

1．纺锤形

2．有撕裂口

3．假性动脉瘤

4．囊状

24．护士发现下列哪项要怀疑心包填塞？

1．脉压增高

2．中心静脉压降低

3．奇脉

4．右房压力减低

25．一左心衰竭患者，出现劳力性呼吸困难、疲乏，4 天内体重增加 5 磅，踝部水肿，当护士制定护理计划时，下列哪项要优先考虑？

1．营养不平衡，超过身体需要

2．液体超量

3．知识缺乏

4．活动不能耐受

26．一名急性房颤且有症状的患者，下列哪项干预措施要优先采取？

1．同步电复律

2．应用地高辛

3．射频消融治疗

4．心房超速起搏

27．当评价一患者的心电图时，护士数两个 P 波之间小格的个数，把这个数分成 1500 份，这是为了确定哪一个参数？

1．心房律

2．PR 间期时限

3．心室率

4．心房率

28．护士评估一行肺动脉压监测患者，出现下列哪项结果要及时通知医生？

1．肺毛细血管楔压为 9mmHg

2．右房压为 4mmHg

3．肺动脉压为 38mmHg

4．平均肺动脉压为 16mmHg

29．护士希望扩张性心肌病患者接受的一线治疗是什么？

1．血管紧张素转换酶抑制剂

2．β 受体阻滞剂

3．强心苷

4．抗心律失常药

30．为一心血管疾病且活动受限患者制定护理计划，下列哪项干预措施最应该采取？

1．让患者在同一时间内完成所有护理计划

2．劝患者进高热量饮食

3．教给患者能量保存的措施

4．鼓励饭后立即活动

31．对瓣膜性心脏病患者讲解有关心脏瓣膜的知识后，当患者能正确判定阻止血液反流到左心室与下面哪个瓣膜有关，护士认为讲解是成功的？

1．主动脉瓣
2．肺动脉瓣
3．三尖瓣
4．二尖瓣

32．下面哪个患者地高辛中毒的危险最大？

1．患房速的患者
2．正在口服呋塞米的患者
3．高血压前期的患者
4．正在口服辛伐他汀的患者

33．评估患者毛细血管再灌注时间，哪一项结果是正常的？

1．6s
2．5s
3．4s
4．3s

34．评估患者脉搏，护士描述脉搏随呼吸波动较大，其结果是

1．交替脉
2．二联脉
3．奇脉
4．双波脉

35．一患者安装 IABP 反搏，护士最需要采取的干预措施是什么？

1．将床头抬高至少 45°
2．每 2 小时检查一次脉搏
3．鼓励患者每小时进行关节活动范围练习
4．如果在穿刺部位有出血发生，可直接压迫

36．一患者因血压是 132/84mmHg，多次到健康保健站测压，这次血压是 138/88mmHg，他描述到“数月前看医生时血压为 122/80mmHg”，护士解释根据患者的血压水平应为

1．正常血压
2．高血压前期
3．高血压 1 期
4．高血压 2 期

37．为一左心衰竭患者制定护理计划，下面哪一项最可能作为其中一部分？

1．患者每周体重增加 2～3 磅
2．患者对要绝对卧床休息表示理解

3. 患者证明有监测脉率和节律的能力
4. 患者描述需进高纤维饮食

38. 在附近社区进行健康教育和心血管疾病预防讲课，护士重点讲解引起猝死的常见原因，最常见的原因是？
1. 心肌病
2. 高血压
3. 心源性休克
4. 冠脉疾病

39. 护士为患者超声心动图检查作准备，哪项描述表明患者明白护士的宣教？
1. 我必须要静静地躺着，在检查期间，将会听到砰砰声
2. 一个装置放在胸部，收集记录到的声波
3. 一放射性物质注入我的静脉显示受损区域
4. 一仪器通过食管插入观察心脏图像

40. 哪一类患者需护士首先护理？
1. PTCA 术后患者
2. 行微创冠状动脉旁路移植术的患者
3. 行主动脉瓣膜置换术的患者
4. 行主动脉瘤修补的患者

41. 对接受颈动脉窦按摩患者出现哪种不良反应护士应特别警惕？
1. 房性心律失常
2. 血管收缩的征象
3. 心率降低
4. 高血压

42. 一患者心电图显示房率大于室率，P 波呈锯齿状，T 波不能辨认，QT 间期不能测量，这种波形为
1. 房颤
2. 房扑
3. 室速
4. 室颤

43. 对心源性休克患者哪一种诊断会优先考虑？
1. 由于代谢需要增加活动受限
2. 由于侵入性检查受伤危险因素增加
3. 由于并发症出现相关知识缺乏
4. 由于泵衰竭心输出量减少

44. 一患者被锐器刺伤靠近胸骨的上胸部急送急诊科，诊断为心脏损伤，护士需要连续监测下列哪项急症的症状和体征？

1．感染

2．心肌病

3．心包填塞

4．心源性休克

45．护士在当地一健康保健站讲解如何减少患冠心病的危险，计划讨论血脂对人健康所起的作用，下列哪项描述最适当？

1．升高高密度脂蛋白增加患冠心病的危险

2．三酰甘油是冠心病最重要的危险因素

3．总胆固醇水平超过 240mg/dl，对成年人来说是正常的

4．升高低密度脂蛋白增加患冠心病的危险

46．一患者心电图显示心脏停搏，哪种措施要最先采取？

1．静推肾上腺素

2．心肺复苏

3．静推阿托品

4．气管插管

47．一护士把听诊器放三尖瓣区听心音，对于听诊位置，下列哪项最准确？

1．胸骨左缘第 3 肋间

2．胸骨右缘第 2 肋间

3．胸骨左缘第 2 肋间

4．锁骨中线第 5 肋间

48．一患者心脏停搏，应用阿托品 1mg 静推，每 3～5 分钟重复一次，最大剂量为 0.04mg/kg，患者体重为 154 磅，可用的最大剂量是__________mg?

49．一患者为治疗深静脉血栓，1000U/h 肝素静脉注射，药房提供含 50 000U 肝素的 500ml 液体。护士使用输液泵，请问护士每小时应该泵入肝素多少毫升？

1．150

2．100

3．50

4．10

50．对一行动脉瘤修补术的患者，可能出现动脉闭塞，护士应该警惕什么？

1．尿量减少

2．脉搏减弱或缺失

3．心动过速

4．呼吸微弱

答案

1.

4. 心室等容收缩期
5. 心室射血期
2. 等容舒张期
3. 心室充盈期
1. 心房收缩期

心动周期包括连续的5个期：心室等容收缩期（心室去极化后，心室内压力增加，导致二尖瓣和三尖瓣关闭）；心室射血期（心室内压力超过主动脉和肺动脉压，主动脉瓣和肺动脉瓣开放，心室射血）；等容舒张期（心室内压力降低，导致主动脉瓣和肺动脉瓣关闭，血液充盈心房）；心室充盈期（心房内压力超过心室内压力，二尖瓣和三尖瓣开放，血液被动流入心室）；心房收缩期（心房收缩把剩余血量提供给心室）。

知识范围：生理完整性

知识点：生理适应性

认知水平：理解

2. 答案：4。当评估患者的脉搏时从头到脚趾，首先触摸到肱动脉（在肱二头肌腱）和桡动脉（在腕部），然后评估股动脉（腹股沟区），接下来评估腘动脉（在膝盖后面）。

知识范围：健康促进和维持

知识点：无

认知水平：应用

3. 答案：2、3、4。与动脉功能不全有关的典型表现包括脉搏减弱或消失，皮肤发冷、苍白，腿和足疼痛，足趾周围溃疡、趾甲增厚，指凹性水肿常与慢性静脉功能不全有关。

知识范围：生理完整性

知识点：生理适应性

认知水平：应用

4.

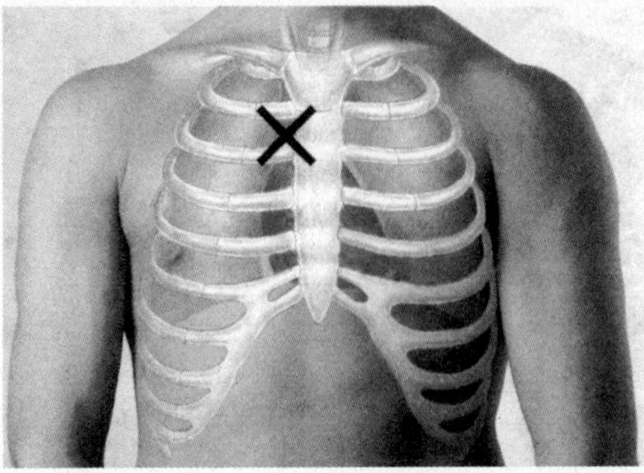

S_2 听诊最响位置在主动脉，位于胸骨右缘第 2 肋间。

知识范围：健康促进和维持

知识点：无

认知水平：应用

5．答案：1、4、5。CK-MB 特异地存在心肌中，如果升高表明为急性心肌梗死。肌红蛋白为急性心肌梗死后最先出现的心肌损伤标志物。肌钙蛋白 I 是肌钙蛋白的一种亚型，仅存在于心肌中，对心肌损伤高度特异。肌酐水平可评估肾小球滤过和保护肾脏免受损害。同型半胱氨酸是一种氨基酸刺激血管导致动脉硬化同时使血液高凝，增加血管堵塞的危险，它不是心肌损伤标志物。B 型脑钠素是心室分泌的一种多肽激素，当患者心衰，心室的容量和压力增加时由心室组织分泌。

知识范围：生理完整性

知识点：潜在危险下降

认知水平：分析

6．答案：3。评价华法林治疗效果，护士要监测患者的凝血酶原时间（PT），正常情况下，PT 范围从 10~14s，患者接受华法林治疗，PT 水平要达到正常值的 1.5~2.0 倍，或 15~20s 水平，第三天是 PT 达到治疗范围的第一天。部分促凝血酶原激酶时间常用来监测肝素抗凝，不受华法林的影响。

知识范围：生理完整性

知识点：潜在危险下降

认知水平：应用

7.

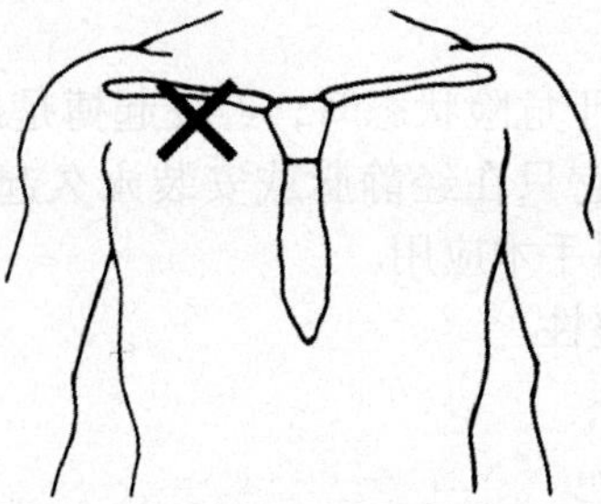

接地电极应放置在锁骨下右胸上部为 MCL_1 导联，正电极放在胸骨右侧中胸部，负电极放置在锁骨下左胸上部。

知识范围：生理完整性

知识点：潜在危险下降

认知水平：应用

8．答案：4.1。心脏指数等于心输出量除以体表面积。此例，6.5L/min 除以 $1.6m^2$ 等于 $4.1L/(min \cdot m^2)$。

知识范围：生理完整性

知识点：生理适应性

认知水平：分析

9．答案：0.5。每瓶 1ml 含 10 000U，医生下医嘱用 5000U，建立下面公式：

$$10000/1=5000/X，10000X=5000$$

解 X

$$X=5000/10000，X=5/10 或 0.5$$

知识范围：生理完整性

知识点：药物和注射治疗

认知水平：分析

10．答案：2、3、4。房性早搏的特点是提前出现的 P 波，其形态异常，P 波提前出现可能埋藏在前一个 T 波中，房律和室律不规整。由于窦性停搏，QRS 波群缺失与窦性停搏有关。二度Ⅰ型窦房传导阻滞可见 P-P 间期逐渐缩短。

知识范围：生理完整性

知识点：潜在危险下降

认知水平：分析

11．答案：1。前侧位电极放置，一个电极放在右锁骨下，另一个电极放在左侧腋前线第 5 或第 6 肋间隙；若后前位电极放置，一个电极直接放在心前区即胸骨下缘左侧，另一个电极放在肩胛骨下恰好位于心脏的后面。把一电极放置在右侧胸部与乳头同一水平，不管是哪种电极放置方式电除颤都是不恰当的。

知识范围：生理完整性

知识点：生理适应性

认知水平：理解

12．答案：2。当生命处于危险状态时，经皮起搏是最佳选择，因为它快且有效，然而它只在经静脉或安装永久起搏器前使用。心外膜起搏在心外科手术应用。

知识范围：生理完整性

知识点：生理适应性

认知水平：应用

13．答案：4。药物中毒，例如可卡因、地高辛、普鲁卡因胺、奎尼丁等可以引起室速。有风湿性心脏病史与交界性心律失常有关，喝咖啡、饮酒、吸烟、疲劳或压力大和使用药物如氨茶碱、地高辛可引起房颤。

知识范围：生理完整性

知识点：生理适应性

认知水平：理解

14．答案：2。二尖瓣关闭不全时血液反流入左心房产生一全收缩期高调、吹风样杂音，在心尖部最响。三尖瓣关闭不全时在三尖瓣可产生一全收缩期高调、吹风样杂音，吸气杂音可增强。主动脉瓣狭窄可产生一个低调、粗糙收缩中期杂音，向颈部传导，由渐强到渐弱和折回。肺动脉瓣狭窄可产生一中调、粗糙收缩期杂音，由渐强到渐弱和折回。

知识范围：生理完整性

知识点：生理适应性

认知水平：分析

15．答案：4。急性心包炎患者典型疼痛是突然发生锐痛，通常始于胸骨，向颈部、肩部、后背和上肢放散。疼痛常呈胸膜样疼痛，深呼吸时加重，站起身体前倾时减轻。心绞痛或急性心肌梗死疼痛，一般呈压迫感、压榨性、沉重感或紧缩感。进食后出现烧灼感是消化性溃疡典型疼痛。剧烈难忍，撕裂样疼痛与主动脉夹层有关。

知识范围：生理完整性

知识点：生理适应性

认知水平：应用

16．答案：3。生活方式改变包括饮食调整、心态放松、规律运动、戒烟、限酒、限制钠盐和饱和脂肪的摄入。患者描述每周锻炼 3 次表明他明白了护士的宣教。牛排是红肉，饱和脂肪含量较高应当限制。饮酒也应该限制。限制饮水是不恰当的。适量饮水对维持水合作用和液量平衡是必要的。

知识范围：健康促进和维持

知识点：无

认知水平：分析

17．答案：2。患者感到胸痛、疲劳或其他活动受限体征，例如呼吸困难、跛行、虚弱、头晕、低血压、面色苍白或血管收缩、定向障碍、共济失调或心电图改变提示缺血、心律失常或心脏阻滞，护士必须立即停止运动试验以避免并发症发生，让患者减慢速度或鼓励深呼吸是不适当的。双嘧达莫是一种血管扩张剂，常用于药物诱发负荷试验。在这个时候给药可加重心脏缺血。

知识范围：生理完整性

知识点：潜在危险下降

认知水平：应用

18．答案：3。一心脏移植患者用强效免疫抑制剂阻止排斥反应，但会增加感染的机会。应用保护性装置，例如罩衣，阻止患者接触潜在感染原是必要的。控制感染预防性保护患者，而不是他的儿子。告诉患者儿子不要担心不能表达儿子的关心。告诉他儿子过多的关心起到的作用是微不足道的。

知识范围：安全、有效的护理环境

知识点：安全和感染控制

认知水平：应用

19．答案：1。微创冠脉旁路移植术后患者需要继续限制饮食，例如限制钠盐和胆固醇摄入，以减少血管再堵塞的危险。术后4～6周内患者被禁止举超过10磅的重物。每天检查切口，继续进行在医院开始的训练。

知识范围：生理完整性

知识点：潜在危险下降

认知水平：分析

20．答案：2。与男性相比，女性更多见上肢和肩部疼痛，多为胸部正中挤压痛。冠心病女性患者典型胸痛与活动和压力无关。然而，患者胸痛症状往往不典型，胸痛比较模糊，或无胸痛。还可以出现下颌、颈部或喉部疼痛，牙痛，后背痛，或胸骨下疼痛或胃痛。其他症状包括恶心、头晕、气短、不明原因焦虑、虚弱或疲劳、心悸、皮肤冷汗或苍白。腹泻一般与胸痛无关。

知识范围：健康促进和维持

知识点：无

认知水平：理解

21．答案：3。主动脉瘤破裂是需要紧急处理的急症，首先要保证气道通畅，其他干预措施如补液、止痛、下尿管，可随后进行。

知识范围：安全、有效的护理环境

知识点：护理管理

认知水平：应用

22．答案：3。地高辛是一种强心苷，可增加心肌收缩力。利尿剂通过减少总循环血量减轻心脏前负荷和循环淤血。血管紧张素转换酶抑制剂可以扩张血管和减轻全身血管阻力。

知识范围：生理完整性

知识点：药物和注射治疗

认知水平：理解

23．答案：4。囊状动脉瘤是动脉壁向外突出，纺锤形动脉瘤是整个动脉壁周径类似纺锤形放大，包含全部瘤内物质。夹层动脉瘤是血管壁上出血，通常在中层。假性动脉瘤是整个动脉壁受损造成血管壁全层断裂，血液漏出周围组织包裹，形成搏动性血肿。

知识范围：生理完整性

知识点：生理适应性

认知水平：分析

24．答案：3。心包填塞有三个典型特点：奇脉、心音遥远、中心静脉压升高并颈静脉怒张。另外，右房压力也将升高。

知识范围：生理完整性

知识点：生理适应性

认知水平：应用

25．答案：2。一左心衰竭患者描述体重增加、踝部水肿，表明该患者很可能是负荷过重导致左心衰竭。护士最恰当的诊断为容量负荷过重。活动受限和相关知识缺乏是对该心衰患者的恰当的护理诊断，但不是最主要的。患者容量负荷过重致体重增加，而不是摄入过多。如果摄入能量过多，如果过多热量摄入具有潜在危险，那营养平衡可能是后续护理中的重点。

知识范围：生理完整性

知识点：生理适应性

认知水平：分析

26．答案：1。如果患者为急性房颤且有症状，立即进行同步电复律是必要的。药物如地高辛、β受体阻滞剂、钙通道阻滞剂可以在电复律成功后维持窦性心律和控制心室率。症状性房颤常规治疗无效时可行射频消融治疗。心房超速起搏主要终止房速。

知识范围：生理完整性

知识点：潜在危险下降

认知水平：理解

27．答案：4。为精确测定心房率，计量两个P波之间的小方格数，取波形顶点或波形向上的起始点进行测量（每一个小方格等于 0.04s，1500 小方格等于 1min），用两个 P 波之间的小方格数除 1500，就得到心房率。心房律可以用圆规测量两 P 波之间间期得到。这种测量要与许多心电图 PP 间期对照确定是规整还是不规整。计算 PR 间期，就是计数 P 波开始和 QRS 波群开始之间的小方格数，小方格数乘 0.04 即为 PR 间期。计算心室率，就是测量两 R 波的小方格数除 1500 得到。

知识范围：生理完整性

知识点：潜在危险下降

认知水平：理解

28．答案：3。正常肺动脉压为 20~30mmHg，高于或低于此范围要通知医生。肺毛细血管楔压为 9mmHg，在 6~12mmHg 正常范围之内。右房压 4mmHg，在 1~6mmHg 正常范围之内。平均动脉压 16mmHg 在正常范围之内，它一般不超过 20mmHg。

知识范围：生理完整性

知识点：潜在危险下降

认知水平：分析

29．答案：1。ACEI 是扩张性心肌病一线治疗药物，可以通过扩张血管减轻后负荷。其他药也可应用，但不是一线用药。例如 β 受体阻滞剂可用于轻至中度心衰患者，强心苷如地高辛可应用于对 ACEI 和利尿剂无反应的患者。抗心律失常药可谨慎应用控制心律失常。

知识范围：生理完整性

知识点：药物和注射治疗

认知水平：应用

30．答案：3。一患者被护士诊断为活动受限，他需要保存能量以从事力所能及的活动。告诉他保存能量的方法是最有帮助的。在同一时间内完成所有护理内容需要消耗能量增加同时引起疲倦。让患者做一些活动然后休息一会儿是适当的。进高热量食物对提供患者能量是有益的，但高热量食物脂肪含量多对心血管疾病患者不是最佳的。鼓励患者饭后活动是不适当的，会增加能量和氧气的消耗。

知识范围：生理完整性

知识点：基本护理和舒适

认知水平：应用

31．答案：1。主动脉瓣关闭会阻止血液从主动脉反流到左心室；肺动脉瓣关闭阻止血液从肺动脉反流到右心室；三尖瓣关闭阻止血液从右心室反流到右心房；三尖瓣关闭阻止血液从左心室反流到左心房。

知识范围：生理完整性

知识点：生理适应性

认知水平：分析

32．答案：2。患者同时口服地高辛和呋塞米可大大增加地高辛中毒的危险。呋塞米是一种袢利尿剂，易导致丢钾，引起低钾血症。口服地高辛且有低钾血症者易致地高辛中毒。房速是地高辛中毒常见的表现。高血压前期病史不会增加地高辛中毒危险，因为它仅仅需要改变生活方式。然而如果需要其他治疗例如用噻嗪类利尿剂，地高辛和这些药物合用会增加中毒的危险。应用降低胆固醇药物（辛伐他汀）不会增加地高辛中毒的危险。

知识范围：生理完整性

知识点：药物和注射治疗

认知水平：应用

33．答案：4。毛细血管充盈时间不超过3s，任何时候超过3s都是不正常的，需要告知医生。

知识范围：生理完整性

知识点：潜在危险下降

认知水平：理解

34．答案：3。奇脉是指与呼吸周期有关的脉搏振幅的增大和减小，吸气时波幅明显减小。交替脉是指有规律的、强弱交替的脉搏。二联脉与交替脉相似，但间隔时间是不规整的。双波脉发生在收缩期，开始波形向上，然后向下，再向上。

知识范围：生理完整性

知识点：潜在危险下降

认知水平：理解

35．答案：4。插入IABP反搏后，护士应经常检查穿刺部位，如有出血可直接压迫并通知医生。患者床头抬高不超过30°，防止导管向上移动并阻塞左锁骨下动脉。必须经常评估脉搏，最初4小时内，每15分钟一次，4小时后，每小时观察一次。鼓励上肢、未受影响的腿、受影响的腿的踝部每2小时进行关节活动范围练习。

知识范围：生理完整性

知识点：潜在危险下降

认知水平：应用

36．答案：2。血压可分为正常血压、高血压前期、高血压1期和高血压2期，初诊后2次或多次随诊，每次测量2次或2次以上血压均高。患者两次血压为132/84mmHg和138/88mmHg属于高血压前期范围（收缩压120~139mmHg，舒张压80~89mmHg）。正常收缩压低于120mmHg，正常舒张压低于 80mmHg，高血压 1 期收缩压 140~159mmHg，舒张压 90~99mmHg，高血压 2 期收缩压大于或等于 160mmHg，舒张压大于或等于 100mmHg。

知识范围：健康促进和维持

知识点：无

认知水平：应用

37．答案：3。护理患左心衰竭患者常包括药物使用，如强心苷，例如地高辛患者服地高辛须知道如何监测脉率和节律，脉律不规整或脉率低于 60 次 / 分，要及时报告。患者脉搏监测证明对保证掌握这项技巧是很重要的。体重每周增加 2~3 磅是不适当的，因为表明患者已液量过多。患者需要劳逸结合，不必绝对卧床休息。如果患者口服利尿剂，进含钾高食物是必需的。高钠食物也应该避免。如果患者有便秘，进高纤维素食物是重要的。

知识范围：生理完整性

知识点：潜在危险下降

认知水平：应用

38．答案：4。冠脉疾病是引起猝死的最常见原因。心肌病在常见引起猝死原因中居第二位。由于高血压隐匿起病，被称为无声的杀手，如果不处理可引起严重的并发症，但它不是猝死的常见原因。心源性休克是急性心肌梗死严重的并发症，一般需心肌坏死数量超过 40%或更多，死亡率非常高。

知识范围：健康促进和维持

知识点：无

认知水平：理解

39．答案：2。超声心动图包括一个换能器，将换能器放在患者胸部的声波窗口，换能器向心脏发射声波，心脏结构反射这些声波，换能器接受这些声波，将它们转化为电脉冲，并且重现在超声心动仪显示屏上，并且记录在磁带或录像带上。听到砰砰的声响与 MRI 有关。注射放射性物质显示受损区域，分为热点扫描（99m 焦磷酸盐扫描））和冷点扫描（铊扫描）。经食管超声心动检查是在胃镜末端带一换能器，通过食管进入，获得更好的心脏结构图像。

知识范围：生理完整性

知识点：潜在危险下降

认知水平：分析

40．答案：1。PTCA 术后患者按常规 6~12 小时后出院，微创冠脉旁路移植术 48h 后出院，主动脉瓣瓣膜置换或动脉瘤修补患者出院依情况而变。

知识范围：安全、有效的护理环境

知识点：护理管理

认知水平：应用

41．答案：3。与颈动脉窦按摩有关的危险包括：心率下降、血管扩张（不是血管收缩）、室性（不是房性）心律失常、脑卒中、心脏停搏。高血压与颈动脉窦按摩无关。

知识范围：生理完整性

知识点：潜在危险下降

认知水平：理解

42．答案：2。房扑是P波不正常，波形呈现锯齿状，房率大于室率，QRS波群形态正常，T波不能辨认，QT间期不能测量。房颤是节律绝对不规整，P波不能辨认，而代之以围绕基线游走的颤动波。室速是P波消失，出现宽大畸形的QRS波群。室颤是不可识别的颤动波不能确定房律和室律，P波消失，T波不能辨认。

知识范围：生理完整性

知识点：生理适应性

认知水平：应用

43．答案：4。心源性休克是由于心输出量减少引起的严重组织灌注不足的状态。治疗重点是增加心输出量。活动受限、脏器损害和相关知识缺乏可能是护理诊断，但这些症状并不会在心输出量下降之前就表现出来。

知识范围：安全、有效的护理环境

知识点：护理管理

认知水平：应用

44．答案：3。心脏穿透伤有很高的死亡危险，常会导致心包填塞，血液或液体积聚引起心脏各腔受压，心包腔压力增加妨碍静脉回流，这是一种急症需要紧急处理。感染也有可能，但不会像心包填塞一样威胁生命。心肌病和心源性休克与穿透伤均无关系。

知识范围：生理完整性

知识点：潜在危险下降

认知水平：理解

45．答案：4。LDL水平与冠心病危险密切相关，LDL水平越高，患冠心病事件可能性越高。HDL与冠心病危险呈负相关，HDL水平越高，患冠心病的可能性越小。血脂分析包括三酰甘油、总胆固醇和脂蛋白成分（LDL和HDL），有助于评估患冠状动脉疾病的危险。三酰甘油水平与年龄和性别相关，水平高于或低于正常仅表明结果不正常，无其他意义，这些水平必须与其他结果一起评估，总胆固醇水平如超过240mg/dl被认为升高，理想的总胆固醇水平不超过200mg/dl。

知识范围：健康促进和维持

知识点：无

认知水平：理解

46．答案：2。心脏停搏的紧急处理是CPR，然后是气管插管和使用药物如肾上腺素、阿托品。

知识范围：生理完整性

知识点：潜在危险下降

认知水平：应用

47．答案：4。二尖瓣区位于左锁骨中线第5肋间。欧勃点位于胸骨左缘第3肋间。主动脉瓣区位于胸骨右缘第2肋间，而肺动脉瓣区位于胸骨左缘第2肋间。

知识范围：健康促进和维持

知识点：无

认知水平：应用

48．答案：2.8。记住1kg=2.2lb，患者体重154lb等于70kg，最大用量是0.04mg/kg

$$X=0.04\times70$$

$$X=2.8$$

知识范围：生理完整性

知识点：药物和注射治疗

认知水平：分析

49．答案：4。肝素溶液500ml含肝素5000U，1ml溶液含肝素100U，医嘱是1000U/h

$$100/1000=1/X$$

$$100X=1000$$

$$X=10$$

知识范围：生理完整性

知识点：药物和注射治疗

认知水平：分析

50．答案：2。动脉修补术后动脉堵塞将出现外周动脉搏动减弱或缺失、感觉异常、严重疼痛、发绀和末端发冷。尿量减少提示肾功能不全。心动过速和呼吸微弱提示有出血。

知识范围：生理完整性

知识点：潜在危险下降

认知水平：应用

（王庆芮，赵海燕　译　李云　校）

主要参考文献

Almenar, L., et al. "Is There a Correlation Between Brain Naturietic Peptide Levels and Echocardiographic and Hemodynamic Parameters in Heart Transplant Patients?" *Transplant Procedures* 38(8):2534-36, October 2006.

American College of Cardiology/American Heart Association. "Guideline Update for the Diagnosis and Management of Chronic Heart Failure in the Adult," *Circulation* 112(12):1825-52, September 2005.

Berra, K., et al. "Cardiovascular Disease Prevention and Disease Management: A Critical Role for Nursing," *Journal of Cardiopulmonary Rehabilitation* 26(4):197-206, July-August 2006.

Bickley, L.S., and Szilagyi, P.G. *Bates' Guide to Physical Examination and History Taking*, 9th ed. Philadelphia: Lippincott Williams & Wilkins, 2006.

Binanay, C., et al. "Evaluation Study of Congestive Heart Failure and Pulmonary Artery Catheterization Effectiveness: The ESCAPE Trial," *JAMA* 294(13):1625-33, October 2005.

Dash Eating Plan. NIH Publication Number 06-4082, 2006. Bethesda, Md.: U.S. Department of Health and Human Services; National Institutes of Health; National Heart, Lung, and Blood Institute.

Diseases: A Nursing Process Approach to Excellent Care, 4th ed. Philadelphia: Lippincott Williams & Wilkins, 2006.

Dressler, D., et al. "Caring for Patients with Femoral Sheaths: After Percutaneous Coronary Intervention, Sheath Removal and Site Monitoring are the Nurse's Responsibility," *AJN* 106(5):64A-64H, May 2006.

Dumont, C.J. "Predictors of Vascular Complications Post Diagnostic Cardiac Catheterization and Percutaneous Coronary Interventions," *Dimensions in Critical Care Nursing* 25(3):137-42, May-June 2006.

Fox, F.I. *A Laboratory Guide to Human Physiology: Concepts and Clinical Applications*, 12th ed. New York: McGraw-Hill Book Co., 2007.

Goldstein, L.B., et al. "Primary Prevention of Ischemic Stroke: A Guideline from the American Heart Association/American Stroke Association Stroke Council: Cosponsored by the Atherosclerotic Peripheral Vascular Disease Interdisciplinary Working Group; Cardiovascular Nursing Council; Clinical Cardiology Council; Nutrition, Physical Activity, and Metabolism Council; and the Quality of Care and Outcomes Research Interdisciplinary Working Group: the American Academy of Neurology affirms the value of this guideline." *Stroke* 37(6):1583-633, June 2006.

Headley, J.M. "Arterial Pressure-Based Technologies: A New Trend in Cardiac Output Monitoring," *Critical Care Nursing Clinics of North America* 18(2):179-87, June 2006.

Hirsh, A.T., et al. "Peripheral Arterial Disease: ACC/AHA Guidelines for Management of Patients with Peripheral Arterial Disease (Lower Extremity, Renal, Mesenteric and Abdominal Aortic): A Collaborative Report From The American Association for Vascular Surgery/Society for Vascular Surgery, Society for Cardiovascular Angiography and Interventions, Society for Vascular Medicine and Biology, Society of Interventional Radiology and the ACC/AHA Task Force on Practice Guidelines (Writing Committee to Develop Guidelines for the Management of Patients With Peripheral Arterial Disease)," *Journal of the American College of Cardiology* 47(6):1239-312, March 2006.

JNC Express, The Seventh Report of the Joint National Committee on Prevention, Detection, Evaluation and Treatment of High Blood Pressure. NIH Publication Number 03-5233, 2003. Bethesda, Md.: National Institutes of Health; National Heart, Lung, and Blood Institute; National High Blood Pressure Education Program.

Karch, A.M. *2007 Lippincott's Nursing Drug Guide.* Philadelphia: Lippincott Williams & Wilkins, 2007.

Lindsey, H. "Systolic Blood Pressure at Admission and Heart Failure Outcomes," *AJN* 107(3):72B, March 2007.

Moser, D.K., et al. "Reducing Delay in Seeking Treatment by Patients with Acute Coronary Syndrome and Stroke: A Scientific Statement from the American Heart Association Council on Cardiovascular Nursing and Stroke Council," *Circulation* 114(2):168-82, July 2006.

Phibb, B. *A Basic Guide to Heart Disease*, 2nd ed. Philadelphia: Lippincott Williams & Wilkins, 2007.

Porth, C.M. *Essentials of Pathophysiology: Concepts of Altered Health States*, 2nd ed. Philadelphia: Lippincott Williams & Wilkins, 2007.

Price, A.S., et al. "Impending Cardiac Tamponade: A Case Report Highlighting the Value of Bedside Echocardiography," *Journal of Emergency Medicine* 30(4):415-19, May 2006.

Sauerbeck, L. "Primary Stroke Prevention," *AJN* 106(11):40-49, November 2006.

Scheetz, L. "Aortic Dissection: This Uncommon but Dangerous Cardiac Condition Can Have Pronounced Symptoms," *AJN* 106(4):55-59, April 2006.

Segal, J., et al. "Review of the Evidence on Diagnosis of Deep Venous Thrombosis and Pulmonary Embolism," *Annals of Family Medicine* 5(1):63-73, January-February 2007.

Silly, L., ed. *Pathophysiology of Heart Disease*, 4th ed. Philadelphia: Lippincott Williams & Wilkins, 2007.

专业词汇中英对照

（按词汇汉语拼音字母顺序排列）

C- 反应蛋白　C-reactive protein
WPW 综合征　Wolff-Parkinson-White syndrome

B

瓣膜成形术　valvuloplasty
瓣膜手术　valve surgery
瓣膜置换　valve replacement
贝克三联征　Beck's triad
泵衰竭　pump failure
病态窦房结综合征　sick sinus syndrome
部分促凝血酶原激酶时间　partial thromboplastin time
部分左心室切除术　partial left ventriculectomy

C

超声心动图　echocardiography
除颤　defibrillation
除颤器　defibrillators
杵状指　clubbed fingers
触诊　palpation
传导系统　conduction system
传导性　conductivity
磁共振成像　magnetic resonance imaging
猝死　sudden death

D

代偿间歇　compensatory pause
低血容量性休克　hypovolemic shock
地高辛　digoxin

动静脉功能不全 arterial and venous insufficiency
动脉 arteries
动脉闭塞性疾病 arterial occlusive disease
动脉搏动 arterial pulses
动脉血压监测 arterial blood pressure monitoring
动脉粥样硬化 atherosclerosis
动态心电图 ambulatory electrocardiography
窦房结 sinoatrial node
窦房结功能不全 sinus nodal dysfunction
窦房阻滞 sinoatrial blocks
窦性停搏 sinus arrest
窦性心动过缓 sinus bradycardia
窦性心动过速 sinus tachycardia
窦性心律不齐 sinus arrhythmia
短阵快速起搏 burst pacing
多普勒超声 Duplex ultrasonogrphy

E

恶性高血压 malignant hypertension
二尖瓣 bicuspid valve
二尖瓣关闭不全 mitral insufficiency
二联律 bigeminy
二联脉 pulses bigeminus

F

房颤 atrial fibrillation
房间隔 interatrial septum
房扑 atrial flutter
房室瓣 atrioventricular valves
房室传导阻滞 atrioventricular block
房室结 atrioventricular node
房性心动过速 atrial tachycardia
肺动脉瓣 pulmonic valves
肺动脉瓣关闭不全 pulmonic insufficiency
肺动脉瓣狭窄 pulmonic stenosis

肺动脉高压	pulmonary hypertension
肺动脉楔压	pulmonary artery wedge pressure
肺动脉压监测	pulmonary artery pressure monitoring
肺静脉	pulmonary veins
肺栓塞	pulmonary embolus
肺循环	pulmonary circulation
分支传导阻滞	hemiblock
复律	cardioversion
腹主动脉瘤	abdominal aortic aneurysm

G

高血压	hypertension
股动脉	femoral arteries
股动脉脉搏	femoral pulse
冠状动脉	coronary arteries
冠状动脉疾病	coronary artery disease
冠状动脉旁路移植	coronary artery bypass graft
冠状窦	coronary sinus
冠状静脉	coronary veins
国际标准化比值	international normalized ratio, INR

HJ

后负荷	afterload
活化凝血时间	activated clotting time
肌钙蛋白	troponin
肌红蛋白	myoglobin
急性冠脉综合征	acute coronary syndromes
加速性交界性心律	accelerated junctional rhythm
加速性室性自主节律	accelerated idioventricular rhythm
家族史	family history
家族性高胆固醇血症	familial hypercholesterolemia
尖端扭转型室性心动过速	torsades de pointes
间歇性跛行	intermittent claudication
健康史	health history
交界性期前收缩	premature junctional contraction

交界性心动过速 junctional tachycardia
交界性心律失常 junctional arrhythmias
交界性逸搏心律 junctional escape rhythm
交替脉 pulses alternans
经皮冠状动脉腔内血管成形术 percutaneous transluminal coronary angioplasty
经皮球囊瓣膜成形术 percutaneous balloon valvuloplasty
经皮心脏起搏器 transcutaneous pacemaker
经食管超声心动图 transesophageal echocardiography
颈动脉搏动 carotid pulse
颈动脉窦按摩 carotid sinus massage
颈静脉搏动 jugular venous pulse
颈静脉怒张 jugular veins distention
颈总动脉 common carotid arteries
静脉功能不全 venous insufficiency

KL

叩诊 percussion
快速心房起搏 rapid atrial pacing
冷点扫描成像 cold spot imaging
连续心脏监测 continuous cardiac monitoring

MN

埋藏式心律转复除颤器 implantable cardioverter-defibrillator
毛细管压力 capillary pressure
毛细血管充盈 capillary refill
每搏输出量 stroke volume
钠摄入量 sodium intake
逆行静脉造影 ascending contrast phlebography
凝集试验 coagulation test
凝血酶原时间 prothrombin time

PQ

旁路移植 bypass grafting
浦肯野纤维 Purkinje fibers
奇脉 pulsus paradoxus

起搏器	pacemaker
起搏器植入	pacemaker insertion
起搏细胞	pacemaker cells
气胸	pneumothorax
腔静脉	vena cavae
球囊泵	balloon pump
球囊导管治疗	balloon catheter treatments
球囊扩张术	balloon valvuloplasty

RS

桡动脉搏动	radial pulse
乳头肌	papillary muscle
弱脉	weak pulse
三尖瓣	tricuspid valve
三尖瓣关闭不全	tricuspid insufficiency
三尖瓣狭窄	tricuspid stenosis
三酰甘油	triglycerides
射频消融治疗	radiofrequency ablation therapy
食管痉挛	esophageal spasm
室间隔	interventricular septum
室上性心动过速	supraventricular tachycardia
室性奔马律	ventricular gallop
室性心动过速	ventricular tachycardia
室性逸搏	ventricular escape beat
室性自主心律	idioventricular rhythms
嗜铬细胞瘤	pheochromocytoma
收缩性	contractility
束支传导阻滞	bundle-branches blocks
双波脉	pulses bifieriens
水肿	edema
睡眠呼吸暂停	sleep apnea

TW

体循环	systemic circulation
同步电复律	synchronized cardioversion

完全性心脏阻滞 complete heart block
文氏阻滞 Wenckebach block
无脉电活动 pulseless electrical activity

X

消化性溃疡 peptic ulcer
小动脉 arterioles
小静脉 venules
心包 pericardium
心包穿刺 pericardiocentesis
心包摩擦音 pericardial friction rub
心包囊 pericardial sac
心包腔 pericardial space
心包切除术后综合征 postpericardiotomy syndrome
心包炎 pericarditis
心大静脉 great cardiac vein
心导管检查 cardiac catheterization
心电图 electrocardiogram
心动过缓 bradycardia
心动过速 tachycardia
心动周期 cardiac cycle
心房奔马律 atrial gallop
心房超速起搏 atrial overdrive pacing
心肌病 cardiomyopathy
心肌挫伤 myocardial contusion
心肌梗死 myocardial infarction
心肌缺血 myocardial ischemia
心悸 palpitation
心尖搏动 apical pulse
心绞痛 angina
心力衰竭 heart failure
心律失常 arrhythmias
心内膜 endocardium
心内膜炎 endocarditis
心室颤动 ventricular fibrillation

心室辅助装置植入	ventricular assist device insertion
心室重构	ventricular remodeling
心输出量	cardiac output
心血池成像	blood pool imaging
心血管疾病	cardiovascular disease
心音	heart sounds
心源性休克	cardiogenic shock
心脏瓣膜	heart valves
心脏磁共振成像	cardiac magnetic resonance imaging
心脏损伤	cardiac trauma
心脏填塞	cardiac tamponade
心脏停搏	asystole
心脏血池显像	cardiac blood pool imaging
心脏移植	heart transplantation
心脏正电子发射体层摄影	cardiac positron-emission tomography
心脏指数	cardiac index
胸壁综合征	chest-wall syndrome
胸痛	chest pain
血管紧张素转换酶抑制剂	angiotensin-converting enzyme inhibitors
血管内膜移植修补术	endovascular grafting repair
血管修复	vascular repair
血流动力学监测	hemodynamic monitoring
血栓性静脉炎	thrombophlebitis

YZ

右束支传导阻滞	right bundle-branch block
原发性醛固酮增多症	primary aldosteronism
运动超声心动图	exercise echocardiography
晕厥	syncope
杂音	murmurs
增强体外反搏	enhanced external counterpulsation
正电子发射断层扫描	positron-emission tomography
脂蛋白分类	lipoprotein fractionation
致死性心律失常	arrhythmia of death
主动脉	aorta

主动脉瓣关闭不全	aortic insufficiency
主动脉瓣狭窄	aortic stenosis
主动脉瘤	aortic aneurysm
主动脉瘤修补	aortic aneurysm repair
主动脉内球囊反搏	intra-aortic balloon pump counterpulsation
自动体外除颤器	automated external defibrillators
自律性	automaticity
足背脉搏	dorsalis pedis pulse
左束支传导阻滞	left bundle-branch block

（高峰 译　林黎明 校）